Schomacher

Steife Gelenke schmerzfrei wieder beweglich machen

Liebe Leserin, lieber Leser,

wenn es um die eigene Gesundheit geht, darf man nichts dem Zufall überlassen. »Für eine bessere Medizin und mehr Gesundheit im Leben«: So lautet das Qualitätsversprechen der Marke Thieme. Ärztlich Tätige, Pflegekräfte, Physiotherapeuten oder Hebammen – sie alle verlassen sich darauf, dass sie von Thieme, dem führenden Anbieter von medizinischen Fachinformationen und Services, die entscheidenden Informationen zur richtigen Zeit am richtigen Ort bekommen. So können sie die Menschen, die sich ihnen anvertrauen, bestmöglich unterstützen. Auch Sie können sich auf die TRIAS Ratgeber mit dem Thieme Qualitätssiegel verlassen! Diese Informationsangebote helfen Ihnen dabei, die richtigen Entscheidungen zu treffen, wenn es um Ihre Gesundheit geht, selbst daran mitzuwirken, gesund zu werden, sich gesund zu erhalten oder das Fortschreiten einer Erkrankung zu vermeiden. Mit einem TRIAS Titel aus dem Hause Thieme überlassen Sie Ihre Gesundheit nicht dem Zufall!

Ihr TRIAS Team

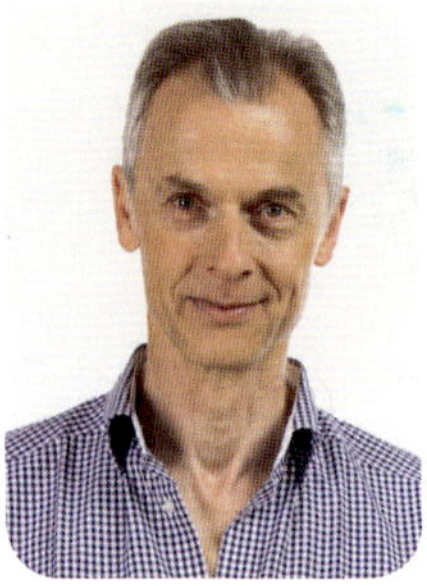

Der Physiotherapeut **Dr. phil. Jochen Schomacher** spezialisierte sich in Orthopädischer Manueller Therapie, absolvierte eine Lehrausbildung in Frankreich (M.C.M.K.) und erwarb in Amerika den klinischen Doktor in Physiotherapie (DPT). Sein weiterführendes Studium in Physiotherapie in Deutschland (B.Sc. und M.Sc.) schloss er in Dänemark mit der Promotion in klinischen Wissenschaften (Ph.D.) ab. Neben zwei Fachbüchern, eines in der 6. Auflage und in 7 Sprachen übersetzt, publizierte er Buchkapitel und über 90 Fachartikel.

Jochen Schomacher

Steife Gelenke schmerzfrei wieder beweglich machen

Das praktische Selbsthilfebuch

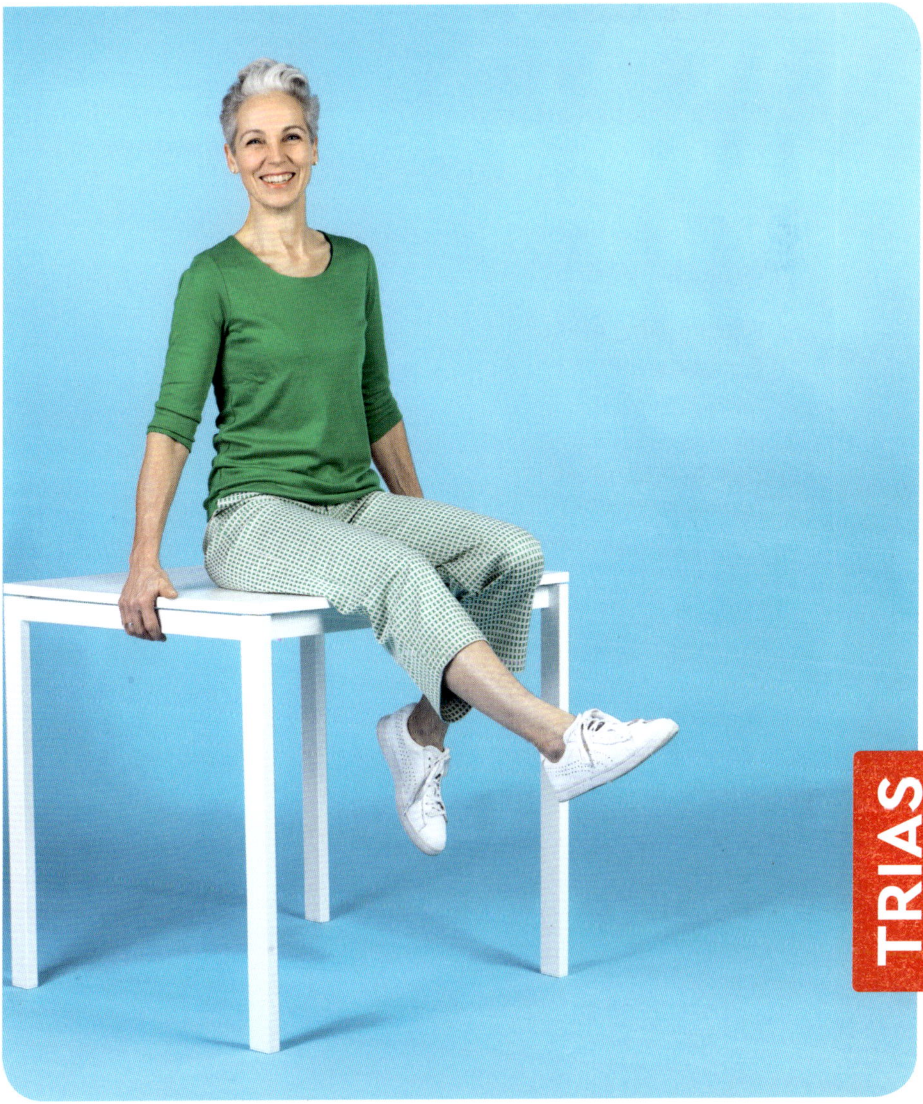

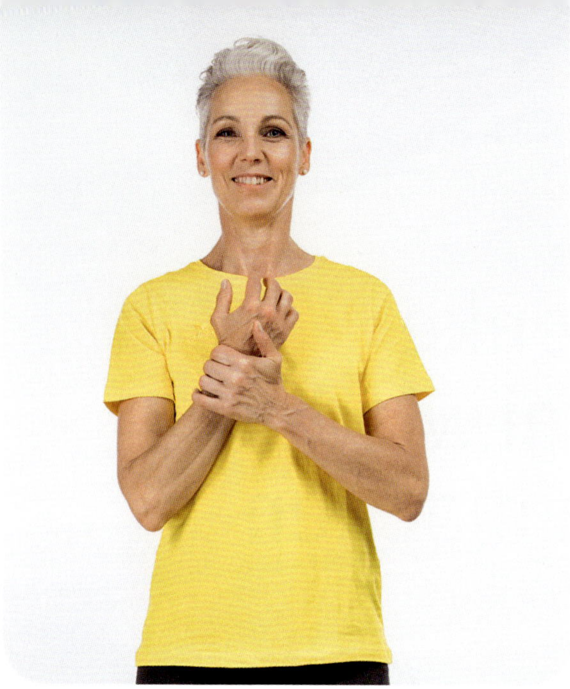
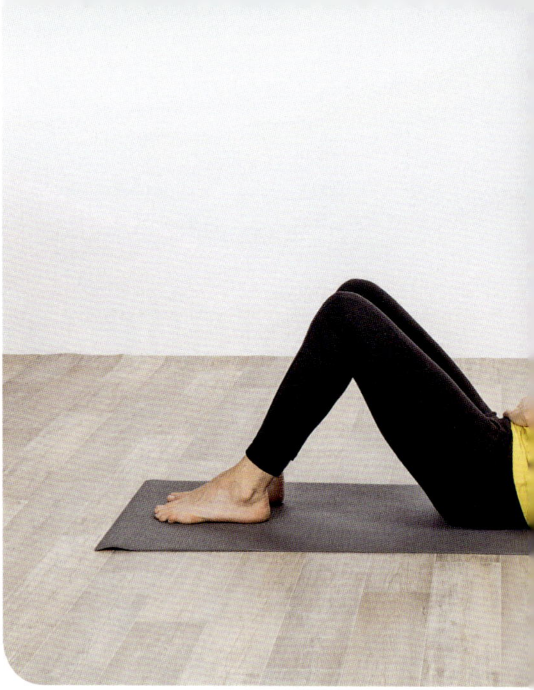

6 **Steife Gelenke müssen nicht sein**

11 Steife Gelenke – Ursache und Behandlung

16 **Warum wird mein Gelenk steif?**

16 Formen der Bewegungseinschränkung
18 Ursache Bewegungsmangel
20 Zeitlicher Verlauf der Bewegungseinschränkung

Exkurse

12 Gelenk und Mensch – das biopsychosoziale Denkmodell
22 Folgen von Inaktivität
26 Gelenkkapsel und Kollagenfasern
40 Was passiert bei der Dehnung einer Gelenkkapsel?
52 Selbstmobilisation oder Lagerung – was ist besser?

28 **Vom Verstehen zum Behandeln**

28 Spezifisch behandeln
32 Dosierung der Selbstmobilisation und Lagerung
34 Gut Ding will Weile haben
36 Wirkung und Dosierung der Mobilisation
38 Wirkung und Dosierung der Lagerung
39 Muskeln bewegen
43 Technisch perfekt
46 Finden Sie die für Sie geeignete Behandlung
47 Wichtig für Selbstmobilisation und Lagerung
49 Nach der Selbstmobilisation und Lagerung
49 Übersicht über den Behandlungsablauf

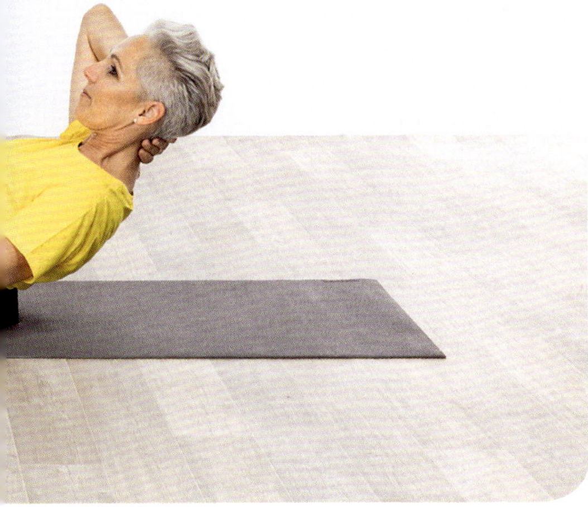

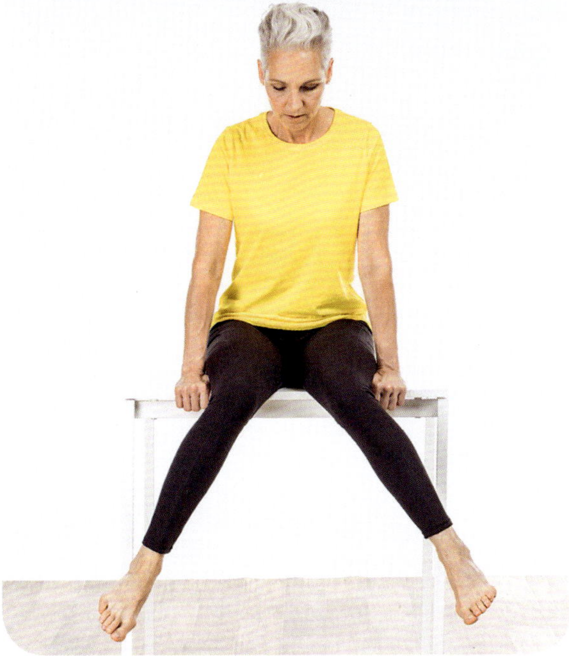

55 Gelenke wieder schmerzfrei bewegen

56 **Hinweise zur Übungsausführung**
56 Schmerzlinderung
56 Selbstmobilisation
57 Lagerung
57 Tun Sie etwas Sinnvolles nebenher!
57 Muskeln

58 **Untere Extremität – die Beine**
61 Zehen
66 Oberes Sprunggelenk
68 Kniegelenk
76 Hüftgelenk

82 **Obere Extremität – die Arme**
86 Finger
98 Grund- und Zwischengelenk des Daumens
103 Daumensattelgelenk
108 Handgelenk
113 Unterarmgelenke
117 Ellenbogengelenke
122 Schultergelenk

127 **Wirbelsäule**
132 Lendenwirbelsäule
133 Untere Lendenwirbelsäule
136 Obere Lendenwirbelsäule
138 Brustwirbelsäule
144 Rippen
148 Zervikothorakaler Übergang
150 Halswirbelsäule
151 Mittlere Halswirbelsäule
155 Obere Halswirbelsäule

158 **Kiefergelenk**

163 **Ein Wort zum Schluss**

164 **Quellenangaben**

171 **Stichwortverzeichnis**

Steife Gelenke müssen nicht sein

Wir alle altern: Das ist genetisch bedingt [1] und »normal« oder in der Fachsprache »physiologisch«. Daher sind die Leistungen junger Sportler höher als die der Senioren. Früh beginnen beispielsweise unsere Muskeln zu schwinden. Auch unsere Beweglichkeit nimmt ab. Das liegt an der Alterung des sogenannten Bindegewebes, das u. a. die Knochen in unseren Gelenken durch die Bänder und die Gelenkkapsel zusammenhält [2]. Auch unsere Haut altert, die ebenfalls aus Bindegewebe besteht und ihre elastische Spannung der Jugend mit den Jahren verliert. Auch das ist »normal« und physiologisch.

Ein schleichender Beginn: Eines Morgens entdecken wir plötzlich die ersten Altersfalten der Haut im Spiegel und sind überrascht. Doch natürlich sind sie nicht über Nacht entstanden, sondern im Laufe von Jahren, denn wir altern jeden Tag. Auch den Muskelschwund und die Abnahme der Beweglichkeit bemerken wir lange nicht. Wir gewöhnen uns langsam daran und kompensieren den Verlust. Eines Tages fällt uns dann plötzlich auf, dass wir dies oder jenes nicht mehr so gut wie früher machen können, und sind verwundert.

Schließlich eine deutliche Behinderung: Im hohen Alter sind Bewegungseinschränkungen häufig [3]. In Pflegeheimen beispielsweise weisen über die Hälfte [4] bis zu drei Viertel [5] der Bewohner mindestens ein steifes Gelenk auf. Viele von ihnen haben dadurch beispielsweise ihre Gehfähigkeit verloren [5]. Doch selbst kleinere Einschränkungen können die Lebensqualität mindern [6]. Denken Sie nur an steife Finger, mit denen Sie Ihre Hose nicht mehr zuknöpfen können.

Plötzlich steif: Unfälle passieren auch in jungen Jahren. Müssen Sie wegen einer Verletzung ein Gelenk längere Zeit ruhigstellen oder können Sie es wegen einer Erkrankung nicht wie gewohnt bewegen, dann verlieren Sie rasch an Mobilität. Wenn Sie nach Ihrer Genesung wieder Ihren normalen Aktivitäten nachgehen, gewinnen Sie häufig Ihre Beweglichkeit von selbst wieder zurück. Doch oft bleiben kleine Einschränkungen. Sie können das Knie dann nicht mehr ganz so weit wie früher beugen oder den Arm nicht mehr ganz so hoch heben. Vielleicht begnügen Sie sich damit, denn nach all dem, was Sie überstanden haben, erscheint dieser Verlust gering. Im Laufe der Zeit jedoch erweist er sich als nachteilig und kann sogar schlimmer werden. Daher sollten Sie etwas tun – je früher desto besser.

Etwas können wir tun: Das Älterwerden können wir nicht aufhalten. Doch die runzelige Gesichtshaut eines alten Bergbauern sieht anders aus als die des gleich alten TV-Stars. Er hat sie mehr gepflegt und vor schädlichen Einflüssen wie der UV-Strahlung besser geschützt. Zahlreich sind die Beispiele von Menschen, die im hohen Alter geistig und körperlich fit sind. Sicherlich sind sie nicht mehr so stark und so beweglich wie in ihren jungen Jahren. Das liegt am natürlichen Altern. Doch sie sind gut in Form und viel leistungsfähiger als manche ihrer Altersgenossen. Was machen sie anders?

Fordern = Fördern: Geistig bleiben wir fit, indem wir uns ständig mit Neuem konfrontieren und lernen. Auch körperlich brauchen wir Herausforderungen. Wenn Sie sich beispielsweise viel bewegen und spazieren gehen, ist das gut. Doch das reicht nicht, um die physiologische Abnahme der Muskelkraft zu bremsen. Studien vor allem der jüngeren Zeit haben gezeigt, dass ein hoch-intensives Training besonders auch bei älteren Menschen die Muskelkraft weitgehend erhalten kann. Zudem hilft es, die kognitiven Fähigkeiten zu erhalten und schützt das Nervensystem. Wer körperlich und geistig fit bleiben möchte, sollte folglich trainieren.

Maximale Bewegung für die Gelenke: Spazierengehen, Radfahren usw. tut auch unseren Gelenken gut. Wenn wir aber ihre Beweglichkeit erhalten wollen, müssen wir sie täglich durch das gesamte Gelenkausmaß bewegen. Tun wir das nicht, weil wir wegen Krankheit das Bett hüten, uns nach einem Unfall nicht bewegen können oder ganz einfach aus Bequemlichkeit die Anstrengung meiden, dann verlieren wir langsam, aber sicher unsere Beweglichkeit. Dann müssen wir etwas tun, um sie wiederherzustellen.

Seit Kurzem bestehende Einschränkungen Bei akuten Steifigkeiten, zum Beispiel nach einem mehrwöchigen Gips wegen eines Knochenbruchs, verordnet Ihnen der Arzt oder die Ärztin gewöhnlich Physiotherapie. Sie ist gut und hilft nach Ruhigstellungen von wenigen Wochen rasch. Mit den in diesem Buch gezeigten Hinweisen und Techniken können Sie die Physiotherapie wirksam unterstützen. Zeigen Sie das Buch Ihrer Therapeutin oder Ihrem Therapeuten, der mit Ihnen die für Sie passenden Übungen auswählen kann.

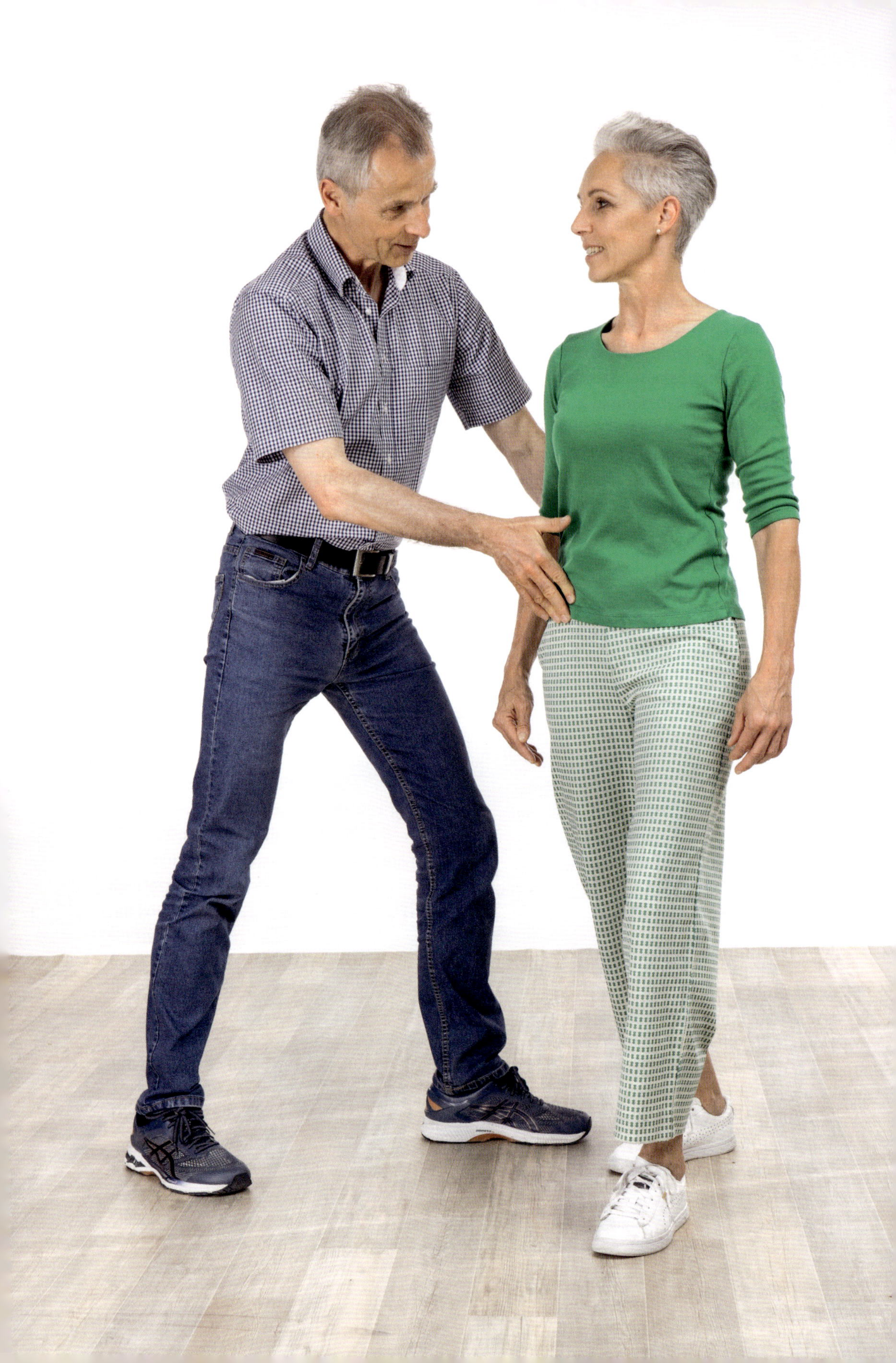

Steife Gelenke – Ursache und Behandlung

Steifes Knie, mühevolles Armheben, Rundrücken – dagegen können Sie selbst etwas tun. Erfahren Sie mehr über die Ursachen, um sie gezielt behandeln zu können.

Gelenk und Mensch – das biopsychosoziale Denkmodell

Ein steifes Gelenk beeinflusst unser ganzes Sein und unser Umfeld. Diese wiederum wirken sich auf unser Erleben des Gesundheitsproblems aus. Daher ist eine umfassende Sichtweise nötig.

Ein Gesundheitsproblem ist in vielen Fällen recht komplex. Stellen Sie sich vor, die Streckung Ihres Knies wäre eingeschränkt. Eigentlich wäre das gar nicht so schlimm. Es täte nicht weh, und Sie würden nur etwas hinken – mehr nicht. Doch wahrscheinlich würde Sie das stören, sodass Sie die Streckung mit Kraft forcieren würden. Das aber könnte eine Entzündung und in der Folge Schmerz auslösen, der Sie noch mehr hinken ließe. Darüber wären Sie wohl verärgert, weil Ihr gut gemeintes Bemühen alles verschlimmert hätte und Sie nun nicht mehr wie gewohnt arbeiten und Ihren Freizeitaktivitäten nachgehen könnten. Zudem kämen Sie sich »komisch« vor, weil die Mitmenschen sich Ihnen gegenüber anders verhielten als sonst, denn Sie wären ja irgendwie »behindert«. Dieser Unmut und weitere damit verbundene negative Emotionen würden Ihren Umgang mit dem Schmerz und dem Gesundheitsproblem verschlechtern.

Krank ist nicht nur das Gelenk

Es reicht daher oft nicht, nur das sogenannte biomedizinische Problem zu behandeln. Ein biomedizinisches Problem hat eine klare Ursache, einen typischen Verlauf und eine passende Therapie. Ihr steifes Kniegelenk wäre beispielsweise durch eine Verkürzung der Gelenkkapsel aufgrund von Bewegungsmangel verursacht, würde unbehandelt immer steifer werden und benötigte als Therapie eine Verlängerung der Gelenkkapsel. Nehmen wir an, Sie hätten diese Gelenksteifheit erfolgreich gelöst, zum Beispiel mit den Techniken dieses Buches. Vielleicht wären damit jedoch nicht alle medizinischen Probleme beseitigt. So könnten Sie trotz wiedererlangter Beweglichkeit weiterhin hinken, weil sich Ihr Bewegungsmuster verändert hätte. Das Knie könnte weiterhin wehtun, obwohl es wieder frei beweglich wäre, und Sie wären deshalb verständlicherweise immer noch unzufrieden und unglücklich. Wir müssen bei einem Gesundheitsproblem folglich den ganzen Menschen betrachten.

Psychosoziale Einflüsse

Und es kann noch schlimmer kommen. Ihr Arbeitgeber könnte Ihnen wegen der Gehbehinderung Ihre Tätigkeit als Postbote kündigen. Sie könnten in finanzielle Not geraten, Ihre sozialen Kontakte verlieren, niedergeschlagen werden und »in ein Loch fallen«, wie man die damit verbundenen psychischen und sozialen Schwierigkeiten umschreibt.

In den 1970er Jahren erkannte die Medizin, dass es in vielen Fällen nicht genügt, nur das biomedizinische Problem zu behandeln [23], denn es hat wie das steife Knie Auswirkungen auf unser subjektives und soziales (Er-)Leben. Umgekehrt wirken unsere persönlichen Einstellungen, die Mitmenschen und unsere Lebenssituation auf unseren Umgang mit dem Gesundheitsproblem. Müssen wir beispielsweise allein und ohne Hilfe damit zurechtkommen, oder unterstützt uns ein gutes soziales Netz von Familie und Freunden bis hin zum uns frei zugänglichen Gesundheitssystem?

Biomedizinisch und psychosozial = biopsychosoziales Denkmodell

Diese umfassende Betrachtungsweise des komplexen biomedizinischen Problems im Rahmen der psychischen, sozialen und ökonomischen Einflüsse und Folgen beschreibt das sogenannte biopsychosoziale Denkmodell. Darin gibt es zahlreiche Wechselbeziehungen zwischen den verschiedenen Faktoren, die das Gesundheitsproblem bestimmen und beeinflussen. Sie sind so vielfältig, dass die Forscherinnen und Forscher sie nicht alle exakt erfassen können. Deshalb ist es nach wie vor ein Denkmodell, das viele Diskussionen auslöst, und keine einfach messbare Tatsache. Doch es ist das aktuell in der westlichen Medizin am meisten benutzte Denkmodell.

Fokus auf einen Teil

Ein Buch wie dieses kann nicht alle Aspekte des vielschichtigen Gesundheitsproblems der Bewegungseinschränkung abdecken. Daher beschränken wir uns hier auf dessen biomedizinischen Teil. Das primäre Ziel ist, die Beweglichkeit Ihres steifen Gelenks zu vergrößern und zu erhalten. Im theoretischen Teil dieses Buches erfahren Sie, wie das funktioniert. Und im praktischen Teil finden Sie Übungen, mit denen Sie das steife Gelenk wieder beweglich machen können.

Sorgen Sie für sich!

Aber es kann gut sein, dass Ihr Gesundheitsproblem über das eigentliche biomedizinische, also die Gelenksteife, hinausgeht. Wenn Sie den Eindruck oder das Gefühl haben, dass weitere Schwierigkeiten damit verbunden sein könnten, egal ob in anderen Organsystemen oder in finanzieller, beruflicher, menschlicher oder sonstiger Art, dann sollten Sie sich darum kümmern. Erzählen Sie Ihrem Arzt oder Ihrer Therapeutin davon und fragen Sie ihn bzw. sie um Rat. Sind Sie damit nicht zufrieden, suchen Sie Unterstützung bei anderen (Fach-)Personen. Heutzutage gibt es Hilfe. Wir müssen sie nur suchen – und finden.

Viele Faktoren

Die Abbildung (Seite 15) zeigt Ihnen als Grundlage dieses Denkmodells die sozialen und ökonomischen Umstände. Sie stellen die Lebenssituation dar, in der wir unser Gesundheitsproblem erleben. Haben wir beispielsweise einen verlässlichen Freundeskreis und soeben im Lotto gewonnen, ertragen wir ein Unglück besser, als wenn wir vereinsamt und verarmt sind. Auch unsere innere persönliche

Situation prägt unser Empfinden und Wahrnehmen der Erkrankung. Sind wir glücklich verliebt, überwinden wir eine Schwierigkeit besser, als wenn wir traurig und verlassen sind. Manche Menschen sind resilient und können mit Krisen konstruktiv und lösungsorientiert umgehen, was anderen hingegen fast unmöglich erscheint. Psychologische Aspekte dieser Art prägen wesentlich unseren Umgang mit dem Gesundheitsproblem. Vor diesem Hintergrund steht das eigentliche biomedizinische Problem. Dazu zeigt Ihnen die Abbildung, wie Schmerz und Entzündung in Gelenken und Muskeln mit einer Bewegungsstörung wie der Gelenksteife zusammenhängen können.

Schmerz und Entzündung

Als Patient oder Patientin werden Sie wahrscheinlich am meisten über den Schmerz klagen. Mit ihm ist häufig, besonders beim akuten Schmerz, eine Entzündung verbunden. So tut beispielsweise die Arthrose in Ihrem Kniegelenk erst weh, wenn eine Entzündung hinzukommt, die meist die Gelenkkapsel betrifft (Arhtritis). Oft liegt das entzündete oder gereizte Gewebe so tief wie beispielsweise beim Hüftgelenk, dass wir die klassischen Entzündungszeichen wie Rötung und Schwellung nicht sehen können. Dieser akute Schmerz vergeht meist mit dem Rückbilden der Entzündung, weshalb der Arzt bzw. die Ärztin Ihnen oft entzündungshemmende Medikamente verschreibt oder Sie sich selbst eines besorgen.

Manchmal wird der Schmerz chronisch. Dann ist der Teil Ihres Nervensystems überempfindlich geworden, der die Signale verarbeitet, die letztlich zur Schmerzempfindung führen. Jetzt können selbst kleinste Bewegungen, der geringste Druck und ähnliche einfache Reize wehtun, die normalerweise keinen Schmerz auslösen. Diese Überempfindlichkeit bleibt, selbst wenn die Entzündung bzw. Verletzung im peripheren Gewebe schon (weitgehend) geheilt ist. Chronischer Schmerz verlangt daher eine Art Desensibilisierung des den Schmerz verarbeitenden Systems. Sollte die Entzündung bzw. Verletzung im Gewebe noch weiterhin bestehen, was möglich, aber nicht unbedingt gegeben ist, müssen Sie diese natürlich zusätzlich behandeln. Auch eine schon lang dauernde Gelenksteife kann mit einem chronischen Schmerz einhergehen. Lassen Sie sich in diesem Fall von einer Ärztin oder einem Physiotherapeuten beraten.

Funktionsstörung der Bewegung

Der Begriff »Funktionsstörung« in der Abbildung (Seite 15) bezieht sich auf alle mit der Bewegung zusammenhängende Aktivitäten wie Gehen, Bücken, Greifen usw. Eine Störung dieser Funktionen können wir – vereinfacht gesagt – auf zu viel oder zu wenig Bewegung zurückführen. So können Sie vielleicht schlechter gehen, weil Ihr Hüftgelenk in Streckung eingeschränkt ist. Oder sie können den Arm nicht beschwerdefrei hochheben, weil Ihr Schultergelenk etwas überbeweglich ist. Zahlreich sind die Faktoren, die dieses komplexe Geschehen beeinflussen und mitbestimmen. In diesem Buch beschränken wir uns aus Platzgründen auf die Gelenkkontraktur, also auf eine Verkürzung der Gelenkkapsel, die eine Bewegungseinschränkung verursacht. Sie fühlen sich im Gelenk »steif«. Hier wirken die Selbstmobilisation und die Lagerung sowie die ergänzenden Übungen, die Sie in diesem Buch kennenlernen.

Zusammenhang zwischen Schmerz und Funktionsstörung

Sie können einige Strukturen des Gelenks reizen, wenn Sie am Ende der Bewegung forciert

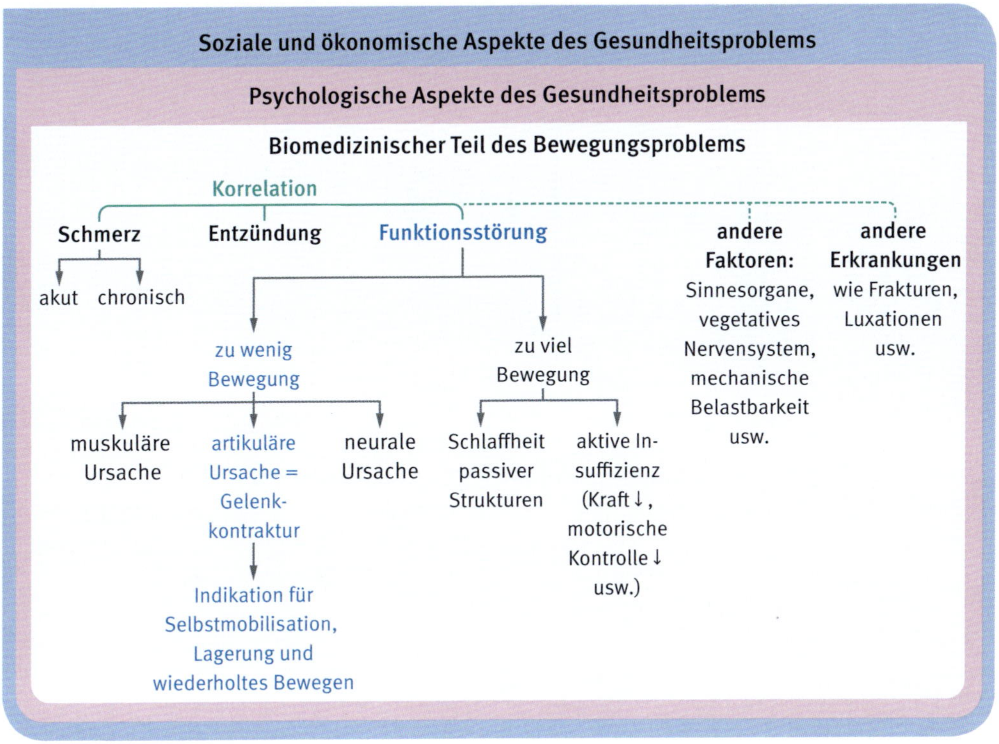

Vereinfachte Darstellung der Bewegungsstörung als biomedizinischer Teil des muskuloskeletalen Gesundheitsproblems im Rahmen des biopsychosozialen Denkmodells. Selbstmobilisation, Lagerung und wiederholtes Bewegen sind die geeignete Behandlung für die Gelenkkontraktur.

weiterdrücken und die Spannung auf diese Strukturen wie die Gelenkkapsel und -bänder übermäßig erhöhen. Das geschieht beispielsweise, wenn Sie trotz eingeschränkter Beugung im Knie tief in die Hocke gehen. Diese Bewegung kann dann eine Entzündung und Schmerz auslösen. In dem Fall besteht ein Zusammenhang – eine Korrelation – zwischen der Funktionsstörung »eingeschränkte Kniebeugung« und der schmerzhaften Entzündung. Wenn Sie die Funktionsstörung behandeln, also die Kniebeugung verbessern, werden in der Folge wahrscheinlich auch Schmerz und Entzündung zurückgehen. Sie können diesen möglichen Zusammenhang zwischen der Funktionsstörung (Gelenksteifheit) und Ihren Beschwerden (Schmerz und Entzündung) einfach selbst prüfen, denn mit einer korrekten Behandlung der Gelenksteife sollten Schmerz und Entzündung weniger werden. Ansonsten bestand dieser Zusammenhang wohl nicht.

Wissen hilft

Der mögliche Zusammenhang zwischen einer Funktionsstörung und einer schmerzhaften Entzündung ist hier natürlich vereinfacht dargestellt. Zahlreiche Faktoren wie das vegetative Nervensystem, die Sinnesorgane, die mechanische Belastbarkeit und viele andere beeinflussen das Geschehen [233]. Ein wichtiger Aspekt davon ist der Wissensmangel des Patienten bzw. der Patientin. Je besser Sie Ihr Gesundheitsproblem verstehen, desto weniger bereitet es Ihnen Sorgen und desto mehr können Sie aktiv für die Bewältigung tun. Für die Gelenksteife sind Sie mit diesem Buch auf einem guten Weg!

Warum wird mein Gelenk steif?

Es gibt verschiedene Formen von Bewegungseinschränkungen und ganz unterschiedliche Ursachen dafür. Finden Sie heraus, welcher Grund bei Ihnen vorliegt.

Bei vielen Beschwerden in den Gelenken und Muskeln sind konservative Behandlungen ebenso wirksam wie Operationen [8]. In Deutschland beispielsweise ließen sich 97,6 Prozent der Operationen an den großen Gelenken und der Wirbelsäule und 87 Prozent der Operationen für Gelenkersatz (Endoprothesen) vermeiden, wenn die Betroffenen eine ärztliche Zweitmeinung einholen würden [9]. Mit anderen Worten: Die Operationen wären medizinisch gar nicht notwendig. Auch bei einer häufigen Erkrankung der Schulter – dem subakromialen Schmerzsyndrom – wirkt die Operation nicht besser als eine Scheinoperation [10, 11, 12]. Den gleichen Erfolg erreichen Übungen [13], die sogar langfristig wirken [14]. Übungen helfen selbst bei gerissenen Sehnen an der Schulter (Rotatorenmanschette) [15], der Schultersteife (»frozen shoulder«) [16, 17, 18, 19] und degenerativen Meniskusrupturen im Kniegelenk [20] gleich gut wie Operationen. Es lohnt sich also, dass wir selbst etwas tun! Für einige steife Gelenke bestehen zum Glück operative Verfahren wie die Arthrolyse, bei der verkürzte Gelenkstrukturen chirurgisch durchtrennt werden, oder als letzte Lösung der totale Gelenkersatz mit einer Endoprothese. Doch die Therapie der ersten Wahl bei Gelenksteife ist die nicht operative Behandlung, die Sie nun kennenlernen.

Formen der Bewegungseinschränkung

Wenn wir die Gründe kennen, warum unsere Beweglichkeit abnimmt, können wir etwas dagegen tun, um sie wiederherzustellen und zu erhalten. Sicherlich wissen Sie schon, dass Bewegungsmangel die Ursache vieler Gesundheitsprobleme ist. Die WHO nennt körperliche Inaktivität als den vierten führenden Risikofaktor für die allgemeine Sterblichkeit weltweit (WHO, 2010) und hat Programme zur Förderung der körperlichen Aktivität lanciert [21, 22, 55]. Folglich sollen wir uns viel bewegen, das ist zweifelsfrei gut. Doch das allein reicht nicht immer. Oft ist es sinnvoll und wichtig, gezielt etwas zu tun. Sie können entscheiden, was wann und wie am besten hilft, sobald Sie mehr darüber wissen. Denn Wissen macht Sie zu einer mündigen Patientin bzw. einem mündigen Patienten, sofern Sie ein Gesundheitsproblem haben, und zu einem Menschen mit Selbstkompetenz, wenn Sie gesund bleiben wollen. Beginnen wir mit den verschiedenen Arten von Bewegungseinschränkungen.

Funktionelle Bewegungseinschränkung

Wir alle haben uns schon »steif« gefühlt, wenn beispielsweise unsere Finger im Winter eiskalt sind oder es uns nach einer Wanderung schwerfällt, in die Hocke zu gehen. Irgendwann wird es auch mühsam, frühmorgens »in die Gänge zu kommen«. Diese Formen der Bewegungseinschränkung nennen wir im Folgenden »funktionell«. Die Funktion der Bewegung ist vermindert, ohne dass sich im Gelenk oder in den Muskeln strukturell etwas verändert hat. Durch einfaches wiederholtes Bewegen und Aufwärmen können wir in diesem Fall die Bewegungsfunktion wiederherstellen.

Strukturelle Bewegungseinschränkung

Anders ist es, wenn Ihr Gelenk mehrere Wochen eingegipst war oder Sie seit Monaten oder gar Jahren einige Bewegungen nicht mehr durch das vollständige Gelenkausmaß gemacht haben. Letzteres geschieht oft im höheren Alter, wenn wir nicht mehr täglich in die tiefe Hocke gehen oder nicht mehr täglich die Arme komplett zur Decke strecken. Doch auch junge Menschen verlieren – meist unbemerkt – an Beweglichkeit, zum Beispiel bei der Hüftstreckung, wie wir noch sehen werden. Diese fehlenden oder eingeschränkten Bewegungen führen zu einer strukturellen Verkürzung der Gelenkkapseln als Ursache der Bewegungseinschränkung. Die Medizin nennt eine so verursachte Bewegungseinschränkung Gelenkkontraktur oder Gelenksteife. Andere strukturelle Ursachen für eine verminderte Beweglichkeit können beispielsweise verkürzte Muskeln oder vernarbte Haut nach einer Verbrennung sein. Aufwärmen und viel bewegen tut auch jetzt weiterhin gut, reicht aber nicht mehr aus.

Schmerzhafte Bewegungseinschränkung

Jeder hat schon die Erfahrung gemacht, dass Schmerz eine Bewegung einschränkt. Das kann durch eine Schürfwunde der Haut, ein verstauchtes Fußgelenk oder einen unklaren Rückenschmerz geschehen. Auch hier helfen aufwärmen und viel bewegen, doch in erster Linie muss der Schmerz behandelt werden, damit die Bewegung wieder frei möglich wird.

Zusammenfassung

Funktionelle Einschränkungen der Beweglichkeit entstehen durch Kälte und Ruhe. Sie werden durch Aufwärmen und Aktivität besser. Strukturelle Bewegungseinschränkungen sind durch eine Verkürzung der Haut, der Muskeln, der Gelenkkapseln oder anderer Strukturen verursacht. Sie erfordern ein spezifisches Verlängern der verkürzten Struktur bzw. ein Beseitigen der Ursache. Schränkt hingegen Schmerz die Bewegung ein, müssen Sie natürlich diesen Schmerz mindern.

Unser Hauptziel in diesem Buch

Wir gehen in diesem Buch nicht auf die Suche nach der Ursache des Schmerzes und der optimalen Schmerztherapie. Dafür gibt es schon zahlreiche hervorragende Bücher. Hier erfahren Sie etwas über die Entstehung von funktionellen und strukturellen Bewegungseinschränkungen und was Sie dagegen tun können. Die vorgeschlagenen Behandlungstechniken der Selbstmobilisation und Lagerung können indirekt auch Schmerzen lindern, wenn sie ihren Grund in der Bewegungseinschränkung haben. Doch das ist ein positiver Nebeneffekt und nicht Hauptziel dieses Buches.

Ursache Bewegungsmangel

Verlieren wir unsere geistige und körperliche Fitness, weil wir altern, ohne dagegen etwas tun zu können? Nein! Denn mit körperlich und geistig fordernder Aktivität können wir unser Leben innerhalb bestimmter Grenzen bis ins hohe Alter gestalten. Auch Gelenkkontrakturen sind keine typische Folge des Alterns. Jeder entwickelt sie beispielsweise im Gips nach einem Knochenbruch [24], auch Kinder [25].

Oft in Zusammenhang mit Krankheiten

Weniger rasch als im Gips kann eine Gelenkkontraktur bei Krankheit entstehen [26]. Einige Erkrankungen wie die Schultersteife (»frozen shoulder«) lassen die Gelenkkapsel direkt schrumpfen, was die Bewegung einschränkt [27, 28]. Häufiger jedoch führen Erkrankungen zu einem Mangel an Bewegung, der dann eine Gelenkkontraktur hervorruft. Dies kann beispielsweise durch ein neurologisches Leiden wie die Muskeldystrophie [29] oder nach einem Schlaganfall [30] geschehen. Andere Erkrankungen wie die Kniegelenksarthrose führen zu Schmerz, der uns weniger bewegen lässt [31]. Kinder erfahren dies beispielsweise mit der juvenilen Arthritis [32]. Und wer weniger bewegt, wird mit der Zeit »steif«.

Inaktivität – oft unbemerkt

Weniger bewegen wir nicht nur, wenn wir krank sind. Irgendwann gehen wir beispielsweise nicht mehr täglich in die tiefe Hocke, um etwas vom Boden aufzuheben. Stattdessen neigen wir uns mit dem Rumpf nach vorn, weil es weniger anstrengend erscheint. So beugen wir weniger die Knie. Ähnlich gehen wir mit den Jahren etwas »ruhiger« und folglich langsamer, was unsere Schrittlänge verkürzt und damit auch das Ausmaß unserer Hüftstreckung vermindert. Und anstatt die Arme täglich vertikal nach oben zu strecken, zum Beispiel beim Ankleiden, finden wir bequemere Alternativen. Die Medizin spricht von reduzierter körperlicher Aktivität oder gar Inaktivität. Dies ist gerade im zunehmenden Alter eine häufige Ursache von Bewegungseinschränkungen [6].

Wir kompensieren lange erfolgreich

Die so entstehenden Bewegungseinschränkungen fallen uns lange nicht auf, weil wir sie kompensieren. Ein Beispiel dafür ist das obere Sprunggelenk, das den Fuß mit dem Unterschenkel verbindet. Hier machen wir die sogenannte Dorsalflexion, wenn wir bei aufgestellter Ferse die Fußspitze in Richtung Knie hochziehen. Die gleiche Bewegung geschieht, wenn wir im Stand das Knie über die Fußspitze nach vorn schieben. Beim Gehen benötigen wir gut 10° Dorsalflexion [33] mit einer Variabilität zwischen 5° und 15° [34]. Wird sie weniger, kompensieren wir das, indem wir die Ferse früher abheben, Schuhe mit etwas höherem Absatz tragen oder das Fußgewölbe platt drücken [35, 36].

Beschwerden in den Nachbargelenken

Dieses Plattdrücken des Fußgewölbes aufgrund einer Einschränkung der Dorsalflexion im oberen Sprunggelenk gilt schon bei Kindern als eine Ursache des Plattfußes [37]. Ein weiteres Beispiel für nachteilige Auswirkungen von Gelenkkontrakturen auf benachbarte Gelenke bietet die geringer werdende Streckung des Beines im Hüftgelenk. Wir gleichen sie gewöhnlich mit dem unteren Rücken aus: Was wir in der Hüfte weniger bewegen, bewegen wir im Rücken mehr, den wir so vermehrt beanspruchen. In der Tat hängen Schmerzen im unteren Rücken oft mit einer eingeschränkten und schwachen Hüftstreckung zusammen [38]. Die Beschwerden werden besser, wenn wir das Hüftgelenk mobilisieren [39, 40] und die Streckmuskeln der Hüfte trainieren [41].

Schleichend verlieren wir die Funktion

Die verminderte Streckung des Beins im Hüftgelenk trägt auch zur Verkürzung der Schrittlänge und so zum langsameren Gehen bei. Dies geschieht allmählich über Jahre und Jahrzehnte. Zwischen dem 40. und 90. Lebensjahr verlieren Männer pro Jahrzehnt um sieben Prozent und Frauen um neun Prozent ihrer Laufgeschwindigkeit [42]. Wir merken das kaum, bis wir verwundert – oft erst im fortgeschrittenen Alter – plötzlich feststellen, dass andere schneller sind als wir. Die verminderte Hüftstreckung hängt neben der eingeschränkten Gelenkbeweglichkeit häufig auch mit einer abnehmenden Muskelkraft zusammen [42].

Langsameres Gehen wegen Einschränkung im Sprunggelenk

Eine weitere Erklärung für das langsamere Gehen im Alter bietet die verminderte Dorsalflexion im oberen Sprunggelenk. Sie ist deutlich spürbar beim Bergaufgehen und wenn wir in die tiefe Hocke gehen. Forcieren wir das wiederholt, kann vorn am Sprunggelenk Schmerz entstehen. Die Medizin spricht dann von einem »Einklemmschmerz« [43]. Neben den oben schon erwähnten Kompensationsmöglichkeiten (Ferse früher abheben, Schuhe mit höheren Absätzen, Fußgewölbe flach drücken) können wir auch die Schrittlänge verkürzen, da wir am meisten Dorsalflexion am Ende der Standbeinphase kurz vor dem Abheben der Ferse benötigen [34]. Auch dies geschieht meist unbewusst.

Ein Teufelskreis beginnt

Wenn wir bemerken, dass Bewegungen »mühsamer« werden oder gar wehtun, glauben wir oft, dass wir Erholung und Ruhe bräuchten. Folglich schonen wir uns, vermeiden die Anstrengung und fühlen uns damit im ersten Moment auch wohl. Doch dies fördert die oben beschriebenen Vorgänge bei Bewegungsmangel noch mehr. Folglich verlieren die Muskeln noch mehr an Kraft und die Gelenke noch mehr an Beweglichkeit – und alles wird noch mühsamer. Aufgrund der gut funktionierenden Kompensationsmechanismen ist ein exaktes Messen der Beweglichkeit in einigen Gelenken wie den oben erwähnten schwierig. Dies erklärt neben anderen Faktoren den Mangel an wissenschaftlichen Studien zu diesen schleichend beginnenden Verlusten an Beweglichkeit.

Zusammenfassung

Der Verlust an Beweglichkeit ist keine typische Folge des Alterns, sondern der mangelnden Bewegung. Dies kennen wir von der Ruhigstellung eines Gelenkes im Gips. Bewegungsmangel entsteht auch als Folge von Krankheiten oder durch Inaktivität. Meist bemerken wir den schleichenden Beginn der Gelenksteife nicht, weil wir ihn erfolgreich kompensieren. Diese Kompensation verursacht oft Beschwerden in Nachbargelenken und eine Funktionsminderung wie das Verlangsamen der Gehgeschwindigkeit. Mehrere Strukturen wie Muskeln und Hautnarben können eine Bewegung einschränken. Ist der Grund eine verkürzte Gelenkkapsel, entsteht eine Gelenkkontraktur.

Wesentliche Ursachen einer Gelenkkontraktur:

- Ruhigstellung beispielsweise nach Verletzung oder Operation
- Inaktivität, also mangelndes Nutzen des ganzen Bewegungsausmaßes aufgrund von Schmerz, Erkrankung oder Bequemlichkeit
- bestimmte Erkrankungen wie die Schultersteife (»frozen shoulder«)

Verschiedene Strukturen können die Bewegung einschränken

Die Beweglichkeit unserer Gelenke kann durch die Strukturen eingeschränkt sein, die um die Knochen des Gelenks herum liegen, wie Muskeln und Haut oder die Gelenkkapsel [44]. Schränken Muskeln die Beweglichkeit ein, müssen diese länger werden – dazu später mehr (Seite 42). Die Haut kann beispielsweise nach Verbrennungen schrumpfend vernarben und dadurch Bewegungen behindern. Dann muss eine entsprechende Behandlung der Haut erfolgen. Wir konzentrieren uns im Folgenden auf die Gelenkkapsel, deren Verkürzung zu Bewegungseinschränkungen führt [6].

Handeln Sie gezielt

Fragen Sie sich, welche der drei wesentlichen Ursachen für eine artikuläre Bewegungseinschränkung (Gelenkkontraktur) auf Sie zutreffen könnte. Wenn Sie glauben, eine Erkrankung könnte bei Ihnen ein Grund für eine Bewegungseinschränkung sein, sollten Sie sich an Ihren Arzt oder Ihre Ärztin wenden. Das wäre ein individuelles Problem, das kein Buch lösen kann. Finden Sie bei sich hingegen Hinweise darauf, dass eine Ruhigstellung oder Inaktivität zu Ihrem Gefühl der Bewegungseinschränkung geführt haben könnte, dann können Ihnen die Hinweise und Techniken dieses Buches weiterhelfen. Sollten Sie sich unsicher fühlen, fragen Sie eine erfahrene Physiotherapeutin oder einen Arzt.

Zeitlicher Verlauf der Bewegungseinschränkung

Zwei typische Situationen führen zu einer Bewegungseinschränkung. So wird ein Gelenk recht schnell nach einer Ruhigstellung beispielsweise im Gips oder im Verlauf einer Erkrankung steif. Die betroffene Person ist krank und hat fast immer einen Arzt konsultiert, der in vielen Fällen zu Recht Physiotherapie verordnet. Es gibt aber auch die

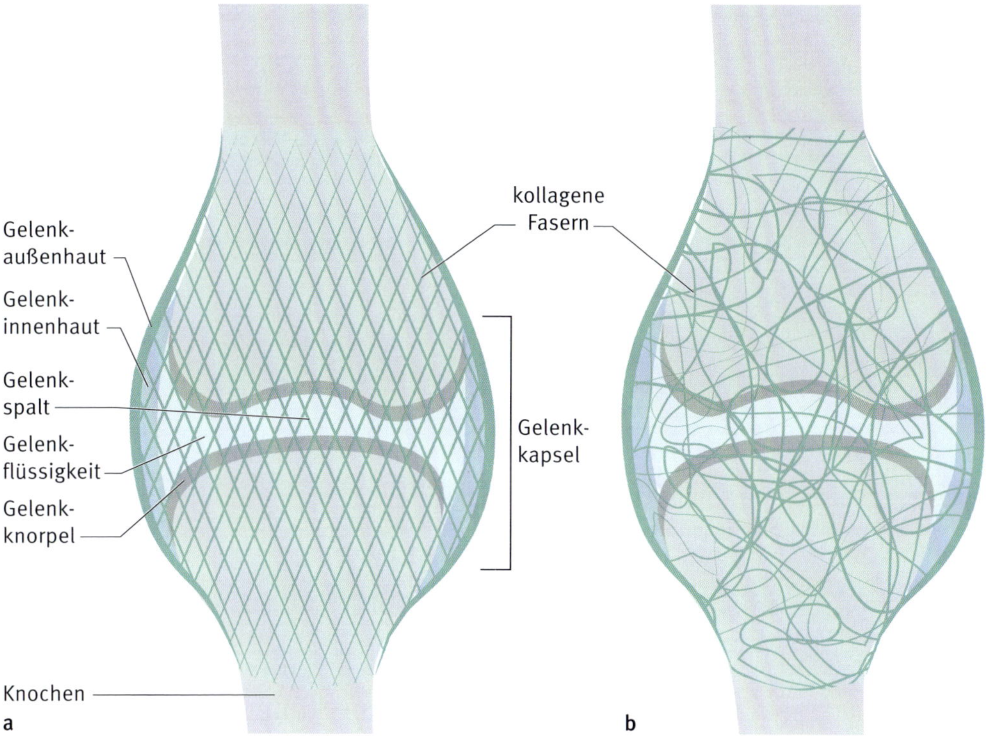

Gelenkkapsel. In einem gesunden Gelenk (a) sind die kollagenen Fasern entlang der Spannungslinien angeordnet, die beim Bewegen entstehen – hier schematisch als Netz dargestellt. Während einer Ruhigstellung (b) fehlen diese Spannungslinien, woraufhin sich das Netz der kollagenen Fasern chaotisch desorganisiert.

langsame Entstehung von Bewegungseinschränkungen durch Bewegungsmangel. Wir leiden nicht, während sie geschieht, und bemerken sie daher kaum.

Rasche Entstehung durch Ruhigstellung

Ruhigstellung schwächt zuerst das Bindegewebe. Die Gelenkkapsel besteht aus Bindegewebe, dem sogenannte Kollagenfasern die Festigkeit verleihen. Sie sind normalerweise entlang der Spannungslinien angeordnet, die beim Bewegen im Gewebe entstehen (Abb. a). Fehlen sie, desorganisieren sich die Kollagenfasern in den ersten vier Wochen (Abb. b). Sie werden schwach und fragil, sodass das Gewebe verletzungsanfällig wird [52]. Doch noch ist die Gelenkkapsel nicht strukturell verkürzt. Dauert die Ruhigstellung beispielsweise im Gips nur ungefähr vier Wochen, sollten Sie anschließend sofort und progressiv zunehmend durch das ganze Gelenkausmaß bewegen. Meistens reicht das aus, um die Beweglichkeit wiederherzustellen. Die in diesem Buch gezeigten Selbstmobilisationen und Lagerungen können das unterstützen. Eine therapeutische Begleitung ist selbstverständlich sinnvoll, wenn sich der kranke Mensch allein nicht ausreichend bewegen kann.

Nach ungefähr vier Wochen nehmen die Verbindungen zwischen den Kollagenfasern in der Gelenkkapsel zu. Die chaotisch angeordneten Kollagenfasern können sich nun weniger entfalten, was wir als Bewegungseinschränkung spüren [52].

Folgen von Inaktivität

Bewegen Sie sich nicht oder zu wenig, hat das Auswirkungen auf Ihren gesamten Körper. Allerdings dauert es sehr lange, bis Sie Einschränkungen wahrnehmen können. Lassen Sie es nicht so weit kommen!

Die Folgen von Inaktivität zeigen sich gewöhnlich erst nach Jahren. Das dauert Forschenden zu lange, weshalb sie sie nach einer vollständigen Ruhigstellung (Immobilisation) untersuchen, wonach sie rascher und deutlicher auftreten. Die zwei größten Folgen für das Gelenk sind die Knorpeldegeneration [45, 46] und die Kapselsteifheit [24, 47].

Gelenkknorpel und Gelenkkapsel bilden sich zurück

Der Gelenkknorpel verändert sich, was biochemisch schon nach vier Tagen Ruhigstellung beginnt [48] und nach wenigen Wochen sichtbar ist [49]. Gelenkkontrakturen können den Gelenkknorpel schneller zerstören als viele Formen der Gelenkentzündung (Arthritis) [30]. Die Folgen dieser Degeneration kennen wir als Arthrose [24, 50, 51]. Doch nicht nur der Gelenkknorpel bildet sich zurück (atrophiert), sondern auch die Gelenkkapsel. Sie wird durch Immobilisation steifer, was die Bewegung einschränkt. Zudem verliert sie mit den sie verstärkenden Gelenkbändern auch an Stabilität, sodass beide leichter einreißen können [24, 52].

Auch Muskeln und Organsysteme bilden sich zurück

Ohne Aktivität bilden sich neben dem Gelenkknorpel, der Gelenkkapsel und den Gelenkbändern auch die Muskeln [53, 54] und ihre Sehnen [52] zurück. Führt die Ruhigstellung des Gelenks zu einer verminderten Aktivität der ganzen Person, leiden zusätzlich fast alle Organsysteme vom Herz-Kreislauf-System über das Atmungs- und Stoffwechselsystem bis hin zum Nervensystem [6]. Auch deshalb ruft die WHO weltweit zu mehr körperlicher Aktivität auf [55]. Diese Inaktivitätsfolgen haben wir alle schon in gewissem Ausmaß erfahren, wenn wir wegen eines grippalen Infekts ein paar Tage das Bett hüten mussten. Selbst wenn die Erkältung schließlich überwunden ist, fühlen wir uns noch schlapp und brauchen mehrere Tage aktive Erholung, bis wir wieder so fit wie vorher sind.

Rückkehr zur normalen Funktion braucht Zeit

In einer Studie brauchten Hunde nach dreimonatiger Ruhigstellung der Schulter drei Monate, bis sich die Funktionen und Strukturen wieder normalisiert hatten [53]. Andere Tierstudien berichten, dass sich die negativen Folgen einer Ruhigstellung insbesondere für den Gelenkknorpel selbst nach vielen Wochen des freien Bewegens nicht wieder vollständig zurückgebildet hatten [56, 57]. Übertragen auf den Menschen, an dem solche Studien nicht gemacht wurden, bedeutet dies, dass wir nach einer Ruhigstellung Geduld brauchen und aktiv etwas in Richtung Training und Bewegungsvergrößerung tun sollten.

Schmerzfrei ist kein Indikator

Der Gelenkknorpel ist nicht mit Nerven versorgt. Daher tut er nicht weh, selbst wenn er degeneriert oder gar zerstört wird. Erst wenn der Gelenkknorpel sehr leidet, kann uns das der darunterliegende Knochen als Schmerz mitteilen. Wenn wir uns nach längerer Ruhigstellung wieder »gut« bewegen können, bedeutet das folglich nicht, dass der Gelenkknorpel in Ordnung ist. Die Gelenkkapsel hingegen besitzt viele Nerven und ist wesentlich für den sogenannten Gelenkschmerz verantwortlich. Doch ihre Verkürzung tut nicht weh. Erst wenn wir versuchen, forciert über den ersten Widerstand in der Bewegung hinauszubewegen, straffen wir die Kapsel und erhöhen ihre Spannung. Diese kann dann Schmerz auslösen [192]. Deshalb halten wir ein schmerzhaftes Gelenk in der sogenannten Schonhaltung ruhig, in der die Spannung so gering wie möglich ist, was den Schmerz minimiert. Wir können also nach einer längeren Immobilisation schmerzfrei in einem eingeschränkten Gelenkausmaß bewegen, in dem wir eine Zunahme der Spannung und damit Schmerz vermeiden. Das aber bedeutet nicht, dass der Gelenkknorpel und die optimale Länge der Gelenkkapsel wiederhergestellt sind.

Aktivität hilft

Gegen die Immobilisationsfolgen von der Atrophie (Rückbildung) vieler Gewebe bis hin zur Bewegungseinschränkung helfen körperliche Aktivität und Sport. So baut wohl dosiertes Training den Muskel wieder auf [42] und tut selbst dem degenerierten Gelenkknorpel bei Arthrose gut [58]. Für die Beweglichkeit der Gelenke müssen wir gezielt durch das gesamte Gelenkausmaß bewegen und dies manchmal mit der (Selbst-)Mobilisation und Lagerung ergänzen. Je länger die Immobilisation bzw. Inaktivität gedauert hat, desto mehr Zeit und Energie müssen wir in gezielte Maßnahmen zum Wiederaufbau investieren.

Zusammenfassung

Knorpeldegeneration und Kapselverkürzung sind die zwei größten Folgen der Gelenkimmobilisation. Auch Muskeln und viele Organsysteme bilden sich zurück. Um all diese Verluste wiederherzustellen, braucht es wohldosierte Bewegungen sowie viel Zeit und Geduld. Muskeln brauchen Training und der Gelenkknorpel langsam ansteigende Belastung. Eingeschränkte Gelenke müssen wir durch das gesamte Gelenkausmaß bewegen und manchmal mit (Selbst-)Mobilisation und Lagerung behandeln.

Eine Verletzung und Entzündung in der Nähe des Gelenks beschleunigt diesen Vorgang [52]. Ohne sie entstehen Gelenkkontrakturen viel langsamer. So gewannen beispielsweise unverletzte Finger, die sechs Wochen ruhiggestellt waren, ihre Beweglichkeit nach wenigen Minuten des aktiven Bewegens wieder zurück [59]. Doch eine längere Ruhigstellung erfolgt meist im Zusammenhang mit einer Verletzung.

Nach einer Ruhigstellung von mehr als vier bis sechs Wochen oder wenn Sie nach einer ungefähr drei- bis vierwöchigen Ruhigstellung nicht sofort viel und durch das komplette Gelenkausmaß bewegen, kann eine strukturelle Verkürzung der Gelenkkapsel entstehen. Jetzt wird eine Therapie mit (Selbst-)Mobilisation und Lagerung nötig. Im Fall einer solchen meist deutlichen Bewegungseinschränkung empfehlen wir Ihnen, einen Physiotherapeuten oder eine Physiotherapeutin aufzusuchen. Er oder sie wird Sie beraten und Sie während Ihrer Selbstbehandlung begleiten, was wirksam ist [60, 61]. Dieses Buch wird Ihnen dabei helfen.

Ein Buckel entsteht langsam

Haben Sie sich auch schon einmal gefragt, warum viele Menschen in höherem Alter oft einen deutlich ausgeprägten Rundrücken haben – den sogenannten »Buckel«? Woher kommt er? Sie haben nie einen Gips um den Rumpf getragen. Die Ausprägung der Krümmungen unserer Wirbelsäule wird primär bestimmt durch die Form der Wirbelkörper und Bandscheiben sowie durch die Spannung der sie verbindenden Bänder [62]. Dies erklärt, warum junge Menschen, die sich bewusst aufrecht hinstellen, etwas unterschiedliche Krümmungen zeigen – wir sind alle etwas verschieden.

Doch schon Kinder und Jugendliche sitzen und stehen sehr oft mit rundem Rücken. Besonders die Brustwirbelsäule ist häufig in gebeugter Stellung. Kinder sagen, das sei »cool und lässig«. Als Erwachsene bleiben wir in dieser runden Haltung, die wir nun »bequem« finden. Wir alle spüren die Tendenz, mit unserer Wirbelsäule zusammenzusinken, weil der Körperschwerpunkt vorn liegt. Dennoch benötigen wir in der optimal aufrechten Haltung am wenigsten Mus-

Hypothese ohne Studien

In der medizinischen Welt gehen viele von der Annahme aus, dass wir durch das fast ständige Sitzen und Stehen mit »bequemem« Rundrücken die Gegenbewegung vernachlässigen. Wir strecken unseren Rücken wahrscheinlich zu wenig. Und wie wir alles verlieren, was wir zu wenig tun, so verlieren wir mit den Jahren auch die Streckung der Brustwirbelsäule. Diese Hypothese wird durch die oben beschriebene Entstehung der Gelenkkontraktur unterstützt. Um diese Annahme wissenschaftlich zu prüfen, wären sehr große Studien über Jahrzehnte nötig, die kaum ein klares Ergebnis bringen könnten, da zu viele beeinflussende Faktoren mitspielen, die nicht zu kontrollieren wären. Daher wird es wohl bei dieser Hypothese bleiben. Doch sie ist weitgehend akzeptiert und beispielsweise eine Grundlage der Rückenschule, von der Sie sicherlich schon gehört haben.

kelaktivität [63]. Diese beträgt nur zwischen fünf und elf Prozent dessen, was wir maximal anspannen können, was deutlich unter dem Bereich liegt, ab dem Ermüdung beginnt [64, 65, 66, 67, 68]. Doch Bequemlichkeit ist subjektiv.

Ein steifes Gelenk schmerzt normalerweise nicht. Es sei denn, Sie bewegen es forciert über den Widerstand hinaus, den Sie am Bewegungsende spüren können. Daher tut auch der Rundrücken nur weh, wenn Sie ihn plötzlich und forciert über das gewohnte Maß hinausbewegen. Doch er kann Bewegungen wie das Hochheben des Arms in der Schulter einschränken [69, 70] und in der Lenden- und Halswirbelsäule zu Überbeweglichkeiten führen, die den Mangel an Bewegung in der Brustwirbelsäule versuchen auszugleichen [62]. Zudem erhöht der Rundrücken den Druck besonders im mittleren Drittel in der Brustwirbelsäule, was beispielsweise bei Osteoporose das Frakturrisiko erhöht [62]. Nicht zuletzt schaut der Buckel nicht so gut aus, was die Menschen psychisch belastet, denn sie wissen von Erinnerungsfotos, dass sie vor vielen Jahren gerader und schöner waren [71].

Schon mit einfachen aktiven Übungen in Richtung Streckung können Sie die Zunahme des Rundrückens in fortgeschrittenem Alter bremsen [71]. Da es sich um eine Gelenkkontraktur handelt, die meist über Jahrzehnte entstanden ist, besteht die geeignete Therapie im langen Halten der Brustwirbelsäule in submaximaler Streckung. Vereinfacht gesagt müssen Sie »gerade« stehen und sitzen, was die Lagerungstherapie wäre. Fördern können Sie das mit der Selbstmobilisation, die Sie täglich durchführen sollten. Aktive Übungen sind zusätzlich nötig und wirksam [72]. Einen Erfolg dieser Selbstbehandlung sehen Sie auf Fotos erst nach ein bis zwei Jahren, wenn Sie mindestens 15 Minuten Selbstmobilisation und die ständige Haltungskorrektur sowie ein bis zwei aktive Übungen täglich durchführen. Entsprechende Studien über so lange Zeiträume fehlen leider, weshalb diese Hinweise »nur« Erfahrungen sind. Studien mit kürzerer Dauer der Mobilisation der Brustwirbelsäule bei Erwachsenen haben keine Wirkung gezeigt. So blieben eine Selbstmobilisation während zehn Minuten an sechs aufeinander folgenden Tagen [73] und auch eine therapeutische Mobilisation an sechs Tagen während drei Wochen [74] ohne Gewinn an Beweglichkeit. Die Mobilisation eines steifen Gelenkes benötigt viel mehr Zeit!

Zusammenfassung

Bewegungseinschränkungen können schnell oder langsam entstehen.

Rasche Entstehung:
Eine Ruhigstellung führt in den ersten vier Wochen zu einer Schwächung des Kapselgewebes und danach zu seiner Verkürzung. Verletzungen und Entzündungen in der Nähe des Gelenks beschleunigen diesen Vorgang.

Langsame Entstehung:
Unser Körper passt sich an – leider auch an wenig Bewegung. Wir müssen täglich durch das komplette Gelenkausmaß bewegen, um die Beweglichkeit zu erhalten. Andernfalls verkürzt die Gelenkkapsel, wie wir am Rundrücken sehen können. Was so über Monate und Jahre entsteht, verlangt viel Zeit zur Wiederherstellung.

Gelenkkapsel und Kollagenfasern

Im Bindegewebe und in der Gelenkkapsel produzieren bestimmte Zellen (Fibrozyten) ständig Kollagenfasern, die dem Gewebe die Stabilität verleihen. Chemische Verbindungen fixieren Sie untereinander.

Normalerweise ordnen sich die Kollagenfasern im Bindegewebe entlang der Spannungslinien an. Diese entstehen durch Bewegung. Da die Gelenkkapsel in verschiedene Richtungen bewegt, entsteht so eine netzartige Struktur der Kollagenfasern, die die Gelenkkapsel verformbar macht (Abbildung Seite 21). Sie können dieses Fasernetz mit dem Plastiknetz vergleichen, das der Verkäufer im Duty-free-Shop im Flughafen um die Weinflasche zieht: Die einzelnen Fäden sind unelastisch, doch das Netz, das sie bilden, ist verformbar.

Ohne Bewegung keine Verformbarkeit

Bei Ruhigstellung oder Inaktivität ordnen sich die neu gebildeten Kollagenfasern kreuz und quer im Kapselgewebe an und nicht mehr entlang der Spannungslinien, die ohne Bewegung fehlen [24]. Chemische Verbindungen fixieren diese ungeordnete Netzstruktur, die so an Verformbarkeit verliert [44, 50, 75]. Die Gelenkkapsel erscheint »verkürzt« [52] und weist im verkürzten Bereich mehr Kollagenfasern auf [31]. Auch im Narbengewebe einer verletzten Gelenkkapsel geschehen bei Ruhigstellung diese Vorgänge [47, 76].

Alterung

Mit den Jahren wird das Wasser und damit das Volumen im Bindegewebe weniger, wodurch die Kollagenfasern ihre normale Spannung verlieren [77]. Auch unsere Haut ist im Alter weniger feucht und verliert an Volumen. Die Kollagenfasern, die sich nicht verkürzen können, bilden dann Falten. In der Gelenkkapsel verbinden sich die Fasern vermehrt untereinander, was das Gewebe weniger elastisch macht [78]. Stellen Sie sich die Gelenkkapsel wie einen Wollpullover vor. Neu ist der Pulli elastisch. Mit den Jahren verfilzt er, wenn er zu viel und zu warm gewaschen wird, und wird weniger elastisch. Ähnliche Veränderungen erfährt das Bindegewebe bei Bewegungsmangel [78]. Doch im Gegensatz zum Wollpullover lebt unsere Gelenkkapsel. Sie kann auf Bewegungsreize der (Selbst-)Behandlung reagieren und dadurch im Rahmen des physiologischen Alterns eine verloren gegangene Beweglichkeit wiedergewinnen.

»Verklebungen« und Adhäsionen

Wenn Sie mit Ihrer Bewegungseinschränkung eine Praxis aufsuchen oder im Internet dazu blättern, werden Sie wahrscheinlich auf die Hypothese von »Verklebungen« oder »Adhäsionen« stoßen. Dabei stellt man sich vor, dass chemische Verbindungen wie »Klebstoff« einzelne Teile oder Falten der Gelenkkapsel miteinander »verkleben«, sodass sie sich nicht mehr normal entfalten kann und folglich »steif« erscheint [79]. Stellen Sie sich einen Wollpullover vor, der mit Klebstoff verschmiert wurde. Er hat durch diese Verklebung an Verformbarkeit und Elastizität verloren. Hinweise auf solche »Verklebungen« fanden einige Forscher nach zwei [80] bzw. acht [51, 57] Wochen Ruhigstellung, andere nach neun Wochen Ruhigstellung hingegen nur wenige [81]. Eine andere Hypothese sagt, dass die Kapselteile zusammenwüchsen und nicht verklebten [52]. Die Sachlage ist folglich unklar.

Ein Zerreißen der Verklebungen birgt Risiken

Ärzte und Ärztinnen zerreißen diese »Verklebungen« durch eine Manipulation des Gelenks in Vollnarkose beispielsweise bei der Schultersteife [82]. Dabei riskieren sie, die Gelenkkapsel teilweise zu zerreißen [52]. Eine große Studie zeigte keinen Vorteil dieser Manipulation bei Schultersteife gegenüber einer Operation – und selbst die Physiotherapie war gleich wirksam [83, 84, 85].

Bei einem steifen Knie nach einer Prothesenimplantation kommt diese Manipulation beispielsweise in Schweden nur in 1,7 Prozent aller operierten Knie pro Jahr vor [86]. Sie wird erst nach misslungener Physiotherapie empfohlen [87]. Studien zu ihrer Wirksamkeit verglichen diese Technik jedoch nicht mit anderen Behandlungen [88, 89, 90]. Aufgrund der mit dieser Manipulation verbundenen Risiken und der unklaren Evidenz raten wir erst zur schonenderen Physiotherapie – und natürlich zur Selbstbehandlung! Wenn Sie diese konsequent und wohl dosiert durchführen, können Sie Ihre Beweglichkeit wiederherstellen.

Ein aktives Schrumpfen der Gelenkkapsel

Eine weitere Hypothese beschreibt bestimmte Zellen im Bindegewebe (Myofibroblasten), die sich von unserem Willen unbeeinflusst zusammenziehen können. Sie haben diese Kontraktion sicherlich schon als ein sich Annähern der Ränder einer Schürfwunde der Haut im Laufe der Wundheilung beobachtet [2, 77]. Einige Autoren glauben, diese Zellen würden die Kapselkontraktur beispielsweise bei der Schultersteife verursachen [52]. Andere Forscher hingegen konnten sie bei der Schultersteife nicht finden [91]. Folglich besteht auch hier Unklarheit. Da wir die Aktivität dieser Myofibroblasten bisher nicht direkt beeinflussen können, hat diese Theorie keine praktischen Konsequenzen für uns.

Zusammenfassung

Die Vorgänge im Gewebe der Kapsel, die zu ihrer Verkürzung führen, sind nicht vollständig klar. Wahrscheinlich verliert das Kollagenfasernetz durch Bewegungsmangel seine Verformbarkeit. Das Altern scheint keine direkte Ursache und höchstens ein beeinflussender Faktor zu sein. Die Hypothesen der Verklebungen und der sich zusammenziehenden Bindegewebszellen als Ursache der Gelenkkontraktur sind umstritten.

Vom Verstehen zum Behandeln

Wenn Sie die Ursache für Ihr steifes Gelenk gefunden haben, können Sie es selbst behandeln. Möglichkeiten dafür sind Bewegung, Selbstmobilisation und Lagerung.

Die Hauptursache für ein steifes Gelenk ist meist der Mangel an Bewegung durch Ruhigstellung oder Inaktivität aufgrund von Krankheit oder Bequemlichkeit. Seltener sind Erkrankungen direkt dafür verantwortlich. Am Anfang ist die Bewegungseinschränkung »funktionell« wie bei den kalten Fingern im Winter (Seite 17). Mit der Zeit aber wird die Einschränkung »strukturell«, indem die Gelenkkapsel sich verkürzt. Schauen wir uns im Folgenden die Behandlung für die Gelenkkontraktur aufgrund einer verkürzten Gelenkkapsel an.

Spezifisch behandeln

Aspirin hilft bei Kopfschmerz. Ein Antibiotikum heilt eine Lungenentzündung. Und ein Beruhigungsmittel lindert die Nervosität. Kein Medikament aber wirkt gegen alles gleichzeitig. Ähnlich verhält es sich mit einem wenig beweglichen Gelenk. Wenn Schmerz die Bewegung einschränkt, müssen Sie diesen lindern. Wenn Hautnarben ein volles Bewegungsausmaß behindern, müssen Sie die Haut behandeln. Wenn die das Gelenk bewegenden Muskeln schwach sind, brauchen sie ein Training. Wenn verkürzte Muskeln die Bewegung erschweren, sollten sie verlängert werden. Und wenn das Gelenk selbst »steif« ist, fordert es bestimmte Techniken. Es gibt nicht eine Übung, die alles kann.

Bewegung ist fast ein Allheilmittel

Organe erhalten sich durch Inanspruchnahme. Im Englischen gibt es dazu den Spruch: »Use it or lose it.« (Nutze es oder verliere es.) Wir kennen das von unseren Muskeln: Wenn wir sie nicht benutzen, bilden sie sich zurück und werden schwächer. Wir brauchen Belastung und hängen regelrecht von ihr ab [92]. Astronauten im Weltall verlieren aufgrund der fehlenden Schwerkraft an Knochenmasse, Muskelfunktion, kardiovaskulärer Fitness und anderem bis hin zur psychischen Gesundheit [93]. Daher müssen sie die fehlende Belastung durch die Schwerkraft täglich mit aktiven Übungen ausgleichen [93]. Und weil unsere Gelenke für Bewegung gemacht sind, müssen wir sie täglich bewegen, um ihre Funktion zu erhalten. Bewegung ist fast ein Allheilmittel, denn sie tut nicht nur unseren Gelenken gut. Sie erhält auch die Muskeln, fördert viele Organsysteme, lindert den Schmerz und hat zahlreiche weitere positive Effekte. Wie bei jedem Medikament gilt jedoch auch bei der Bewegung: Die Dosierung ist für die Wirkung entscheidend.

Viel Bewegen bei funktionellen Einschränkungen

Wenn Sie nach einem Knochenbruch Ihr Gelenk nur wenige Wochen ruhigstellen mussten, sollten Sie anschließend viel durch das komplette Gelenkausmaß bewegen. Oft braucht es nicht mehr, um wieder voll beweglich zu werden. So war nach einer ungefähr sechswöchigen Gipsbehandlung eines Unterarmbruchs eine Anleitung zu viel Bewegung im Alltag ausreichend zum Wiederherstellen der Beweglichkeit. Zusätzliche physiotherapeutische Behandlungen ergaben keine weiteren Verbesserungen [60, 61]. Auch eine Analyse von 22 Studien zu Bewegungseinschränkungen an den Gelenken der Arme rät zu viel Bewegung und Übungen nach möglichst früher Beendigung der Immobilisation [94]. Daher sollten Sie Ihr eingeschränktes Gelenk viel bewegen. Vom Spaziergehen über die Gartenarbeit bis zum Hausputz sind alle Aktivitäten empfehlenswert. Spezifische Übungen beispielsweise zum Kraft- und Schnellkrafttraining sollten Sie im vollen Bewegungsausmaß durchführen, um die Beweglichkeit zu erhalten und zu fördern [42].

Prävention ist die beste Behandlung

Vorbeugen ist bekanntlich besser als heilen. So betonen Forscher seit langem die Wichtigkeit, Gelenkkontrakturen zu vermeiden [24, 95]. Studien mit komatösen Patienteninnen und Patienten haben gezeigt, dass Gelenke wie der Ellenbogen zweimal täglich wiederholt durch das ganze Gelenkausmaß bewegt werden müssen, um die Beweglichkeit zu erhalten [96].

Um die schleichende Entstehung von Gelenkkontrakturen zu vermeiden, sollten wir folglich täglich mehrmals durch das komplette Gelenkausmaß bewegen [47]. Dies gilt besonders für die individuellen und typischen »Schwachpunkte« wie beispielsweise die Dorsalflexion im Sprunggelenk und die Streckung im Hüftgelenk, die beide für das Gehen wichtig sind. Die Techniken im praktischen Teil dieses Buches eignen sich auch gut für diese Prävention.

Behandlung der Gelenkkontraktur

Ist eine Gelenkkontraktur entstanden, reicht das gewohnte tägliche Bewegen nicht mehr aus, um die Beweglichkeit zurückzugewinnen. Jetzt wäre eigentlich die (Selbst-)Mobilisation angesagt. Doch die Forschung sagt, dass die Mobilisation unwirksam sei. Die Literatur empfiehlt zur Behandlung von Gelenkkontrakturen orthopädische Schienen zur passiven Dehnung als Heimbehandlung [97]. Zur Lagerung, die die Schienenbehandlung nachahmt, konnten wir keine Studien finden. Wie also können wir die Selbstmobilisation und die Lagerung in diese widersprüchliche bzw. fehlende Forschungslage einordnen? Ein Blick in die Geschichte der Behandlung von Gelenkkontrakturen wird uns helfen.

Geschichte der Gelenkkontraktur-Behandlung

In den 1960er Jahren entdeckten Forscher erstmals an Hunden, dass die Gelenksteifheit ein Nebenprodukt der Ruhigstellung ist, das durch die Verkürzung der Gewebe um das Gelenk herum entsteht, besonders der Kapsel [44]. An Mäusen sahen Wissenschaftler 1976, dass Narbengewebe sich umbaut, wenn sie es lange Zeit mit mildem Zug belasten [98]. Eine vergleichende Studie an steifen menschlichen Knien zeigte dann 1984, dass eine lange und schwache (low-load) Dehnung der bewegungsbegrenzenden Gewebe wirksamer war als eine kurze und starke (high-load) Dehnung [99]. Neuere Untersuchungen an Tieren bestätigten dies [79, 100]. 1994 zeigte sich, dass der Gewinn an Bewegungsausmaß direkt proportional zur Zeit ist, die das Gelenk am Bewegungsende gehalten wird (englisch: total end range time = TERT) [1, 101]. Das bedeutet: Je länger Sie das Gewebe submaximal verlängern, desto mehr gewinnen Sie (Abbildung unten). Jeder Mensch gewinnt unterschiedlich schnell, doch alle gewinnen umso mehr, je länger sie das Gelenk am Bewegungsende halten.

Wachsen statt dehnen

Die theoretische Grundlage für dieses Phänomen liegt im Gewebe. Die Gelenkkapsel wird dabei nicht mechanisch gedehnt, sondern sie wird stimuliert zu wachsen. Dies ist in der Literatur als Konzept nach Brand 1985 beschrieben [98, 102]. Der Reiz, der das Gewebe zum Wachstum anregt, ist das Halten des Gewebes in moderat verlängerter Stellung für eine bedeutende Zeit [98].

Die Mobilisation dauert zu kurz

Eine Gelenkmobilisation, die Sie, eine Physiotherapeutin oder ein Physiotherapeut durchführen, dauert gewöhnlich nur einige Minuten. Das ist bei einer Gelenkkontrak-

Schematische Darstellung des Prinzips des TERT (total end range time): Je länger ein Gelenk am Bewegungsende gehalten wird, desto größer der Gewinn an Bewegungsausmaß. Dieser Gewinn ist nicht immer linear (grüne gestrichelte Linie), sondern kann mal mehr und mal weniger rasch geschehen (violette und blaue Linien).

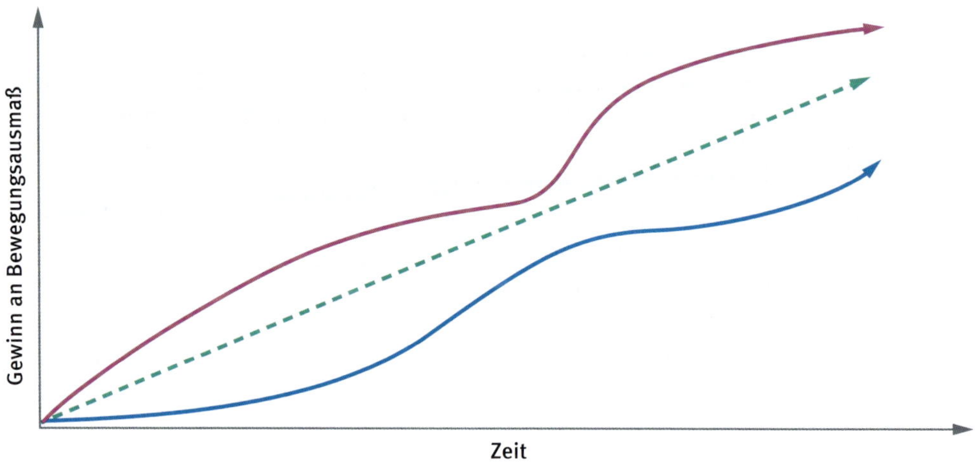

Zusammenfassung

Bewegung ist für vieles gut. Doch sie muss in Art und Dosierung spezifisch auf die Ursache abgestimmt werden. Eine gute Behandlung des steifen Gelenks besteht aus verschiedenen Faktoren:

- Zur Prävention einer Gelenkkontraktur sollten Sie täglich mehrmals durch das komplette Gelenkausmaß bewegen.
- Damit die verkürzte Gelenkkapsel länger wird, müssen Sie sie stimulieren zu wachsen. Das erreichen Sie durch ein langes Halten des Gelenks am submaximalen Bewegungsende.
- Die (Selbst-)Mobilisation wirkt rasch und kurzfristig, indem sie den Schmerz lindert, das Wahrnehmen und Lernen der Bewegung fördert und ein Gefühl von mehr Beweglichkeit vermittelt.
- Die Lagerung imitiert orthopädische Schienen. Beide wirken langsam und langfristig, indem sie die Gelenkkapsel stimulieren, länger zu wachsen.

tur zu kurz, um objektiv an Bewegung gewinnen zu können. So ergab eine Analyse der Literatur zur passiven Mobilisation als Behandlung und Prävention von Kontrakturen [103] eine ungenügende Evidenz. Eine neuere Zusammenfassung von 49 Studien zur Dehnung als Behandlung und Prävention von Kontrakturen zeigte mit hochqualitativer Evidenz, dass Dehnung keinen klinisch bedeutenden Effekt hat, weder kurz- noch langfristig [104, 105]. Selbst eine umfassende vierwöchige Physiotherapie half nicht bei Gelenkkontrakturen [106].

Das mag Sie wie auch Ihren Physiotherapeuten oder Ihre Physiotherapeutin überraschen – so wie es mich überrascht hat. Denn wir alle haben die Erfahrung gemacht, dass es nach einer Mobilisation besser geht. Und das ist richtig. Denn sie lindert den Schmerz, fördert das Wahrnehmen und Lernen von Bewegung und vermittelt rasch ein Gefühl von mehr Beweglichkeit (Seite 36). Das alles ist positiv. Und deshalb sollen Sie die (Selbst-)Mobilisation auch weiterhin durchführen. Doch all das beweist nicht, dass die verkürzte Gelenkkapsel länger geworden ist.

Schienen wirken, die Lagerung imitiert sie

Um eine verkürzte Gelenkkapsel zu verlängern, hilft eine Behandlung mit ärztlich verordneten orthopädischen Schienen [47]. Sie kosten Geld und sind in der Handhabung aufwendig. Diese Schienen halten ein Gelenk für lange Zeit am Bewegungsende. Das können Sie auch tun, indem Sie das Gelenk einfach am Bewegungsende lagern. Im praktischen Teil dieses Buches sehen Sie zahlreiche Beispiele dafür.

Fehlende Studien

Der Mangel an wissenschaftlichen Studien zur Lagerung hat wahrscheinlich mehrere Gründe, die vom geringen Forschungsinteresse in diesem Bereich bis zu den schwer kontrollierbaren zahlreichen Faktoren reichen, die diese Technik beeinflussen. Zudem würde ein Forscher die Lagerung des Gelenkes für seine Studie standardisieren wollen. Dies lässt sich am einfachsten kontrollieren, indem die Teilnehmenden an der Studie eine Schiene erhalten, die sie dann die vorgeschriebene Zeit tragen müssen. Die Lagerung wäre für eine Forschungsstudie zu wenig kontrollierbar. Wie in anderen Bereichen der Medizin gilt jedoch auch hier der Satz: »Schließlich ist die Nichtexistenz von Beweisen kein Beweis für die Nichtexistenz.« [107]

Dosierung der Selbstmobilisation und Lagerung

Schon vor über 100 Jahren hat der deutsche Anatom Wilhelm Roux (1850–1924) die Reizstufenregel beschrieben [108]. Danach können Reize unter- oder oberhalb der Schwelle des Gewohnten liegen (Kasten unten). Benutzen Sie beispielsweise Ihre Muskeln unterhalb dieser Schwelle, bilden sie sich zurück. Wenn Sie sich hingegen über dieser Schwelle anstrengen, dann nehmen die Muskeln durch dieses Training zu und werden kräftiger [42]. Für die Beweglichkeit besagt diese Regel: Bewegen wir uns weniger als gewohnt, verlieren wir sie. Bewegen wir uns etwas mehr als gewohnt, vergrößern wir sie – innerhalb anatomischer und individueller Grenzen.

Reizstufenregel

Die Reizstufenregel wird auch Roux-Prinzip genannt. Sie beschreibt beispielsweise die Anpassung des Muskels im Training [109] und gilt für viele Lebensfunktionen:

- kleine Reize mindern die Lebensfunktionen,
- gewohnte bzw. schwach überschwellige Reize erhalten sie,
- mittlere und starke überschwellige Reize fördern sie,
- sehr starke Reize hemmen sie und
- zu starke Reize lähmen sie.

Das richtige Maß: etwas mehr als gewohnt

Zur Behandlung der Gelenksteifigkeit benutzen wir daher die Selbstmobilisation und die Lagerung mit einer Intensität leicht über der Schwelle des Gewohnten. Die Extrempunkte mit zu kleinen und zu starken Reizen meiden wir. Doch was genau ist diese Schwelle, und wo liegt sie? Dazu müssen wir zum einen die Schwelle anschauen, ab der die Kraft genug ist, und zum anderen die Schwelle, ab der die Zeit optimal wirkt.

Wenig Kraft Orientieren Sie sich am ersten spürbaren Bewegungswiderstand. Beugen Sie dazu einmal passiv mit der anderen Hand das Grundgelenk Ihres Zeigefingers, also das Gelenk, das den Finger mit der Hand verbindet. Von der gestreckten Stellung aus bis etwa 80° bis 90° Beugung spüren Sie kaum einen Widerstand. In der Abbildung des Spannungs-Längen-Diagramms (Seite 33) entspricht dies dem Bereich von A nach B. Um 80° bis 90° Beugung herum fühlen Sie einen Bereich (B–C), in dem der Widerstand zunimmt. Dies ist der sogenannte erste Widerstand, der uns zur Orientierung dient. Es ist oft kein exakter Punkt, sondern eher ein Bereich (gelb in der Abb.). Danach nimmt die Spannung deutlich zu (C–D). Würden Sie nach D gewaltsam weiterbewegen, würde die Gelenkkapsel mit ihren Bändern reißen [47]. Doch keine Sorge, vorher würde ein Schmerz sie deutlich warnen.

Kurz nach bzw. vor dem ersten Widerstand Für die Selbstmobilisation bewegen Sie etwas über diesen ersten Widerstand in der Bewegungsbahn in den Bereich um C, bis Sie den Beginn von Spannung spüren. Für die Lagerung hingegen gehen Sie am ersten Widerstand etwas zurück und halten das Gelenk kurz vor diesem ersten Widerstand ohne ein Spannungs- oder Dehngefühl, also im Bereich um B. In diesen Bereichen um C bzw. B wirken erfahrungsgemäß die Mobilisation [110] und nachgewiesenermaßen die Schienenbehandlung [47]. Diesen ersten Widerstand spüren Sie am besten während der sogenannten passiven Bewegung, die Sie mit der anderen Hand oder dem Körpergewicht in kleineren Gelenken bei entspannten Muskeln durchführen können. Große Gelenke wie die Schulter oder die Wirbelsäule müssen Sie aktiv mit ihren Muskeln bewegen. Dabei spüren Sie den ersten Stopp weniger deutlich und erreichen ihn auch nicht immer. Diese kleine Unsicherheit müssen wir in der Praxis akzeptieren.

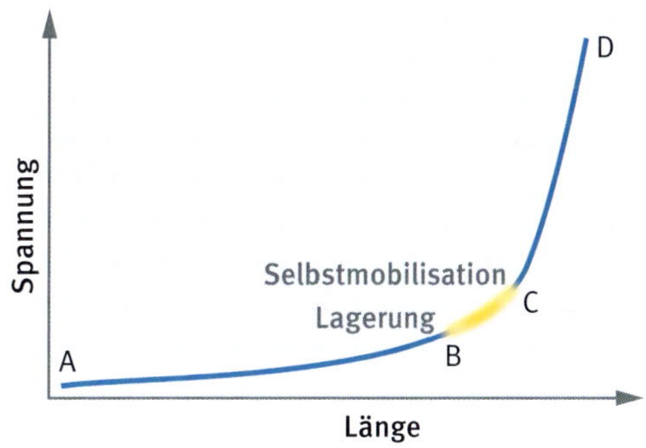

Schematisches Spannungs-Längen-Diagramm: Die Linie A–B–C–D stellt normales Bindegewebe dar. Die Bewegungsbahn zeigt eine lange spannungsarme Region (A–B), eine Übergangszone (B–C) und anschließend einen steilen Anstieg (C–D).

Zu viel Dehnung führt zu Schmerz und Verletzung

Theoretisch wäre der plastische Bereich C–D für die Dehnung optimal, weil hier eine bleibende Verlängerung entstünde. Doch dabei geschehen Verletzungen im Gewebe [52]. Größere Gewebeverletzungen (Makroläsionen) spüren Sie sofort als Schmerz, den Sie aber immer vermeiden sollen. Kleinere Verletzungen (Mikroläsionen) rufen eine kleine Entzündung hervor, die sich oft erst einige Stunden nach der Mobilisation als Schmerz äußert. Das ist dann ähnlich wie beim Muskelkater – sozusagen ein »Muskelkater im Gelenk«. Das ist seit langem bekannt [111] und nicht schlimm, denn es geht in wenigen Tagen wieder spurlos vorbei. Sollten Sie folglich eine Weile nach Ihrer Selbstmobilisation Schmerzen verspüren, haben Sie etwas zu viel Kraft und/oder Zeit angewandt. Bewegen Sie viel im schmerzfreien Bereich hin und her, was den Schmerz lindern wird, und dosieren Sie die Selbstmobilisation anschließend etwas niedriger.

Präzise im Labor, einfach in der Praxis

Im Labor erreichten Forscher eine gute Verlängerung des Bindegewebes, wenn es bis 1,5 Prozent der maximalen möglichen Verlängerung auseinandergezogen wurde. Das entspricht wahrscheinlich dem Bereich kurz nach dem ersten Bewegungswiderstand. Bei einer Verlängerung darüber hinaus beginnt eine Veränderung (Denaturierung) des Bindegewebes mit einem Zerreißen von Kollagenfaserbündeln [52].

Auf die Praxis können wir diese Prozentangabe leider nicht übertragen, da wir nicht wie im Labor die hundertprozentige Verlängerung ermitteln können, bei der die Struktur reißt [101]. Eine ausreichende Kraft aber ist für die Selbstmobilisation wie auch für die Lagerung entscheidend [112]. Ohne sie wären wir nicht im Bereich des ersten Bewegungsstopps, in dem wir sein müssen. Einfach wäre es, zu jedem Gelenk eine Kraft in Newton oder Kilogramm anzugeben, mit der wir wirksam mobilisieren könnten. Doch auch das geht nicht, weil wir Menschen und auch unsere Gelenke zu verschieden sind.

Wir müssen den ersten Bewegungswiderstand einfach fühlen. Sie können ihn sowohl mit der Hand spüren, die am Gelenk zieht oder drückt, als auch im Gelenk selbst, das Sie behandeln. Dort empfinden Sie eine Spannung, wenn Sie etwas über den ersten Bewegungsstopp hinausgehen. Wenn Sie von diesem Spannungsgefühl aus wieder etwas zurückbewegen, sind Sie wahrscheinlich am ersten Bewegungsstopp.

Mehr Kraft braucht es nicht

Die Lagerung ist nicht anstrengend, weil Sie das Gelenk nur bis kurz vor den ersten Widerstand bewegen. Für die Selbstmobilisation müssen Sie das Gelenk etwas jenseits des ersten Bewegungsstopps ziehen bzw. drücken, was ein bisschen Kraft erfordert. Doch auch das ist in den meisten Fällen nicht sehr anstrengend.

Viel hilft manchmal viel

Unser natürlicher Drang in vielen Lebensbereichen ist, etwas mehr Kraft aufzuwenden, um schneller ans Ziel zu gelangen. Das ist nicht immer ganz falsch. Forschende haben beispielsweise die Beweglichkeit einer Kniegelenkskontraktur verbessert, indem Sie orthopädische Schienen anlegten und die Betroffenen aufforderten, sie alle fünf Minuten auf ein tolerables Spannungsgefühl nachzustellen [113]. Die Behandlungsdauer war dreimal täglich eine halbe Stunde, was für eine Schienenbehandlung kurz ist.

Vorsicht ist besser als Nachsicht

Diese Forschenden behandelten jenseits des ersten Widerstandes am maximalen Bewegungsende. Und das war erfolgreich. Dennoch empfehlen wir in diesem Buch eine Lagerung vor dem ersten Widerstand am submaximalen Bewegungsende. Die meisten Studien zur Schienenbehandlung nutzten diesen Bereich. Je mehr Kraft Sie bei einer Lagerung oder Selbstmobilisation anwenden, desto mehr nähern Sie sich dem Bereich auf der Bewegungsbahn an, in dem (Mikro-)Läsionen geschehen können. Wie oben erklärt, ist dies nicht gefährlich, aber auch nicht förderlich. Zudem schwächen diese (Mikro-)Läsionen mit der Zeit das Gewebe. Daher raten wir, zuerst die Dauer der Selbstmobilisation zu verlängern, bevor Sie die Kraft erhöhen.

Gut Ding will Weile haben

Das Spannungsgefühl während der Selbstmobilisation wird rasch unangenehm. Daher können Sie Ihr Gelenk nur etwa ein bis drei Minuten mobilisieren und müssen dann eine kurze Pause machen. Dies können Sie ein paar Mal wiederholen. Dann braucht das Gelenk eine längere Pause. Die Lagerung hingegen dauert lange, weil sie das Wachstum der Gelenkkapsel stimulieren möchte. Strukturelle Veränderungen erfordern Zeit. Um zum Beispiel Ihre Muskelmasse zu vergrößern, müssen Sie, wenn Sie untrainiert sind, ungefähr zwei Monate lang mit Übungen gegen zunehmend hohen Widerstand trainieren, bevor der Muskelzuwachs überhaupt beginnt [114]. Ähnlich dauert auch die Verlängerung einer verkürzten Gelenkkapsel einige Wochen bis Monate und länger – umso länger, je länger das Gelenk schon steif gewesen ist [32].

Orthopädische Schienen

Es gibt verschiedene Arten von Schienen. Sie ermöglichen es, das Gelenk lange am (submaximalen) Bewegungsende zu lagern. Das stimuliert die Gelenkkapsel, länger zu wachsen [115].

- Statische Schienen halten das steife Gelenk kontinuierlich in der gewünschten Stellung.
- Statisch progressive Schienen werden ständig erneuert, um das Gelenk stets an seinem maximalen Bewegungsende zu halten.
- Dynamische Schienen ziehen mit der kontinuierlichen Kraft einer Feder oder eines Gummibandes das Gelenk in die gewünschte Richtung [116].
- Motorisierte Bewegungsschienen kennen Sie vielleicht aus dem Krankenhaus. Nach Operationen werden sie manchmal zum vorsichtigen Bewegen des operierten Gelenks verordnet. Die Motorschiene bewegt das Gelenk passiv durch das vorhandene Bewegungsausmaß. Dabei löst sie höchstens am Bewegungsende einen kurzen Dehnreiz aus. Dieser ist jedoch zu kurz, um diese Bewegungsschiene als dehnende Behandlung betrachten zu können [117, 118, 119].

Forschung mit orthopädischen Schienen

Um die Wirkung der Zeit in der Behandlung von Gelenkkontrakturen zu analysieren, benutzten Forscher orthopädische Schienen (Kasten oben). Sie ermöglichen es, das steife Gelenk kontrolliert mehrere Stunden täglich am (sub-)maximalen Bewegungsende zu halten, beispielsweise an den Fingern [47], am Ellenbogen [96] oder am Knie [113]. Die wissenschaftliche Evidenz für die Wirkung dieser Behandlung mit Schienen ist recht hoch.

Je länger desto besser

Anders als bei der Kraft gewinnen Sie umso mehr, je mehr Sie die Dauer erhöhen. Das haben Sie bereits bei der Entdeckung des TERT-Prinzips (Seite 30) gesehen. Je länger die Tragezeit der Schiene pro Tag/Woche ist, desto größer scheint der Gewinn an Bewegungsausmaß zu sein [116, 117]. Diese lange Schienenbehandlung ist sicher und wirksamer ist als eine kurze Dehnung [97].

Täglich stundenlang über Wochen und Monate

Einige Beispiele aus Forschungsstudien sollen Ihnen eine Vorstellung der nötigen Dauer geben. Bei Gelenkkontrakturen nach Operationen am Ellenbogen dauerte die Behandlung bis zu sechs Monate [96] und bei Kindern mit einem steifen Ellenbogen nach Verletzung gar über ein Jahr [25]. Bei Kindern mit juveniler chronischer Arthritis gewannen Forschende die volle Kniestreckung nach bis zu zehn Wochen zurück, indem sie eine Schienenbehandlung von 3½ bis fast 9½ Stunden pro Nacht durchführten – die Kinder tolerierten die Schiene nicht während des Tages [32]. Bei Erwachsenen mit einer Kniegelenkskontraktur war eine Schienenbehandlung fünfmal für ein bis drei Stunden pro Woche während sechs Monaten unwirksam [120]. In einer anderen Studie war eine längere Schienenbehandlung am Knie erfolgreich mit einer Dauer von acht bis zwölf Stunden täglich, sieben Tage pro Woche während zwölf Wochen und zusätzlich 28 Physiotherapiebehandlungen [121].

Die Summe pro Tag macht's

Frequenz und Dauer der Schienenbehandlung sind folglich neben der Kraft die wesentlichen Faktoren der Dosierung [101]. Entscheidend für den Gewinn an Bewegungsausmaß ist dabei die gesamte Zeit am Bewegungsende, um das Gewebe zu dehnen bzw. zu stimulieren, länger zu wachsen [115]. Sie müssen folglich nicht ein Mal am Tag Ihr Gelenk für eine bestimmte Zeit mobilisieren bzw. submaximal lagern. Sie können das tun, doch Sie können die Selbstbehandlung auch wiederholt am Tag kurz durchführen. Am Abend zählt die Summe der Zeit, die Sie Ihre Gelenkkapsel gedehnt bzw. am submaximalen Bewegungsende gelagert haben.

Zusammenfassung

Dosierung mit wenig Kraft und viel Zeit:

- Für die Selbstmobilisation bewegen Sie Ihr Gelenk etwas über den ersten Widerstand hinaus, bis Sie ein leichtes Spannungsgefühl spüren. Halten Sie diese Stellung wiederholt für etwa ein bis drei Minuten.
- Für die Lagerung bewegen Sie Ihr Gelenk bis an das submaximale Bewegungsende und lagern es dort – je länger, desto besser! Orientieren Sie sich für die Dauer an vielen Minuten bis Stunden pro Tag über mehrere Wochen bzw. Monate und auch länger.

Wirkung und Dosierung der Mobilisation

Die Mobilisation von Gelenken, die Sie selbst durchführen oder von einem Physiotherapeuten oder einer Physiotherapeutin machen lassen können, hat erfahrungsgemäß viele positive Effekte, die vor allem von der Dosierung abhängen.

Wirkung auf den Schmerz

Allgemein aktiviert die Bewegung und somit auch die passive Bewegung (Mobilisation) das den Schmerz hemmende System in unserem Körper [122, 123, 124, 125, 126, 127, 128]. Wenn Sie muskuloskelettalen Schmerz mindern möchten, sollten Sie sich folglich viel spannungsfrei bewegen! Ruhe ist gewöhnlich nur zu Beginn in der hochakuten Phase kurzfristig angezeigt.

Anders ist es, wenn Ihr Schmerz vorwiegend am Ende der eingeschränkten Bewegung auftritt, also wenn Sie forciert über den ersten Widerstand hinausbewegen. Dann ist es normal, dass es wehtut, denn Sie belasten die Gelenkstrukturen auf ungewohnte Weise. In diesem Fall hilft es, wenn Sie die Beweglichkeit vergrößern.

Dosierungsempfehlung: Um den Schmerz zu lindern, sollten Sie sehr viel bewegen, vor allem im Gelenkausmaß bis zum ersten Widerstand, sodass Sie es stets als schmerzfrei und angenehm empfinden.

Wirkung auf die aktive Bewegung

Wahrscheinlich wirkt die (Selbst-)Mobilisation auch positiv auf unser sogenanntes motorisches Schema, also auf die Gestaltung von Bewegungen in unserem Nervensystem. Durch die (Selbst-)Mobilisation spüren wir unser Gelenk deutlicher und nehmen es aufmerksamer wahr. Die Bewegung geht anschließend leichter und angenehmer, als hätten wir sie besser gelernt. Zu diesem Bewegungslernen mangelt es allerdings an wissenschaftlichen Studien – unter anderem, weil es äußerst schwierig ist, alle beteiligten Faktoren exakt zu erfassen.

Dosierungsempfehlung: Bewegen Sie Ihr Gelenk nach der intensiven (Selbst-)Mobilisation aktiv viel und mit zahlreichen Variationen. Konzentrieren Sie sich vor allem anfangs bewusst auf die Bewegung, um sie gut erlernen zu können [129, 130, 131]. Mit der Zeit geht es dann wie beim Gehen, das wir als Kleinkind gelernt haben, »fast von allein«, ohne dass wir viel daran denken.

Wirkung auf die mechanische Verlängerung

Neben diesen beiden sogenannten neurophysiologischen Wirkungen auf den Schmerz und das Bewegungslernen sind auch lokale mechanische Wirkungen möglich. Sie sind das, was wir gewöhnlich mit dem Begriff des Dehnens verbinden: Wir ziehen beispielsweise die Gelenkkapsel auseinander, und in der Folge wird unsere Beweglichkeit größer. Genau das spüren wir nach dem Dehnen. Es ist positiv, dieses Gefühl zu fördern. Objektiv geschieht lokal eine physikalische Reaktion. Näheres dazu erfahren Sie im Exkurs »Was passiert bei der Dehnung einer Gelenkkapsel?« (Seite 40).

Dosierungsempfehlung: Zur »dehnenden« Mobilisation ziehen bzw. drücken Sie jenseits des ersten Bewegungsstopps so stark, bis Sie ein bisschen Spannung empfinden. Halten Sie dieses Spannungsgefühl für ungefähr eine Minute oder länger. Pausieren Sie dann kurz (etwa eine Minute) und mobilisieren Sie anschließend erneut bis zum Spannungsgefühl. Wiederholen Sie diesen Wechsel zwischen Mobilisation und Pause zum Beispiel drei- bis fünfmal. Diese Sequenz können Sie mehrmals täglich durchführen. So kommen Sie bis zum Ende des Tages auf eine gute Dauer der Selbstmobilisation.

Aktiv und passiv bewegen

Studien, die vergleichen, ob aktives oder passives Bewegen besser wäre, sind dem Autor nicht bekannt. Die Logik sagt, dass ein aktives Bewegen für das motorische Lernen und auch für die Schmerzlinderung wirksamer sein sollte als ein passives Bewegen. Denn aktive Bewegungen stimulieren das Nervensystem intensiver, und meistens bewegen wir aktiv häufiger als passiv. Für das mechanische Dehnen hingegen ist ein Halten am (sub-)maximalen Bewegungsende entscheidend. Das erreichen wir passiv etwas besser als aktiv. Daher werden Bewegungseinschränkungen erfahrungsgemäß meist passiv mobilisiert. Beides, aktiv und passiv bewegen, ist folglich positiv.

Wirkung der Manipulation

Im Rahmen von Bewegungseinschränkungen werden Sie beim Lesen oder Diskutieren vielleicht auch auf den Begriff der Manipulation stoßen. Mit dieser Technik bewegt die oder der Behandelnde Ihr Gelenk passiv wie bei einer Mobilisation, nur viel schneller, in

Zusammenfassung

Die (Selbst-)Mobilisation kann in optimaler Dosierung
- den Schmerz lindern
- die Wahrnehmung der Bewegung und dadurch das Bewegungslernen fördern
- ein Gefühl von mehr Beweglichkeit intensivieren
- das Bewegungsausmaß durch mechanische Dehnung etwas vergrößern

Die Manipulation wirkt wie viele andere Techniken schmerzlindernd. Sie hilft aber nicht, das Bewegungsausmaß bei Gelenkkontrakturen zu vergrößern.

Bruchteilen einer Sekunde. Angewandt wird sie bei Schmerz und sogenannten »Blockierungen«, womit plötzlich auftretende große Bewegungseinschränkungen gemeint sind. Eine solche »Blockierung« konnte bisher jedoch nicht im Gelenk nachgewiesen werden, weshalb Fachleute seit langem von diesem Begriff abraten [132].

Auf den Schmerz wirkt die Manipulation nicht besser als die Mobilisation oder andere Techniken, beispielsweise bei Nackenschmerzen [133, 134]oder bei akuten [135, 136] und chronischen Schmerzen im unteren Rücken [137, 138, 139]. Doch sie birgt einige Risiken besonders hinsichtlich Gefäßverletzungen im Bereich der Halswirbelsäule [140, 141]. Die kurz dauernde Manipulation beansprucht nicht, bei Gelenkkontrakturen helfen zu können. Eine Ausnahme bildet die Manipulation eines steifen Gelenkes, die in Vollnarkose durchführt wird, und die Sie im Abschnitt »Ein Zerreißen der Verklebungen birgt Risiken« (Seite 27) kennengelernt haben.

Wirkung und Dosierung der Lagerung

Das Lagern eines Gelenkes am submaximalen Bewegungsende wirkt anders als die (Selbst-)Mobilisation. Bei ihr wollen Sie mit relativ viel Kraft in kurzer Zeit das Kapselgewebe lokal mechanisch dehnen. Beim Lagern am submaximalen Bewegungsende hingegen benutzen Sie wenig Kraft und viel Zeit. Das Ziel ist, Ihr Kapselgewebe zum Längenwachstum anzuregen, ohne dass Sie dabei eine wesentliche Dehnspannung spüren. Wie jedes Wachstum bemerken Sie es erst nach längerer Zeit. Doch was Sie so an Verlängerung der Gelenkkapsel erreichen, bleibt länger als nach einer (Selbst-)Mobilisation. Lesen Sie dazu auch den Exkurs »Was passiert bei der Dehnung einer Gelenkkapsel?« (Seite 40).

Dosierungsempfehlung: Halten Sie beim Lagern das Gelenk mit wenig Kraft am submaximalen Bewegungsende – je länger desto besser. Denken Sie zur Orientierung an Stunden statt Minuten pro Tag.

Zusammenfassung

Die Lagerung stimuliert mit viel Zeit und wenig Kraft das Kapselgewebe zum Längenwachstum.

Muskeln bewegen

Bewegliche Gelenke hängen natürlich nicht nur vom freien Gelenkausmaß ab. Entscheidend sind auch die Muskeln. Sind sie zu schwach und zu wenig koordiniert, können wir unsere Gelenke nicht gut bewegen. Sind sie »verspannt«, bremsen sie Bewegungen. Und sind sie zu kurz, schränken sie sie ein, ähnlich wie ein kontraktes Gelenk es tut. Bei Gelenkkontrakturen sind die Muskeln im nicht mehr genutzten Gelenkausmaß weniger fit, weil sie dort lange nicht mehr gearbeitet haben. Wenn Sie ein steifes Gelenk behandeln, müssen Sie daher immer auch etwas für die Muskeln tun. Und das muss spezifisch und gezielt sein, je nachdem, was den Muskeln fehlt.

Abnahme der Muskelmasse

Unsere Muskelkraft verringert sich ab dem 30. Lebensjahr pro Jahrzehnt um vier bis fünf Prozent und ab 50 Jahren sogar um 10 bis 15 Prozent pro Dekade [148, 149]. Der Muskelschwund durch Alterung (Sarkopenie) ist zwar genetisch bedingt, wird aber durch Erkrankungen und den Lebensstil beeinflusst [1]. Mangelnde körperliche Aktivität und noch mehr die Ruhigstellung beschleunigen den Muskelschwund und bewirken eine Infiltration der Muskeln mit Fett- und Bindegewebe. Dies zeigten Forscher im Tierversuch [150] und am Menschen [151]. Dadurch scheint das Muskelvolumen von außen betrachtet unverändert, weshalb der Muskelschwund oft übersehen wird.

Wir können etwas tun!

Wenn wir nach längerer Krankheit, Ruhigstellung oder auch im Alter Aktivitäten wie das Treppensteigen anstrengender als früher empfinden, können wir das ändern. Dabei hilft Training. Damit können wir auch die Geschwindigkeit des mit dem Altern verbundenen Schwindens der Muskelmasse bremsen [1, 152]. Und selbst die Infiltration der Muskeln durch Fett und Bindegewebe bildet sich durch intensives Krafttraining wieder zurück [153].

Nicht nur für die Muskeln

Ein Training wirkt sich nicht nur positiv auf die Muskeln und andere Organsysteme aus, sondern auch auf das Gehirn und die kognitive Leistungsfähigkeit [42, 154]. Ausdauer- und Krafttraining sollten daher gerade ältere Menschen an mindestens fünf Tagen pro Woche durchführen [155]. Es fördert den Erhalt der Autonomie, der Gesundheit und des allgemeinen Wohlbefindens [156]. Auch die WHO empfiehlt allen und auch älteren Menschen neben körperlicher Aktivität mindestens zweimal die Woche ein Krafttraining mit hoher Intensität für den Erhalt der Muskeln [55]. Eine ausreichende Eiweißzufuhr sollte das Krafttraining begleiten [42, 149, 157].

Koordination der Muskeln

Das optimale Zusammenspiel der Muskeln und ihre neurale Steuerung (Koordination) bestimmen die Qualität unserer Bewegungen vom Gleichgewicht bis hin zur Orientierung im Raum [42, 158]. Auch hier gilt: »Wer rastet, der rostet.« Durch fordernde Bewegungen verbessern wir die Koordination [159]. So können wir beispielsweise selbst im höheren Alter noch das Spielen eines Musikinstrumentes erlernen. Fachleute sprechen vom Bewegungslernen, dem motorischen Lernen [160, 161, 162].

Was passiert bei der Dehnung einer Gelenkkapsel?

Dehnen wir eine Gelenkkapsel, kommt es zu physikalischen und biologischen Reaktionen, die je nach Kraft und Dauer der Verlängerung schnell oder langsam geschehen und unterschiedlich lang anhalten.

Eine Dehnung der Gelenkkapsel stimuliert die dort liegenden Nerven. Deren Signale lösen im Gehirn die Wahrnehmung der Spannung aus sowie positive Wirkungen auf das schmerzlindernde System und auf das Bewegungslernen. In der Gelenkkapsel selbst bewirkt das Dehnen zudem eine physikalische und eine biologische Reaktion, je nach Kraft und Dauer der Verlängerung.

Physikalische Reaktion bei der (Selbst-)Mobilisation

Beim Straffen von Bindegewebe wie der Gelenkkapsel geschehen verschiedene physikalische Phänomene:

- Überwinden der Viskosität, also der Zähigkeit der Gewebeflüssigkeit [142].
- »Hysterese« als das nicht vollständige Zurückkehren des Gewebes in die Ausgangslänge nach einer Verlängerung, wobei der Energieverlust in Wärme übergeht [142].
- »Creep« (englisch wörtlich für Kriechen) als die Verformung eines Gewebes unter Einwirkung einer konstanten Kraft über längere Zeit [142, 143].
- »Relaxation« als Entspannung der Spannung (Beanspruchung) in einer Struktur während der Einwirkung einer konstanten Verlängerung über längere Zeit [142, 143].

Diese Phänomene ergeben eine Verlängerung des Gewebes. Als physikalische Reaktion auf eine Dehnung wie bei der Selbstmobilisation laufen sie zeitlich unterschiedlich ab.

Viskosität und Hysterese wirken schnell
Im Winter ist das Motoröl in Ihrem Auto kalt. Es hat dann eine hohe Zähflüssigkeit (Viskosität), die eine starke Reibung im Motor bewirkt. Daher warten Sie mit dem hochtourigen Fahren, bis die Motorwärme die Viskosität des Öls vermindert hat. Auch unsere Gewebeflüssigkeit besitzt eine Viskosität, die bei Ruhe (Tixotrophie) und Kälte hoch ist. Das ist ein Grund, warum wir uns morgens oft unelastisch und unsere kalten Finger als steif empfinden. Die Beweglichkeit kehrt schnell zurück, wenn wir uns aufwärmen und viel bewegen, meist schneller als durch die Selbstmobilisation. Darum sollten Sie Ihr Gelenk vor einer Mobilisation aufwärmen und wieder-

holt bewegen. Gewinnen Sie mit Ihrer Selbstmobilisation in einem Tag mehr als 5° bis 10°, kommt das wahrscheinlich vom Überwinden der Viskosität und nicht von einem Verlängern der Gelenkkapsel [101, 112]. Die Hysterese bringt bei der Dehnung einen schnellen, aber kleinen und wohl rasch wieder verschwindenden Gewinn an Beweglichkeit. Doch dazu wissen wir noch wenig.

Creep und Entspannung wirken langsam
Diese beiden Phänomene erfordern Zeit. Den Creep-Effekt haben Sie sicherlich schon an verbogenen Dachfirsten alter Häuser gesehen. Ihr Holz hat sich im Laufe der Zeit durch das lang drückende Gewicht verformt [234]. Entspannung kennen Sie von den Saiten der Violine, die der Musiker nach einer Weile neu straffen muss, weil sie an Spannung verloren haben. Bei der Selbstmobilisation ziehen Sie mit einer konstanten Kraft und setzen die Gelenkkapsel unter Spannung, um Creep und Entspannung zu erreichen. Allerdings gewinnen Sie dadurch in einem Tag nur wenig Beweglichkeit [52, 143, 144, 145, 146]. Es ist so wenig, dass wir das klinisch kaum messen können, d. h., Sie sehen nach Ihrer Selbstmobilisation heute kaum etwas. Zudem vergeht diese Wirkung schnell wieder. So bildete sich beispielsweise die in 30 Minuten gewonnene Verformung an der Lendenwirbelsäule innerhalb von zwei Minuten zu 50 Prozent wieder zurück [147]. Sie müssen daher lange und wiederholt über Tage und Wochen mobilisieren, damit Creep und Entspannung die Beweglichkeit sichtbar vergrößern können. Und Sie müssen anschließend viel bewegen, um das Ergebnis zu bewahren.

Diese physikalischen Phänomene erfolgen passiv bei Dehnung lebloser Materie wie auch lokal in unserer Gelenkkapsel, wenn wir jenseits des ersten Widerstandes bewegen, wie Sie es während der Selbstmobilisation tun. Das Gewebe wird dadurch etwas geschwächt. Ganz anders wirkt die Lagerung.

Biologische Reaktion bei der Lagerung

Wenn wir leblose Materie am submaximalen Bewegungsausmaß lagern, geschieht kaum etwas. Es fehlt die Dehnung, um die passiven physikalischen Reaktionen auszulösen. Anders schaut dies bei lebendem Gewebe wie unserer Gelenkkapsel aus. Sie reagiert aktiv, wenn wir sie lange in submaximaler Verlängerung lagern.

Langsam, aber bleibend
Wenn wir ein Gelenk lange Zeit am submaximalen Bewegungsende halten, teilen wir sozusagen der Gelenkkapsel mit, dass sie zu kurz ist. Dies löst ein (Längen-)Wachstum aus [115, 116]. Ähnlich wie beim Wachstum einer Pflanze sehen Sie diese biologische Reaktion Ihrer Gelenkkapsel weder heute noch morgen. Doch wenn Sie das heutige Bild mit dem von vor zwei bis drei Monaten oder einem Jahr vergleichen, dann erkennen Sie das Wachstum. Der so angestoßene Gewebeumbau geschieht, ohne das Gewebe unnötig zu verletzen oder zu schwächen [101, 117]. Das Ergebnis dieser biologischen Reaktion ist dann eine bleibende Verlängerung [52].

Zusammenfassung

- Die physikalische Reaktion auf eine kurze, intensive Dehnung spüren wir sofort als angenehmes, größeres Bewegungsgefühl.
- Die biologische Reaktion auf ein langes Halten des Gelenks am Bewegungsende löst ein Längenwachstum aus, das wir erst nach Wochen oder Monaten erkennen.

»Verspannte« Muskeln

Nach intensiven körperlichen Anstrengungen und Trainingsübungen können Muskeln der Verlängerung einen Widerstand entgegensetzen, den wir als unangenehm empfinden. Wenn wir beispielsweise nach einer langen Wanderung in die Hocke gehen, fällt uns die Kniebeugung schwer. Doch diese Muskeln sind müde und nicht verspannt. Sie brauchen etwas Ruhe und ein lockeres Hin- und Herbewegen, aber kein Entspannen. Unser Muskeltonus in Ruhe ist vorwiegend passiv durch die Viskoelastizität bedingt und nicht durch die Aktivierung von Muskeln [63, 163, 164, 165].

Auch bei Schmerz »verspannt« sich der Muskel nicht, es sei denn, er geht aus Angst vor einer Bedrohung in eine aktive und bewusste Abwehrspannung (siehe rechte Spalte). Schmerz hemmt nach heutiger Ansicht die Muskelkontraktion [166, 167, 168, 169, 170]. Die Hypothese einer schmerzbedingten Muskelaktivierung [171] ist umstritten. Und doch fühlen sich viele beispielsweise bei Nackenschmerzen »verspannt«. Objektiv aber ist bei ihnen der Tonus der Nackenmuskeln niedriger im Vergleich zu Personen, die keine Beschwerden haben [172, 173]. Was sie fühlen, ist Druckschmerz, der durch Massieren und Bewegen besser wird. Wenn Sie den Ruhetonus Ihrer Muskeln »normalisieren« wollen, erreichen Sie das wiederum mit viel Bewegen und Training.

Verkürzte Muskeln

Wird ein Muskel einige Wochen nicht verlängert, verkürzt er seine anatomische Struktur sowohl im Tierversuch [173] als auch beim Menschen [175, 176]. Dabei nimmt die Anzahl der hintereinander liegenden Muskelteile ab, die sich kontrahieren können (Sarkomere). Die Behandlung besteht dann aus dem langen Lagern des Muskels in der verlängerten Stellung [101], wie wir es in diesem Buch auch zum Längenwachstum der Gelenkkapsel vorschlagen.

Abwehrspannung

Wenn Sie auf eine heiße Herdplatte fassen, aktiviert Ihr Gehirn sofort die Muskeln, die die Hand zurückziehen. Furcht vor Schmerz, beispielsweise bei Beugung im Knie, spannt den Muskel für die Kniestreckung an, um diese schmerzhafte Beugung zu vermeiden. Diese aktive Abwehrspannung ist natürlich sinnvoll. Wenn Sie gegen diese Behinderung der Bewegung etwas tun wollen, müssen Sie den Grund für diese Abwehrspannung, also die Bedrohung, beseitigen.

Bewegungseinschränkung oft durch die Gelenkkapsel

Im Tierversuch überwog in den ersten zwei Wochen der Ruhigstellung des Kniegelenks die Verkürzung des Muskels gering die der Gelenkkapsel. Dann kehrte sich das Verhältnis um, und die muskuläre Komponente wurde sehr gering und die artikuläre sehr groß [3]. Auch beim Menschen vergrößerte die chirurgische Durchtrennung der Gelenkkapsel die Beweglichkeit, was bei Durchtrennung der Muskeln oft nicht der Fall war [3]. So scheint es, dass häufiger das Gelenk im Vergleich zum Muskel die Bewegung einschränkt.

Muskeldehnung ist umstritten

Muskeldehnung kann die Beweglichkeit verbessern [177, 178]. Zusätzlich nehmen die Leistung und die Prophylaxe von Verletzungen zu [179]. Einige Analysen der Literatur schlussfolgern jedoch, dass Muskeldehnen kaum zu einer Verbesserung der Beweglichkeit führt [104, 105]. Sportwissenschaftler wiederum erachten Muskeldehnungen zum Erhalt und zum Verbessern der Beweglichkeit bei Gesunden für sinnvoll [42]. Da die Muskeldehnung gewöhnlich ein subjektiv rasches und angenehmes Gefühl von mehr Beweglichkeit schenkt, empfehlen wir sie als Ergänzung zur Selbstmobilisation und Lagerung. Jeder sollte seine persönlichen »Schwachpunkte« kennen – beispielsweise die Beine bei einem Läufer – und ein Minimalprogramm mit entsprechenden Übungen haben, um die Beweglichkeit zu erhalten [42].

Verschiedene Techniken

Es gibt verschiedene Arten der Muskeldehnung. Wirksam ist beispielsweise das statische Dehnen, also das Halten des Dehngefühls am Bewegungsende für einige Minuten. Wir können es mit einer vorherigen statischen (isometrischen) Anspannung des zu dehnenden Muskels und einer abschließenden Aktivierung des Gegenspielers ergänzen [178, 180, 181, 182]. Als dynamisches Dehnen kann die Bewegung bis zum Ende auch aktiv durchgeführt werden [183]. Im Vergleich zu diesen Varianten ist das schwungvolle Bewegen in die Dehnung hinein (ballistisches Dehnen) weniger wirksam [180, 183]. Beachten Sie bei allen Techniken das Prinzip, für die Dehnbewegung immer das stabilere bzw. gesündere Gelenk zu benutzen.

Selbstdehnung

Wir können unsere Muskeln selbst dehnen [184]. Dieses Dehnen durch das eigene Körpergewicht ist der indirekten Eigen- bzw. Fremddehnung durch Maschinen oder Partner überlegen, weil das erhöhte sensomotorische Feedback und die damit einhergehende gesteigerte Reflexhemmung signifikant wirksamer sind [42]. Muskeldehnen scheint in jedem Alter zu funktionieren. In einer Studie reagierten 65-Jährige auf Muskeldehnung (3 × 30 Sekunden an 3 Tagen/Woche für 10 Wochen) ähnlich gut wie 24-Jährige [185].

Geduld

Auch die Muskeldehnung verlangt Zeit. Um beispielsweise Sportler nach einer Pause wieder auf eine optimale Beweglichkeit für Ihren Trainingsbereich zu bringen, empfehlen Sportwissenschaftler ein sechs- bis achtwöchiges Dehnprogramm [42]. Wenn Sie folglich nicht nur kurz ein angenehmes Gefühl erreichen wollen, sondern wirklich mehr Beweglichkeit, müssen Sie auch für die Muskeldehnung Zeit investieren.

Technisch perfekt

Machen Sie nicht irgendetwas, sondern lösen Sie Ihr Gesundheitsproblem professionell und umfassend.

Einfach ist nicht immer gut

Wenn beispielsweise Ihre Dorsalflexion im Sprunggelenk eingeschränkt ist, könnten Sie versucht sein, die klassische Wadendehnung auszuprobieren. Dabei stellen Sie einen Fuß zurück, lassen die Ferse auf dem Boden und bewegen das Knie langsam nach vorn, bis es in der Wade »zieht«. Diese Technik ist zur Muskeldehnung gut, solange das Sprunggelenk frei beweglich ist. Bei steifen Gelenken können solche Muskeldehnungen jedoch unter anderem eine Überbeweglichkeit in den Nachbargelenken erzeugen [186]. Das wäre bei der Wadendehnung ein Plattdrücken des Fußgewölbes (Seite 18).

Achten Sie auf den ersten Widerstand!

Wenn Sie diese Wadendehnung mit einem steifen Sprunggelenk über den ersten Bewegungswiderstand des Gelenks hinaus durchführen, leidet nicht nur das Fußgewölbe. Im Sprunggelenk selbst klafft hinten der Gelenkspalt, was zur Überdehnung von Bändern führen kann (Abbildung unten). Vorn im Gelenk kann es zu einem Kanten der Gelenkflächen kommen, die dann Strukturen wie Teile der Gelenkkapsel schmerzhaft einklemmen [43]. Mit der Wiederholung kann dieses Kanten der Gelenkflächen sogar den Knorpel regelrecht abschleifen und schädigen [187]. Da der Gelenkknorpel keine Nerven enthält, spüren Sie seine Zerstörung nicht. Erst wenn sie nach Jahren fortgeschritten ist und den darunterliegenden Knochen in Mitleidenschaft zieht, bemerken wir Schmerz. Dann ist es leider schon recht spät. Vermeiden Sie daher hebelnde Bewegungen über den ersten Widerstand des Gelenks hinaus.

Akuter Schmerz warnt

Schäden wie im Sprunggelenk sind auch für die hebelnde und forcierte Beugung der Hüfte nachgewiesen [188]. Sie kennen vielleicht den Schmerz in der Leiste bei maximaler Hüftbeugung, wenn Sie beispielsweise längere Zeit tief in einem weichen Sofa sitzen. Der Fachbegriff dafür ist auch hier ein Einklemmsyndrom (femoroacetabuläres Impingement, FAI) [189]. Da bei diesem Einklemmen ein Knochen gegen den anderen drückt, ist ein forciertes hebelndes Bewegen in die eingeschränkte Richtung nicht sinnvoll. Vermeiden Sie daher solche Dehnver-

Röntgenbilder des Fußes bei der klassischen Wadendehnung: a) Ausgangsstellung im aufrechten Stand; b) Endstellung der Dehnung. Beachten Sie im Gelenkspalt des Sprunggelenks (oberstes Gelenk auf dem Bild) das Klaffen des Gelenkspaltes hinten und das Kanten der Gelenkflächen vorn im Vergleich zu Abbildung a).
Quelle: J. Schomacher. »Impingement-Syndrom des oberen Sprunggelenks.« Manuelle Therapie 2010; 14: 91–97

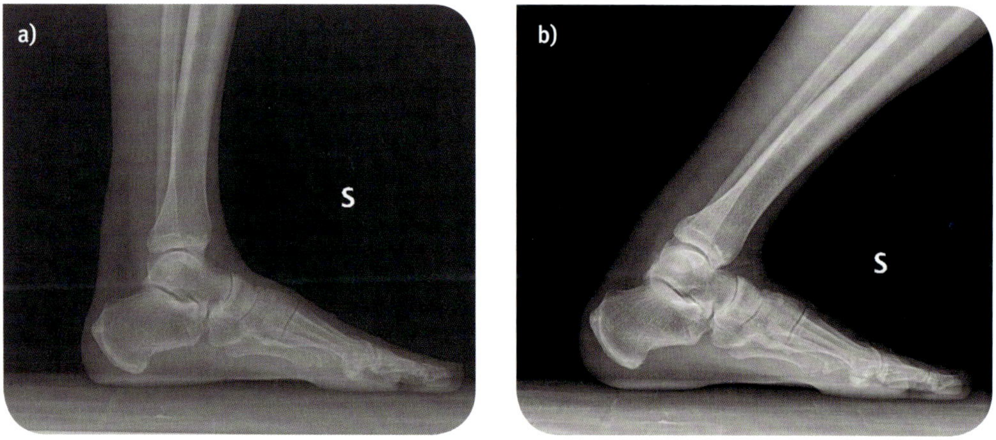

suche, bei denen plötzlich Schmerz auftritt. Sollte dieser Schmerz wiederholt auftreten, lassen Sie sich von einem erfahrenen Physiotherapeuten oder einer Ärztin diesbezüglich untersuchen und beraten.

Möglichst schonend mobilisieren

Bei kontrakten Gelenken gleiten die Gelenkflächen nicht mehr so aufeinander, wie sie das tun sollten, weil die Gelenkkapsel verkürzt ist. Die Behandlung muss folglich die Gelenkkapsel verlängern. Dazu ziehen wir die Gelenkflächen auseinander, was wir Traktion nennen. So vermeiden Sie das nachteilige Kanten und Klaffen der Gelenkflächen [110]. Manchmal ist diese Traktion technisch nicht machbar, und manchmal reicht sie nicht aus. In diesen Fällen versuchen wir, das Gleiten der Gelenkflächen aufeinander direkt zu verbessern, indem wir gelenknah drücken und schieben.

Dieses Gleiten kann in die Richtung geschehen, in die uns die Bewegung schwerfällt. Um beispielsweise die Streckung im Zeigefingergrundgelenk zu verbessern, drücken wir die Gelenkfläche des Fingers nach oben in Richtung Handrücken. Wenn wir jedoch den Arm im Schultergelenk nicht genügend hochheben können, müssen wir die Gelenkfläche des Oberarmkopfes nach unten in Richtung Hüfte drücken (Abbildung unten). Das entspricht der Mechanik des Gelenks.

Wie die Fachleute

Diese Prinzipien der Mobilisationstechnik stammen aus der Manuellen Therapie [110, 190] und werden weltweit von Physiotherapeuten und Physiotherapeutinnen seit Jahrzehnten erfolgreich angewandt. An der Wirbelsäule können wir aus anatomischen Gründen ein Hebeln nicht immer vollständig vermeiden. Auch ist es kaum möglich, die Verbindungen in der Wirbelsäule (Segmente) einzeln zu bewegen [191]. Hier gestalten wir die Selbstmobilisation und Lagerung so risikoarm und wirksam wie möglich.

a) Schematische Darstellung des Zeigefingergrundgelenks: Wenn der Finger sich nach oben bewegt, gleitet seine Gelenkfläche auch nach oben. b) Schematische Darstellung des Schultergelenks: Wenn der Arm sich nach oben bewegt, gleitet die Gelenkfläche nach unten.

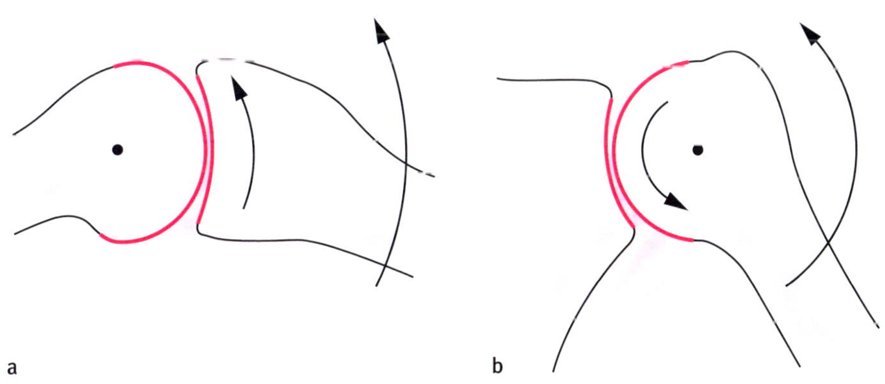

Quelle: Schomacher J. Manuelle Therapie – Bewegen und Spüren lernen. 6. aktualisierte Auflage. Stuttgart: Thieme; 2017

Finden Sie die für Sie geeignete Behandlung

Um Ihr steifes Gelenk beweglicher zu machen, müssen Sie die Technik wählen, die die Ursache Ihrer Steifigkeit behebt.

Muskel oder Gelenk?

Manchmal ist es schwierig zu erkennen, ob mehr ein Muskel oder mehr die Gelenkkapsel die Bewegung einschränkt. Ein Beispiel dafür ist die Hüftstreckung. Sie kann durch die Hüftbeugemuskeln begrenzt sein, von denen häufig der Iliopsoas genannt wird. Oft jedoch ist die Hüftgelenkskapsel verkürzt, besonders bei (beginnender) Hüftarthrose.

Eine Möglichkeit, zwischen Muskel und Kapsel zu unterscheiden, bietet das sogenannte Endgefühl [192]. Es bezeichnet die Bewegungsqualität nach dem ersten spürbaren Bewegungsstopp. Fühlen Sie ein eher weich-elastisches Bewegungsende, deutet das auf einen bremsenden Muskel hin. Spüren Sie hingegen einen fest-elastischen Stopp, spricht dies eher für die Gelenkkapsel und -bänder. Ist das Endgefühl weniger elastisch und fester sowie von kürzerem Ausmaß als »normal« (physiologisch), deutet es auf eine verkürzte Gelenkkapsel hin [101, 110, 193]. Wenn Knochen gegen Knochen stößt, merken Sie ein hartes Endgefühl.

Dieses Endgefühl müssen Sie beim passiven Bewegen bewerten. Das klappt bei kleinen Gelenken wie den Fingern gut. Große Gelenke wie die Hüfte aber können Sie an sich selbst nicht passiv bewegen. Leider ist das Bewerten des Endgefühls auch subjektiv und nicht sehr zuverlässig [98].

Probieren geht über Studieren

Würden Sie Ihr »steifes« Gelenk mit der klassischen Muskeldehnung behandeln, könnte dies zu den bereits beschriebenen Nachteilen führen (Seite 43). Daher sollten Sie entscheiden, ob ein kontraktes Gelenk oder ein bremsender Muskel Ihre Bewegung einschränkt, was oft schwierig ist.

Letztlich jedoch haben Sie es einfach. Führen Sie als Erstes die Selbstmobilisation des Gelenks für etwa zwei bis vier Minuten einmal durch und bewerten Sie das Ergebnis im Vergleich zu vorher: Fühlt sich die Bewegung besser, leichter, angenehmer an, dann können Sie diese Technik wiederholen, die den Muskel nicht wesentlich verlängert. Ansonsten ist sie wahrscheinlich nicht notwendig oder Sie haben sie nicht optimal gemacht. Die Fachwelt nennt dieses Vorgehen Probebehandlung: Sie probieren eine Behandlung und bewerten das Ergebnis. Gewinnen Sie damit, bleiben Sie bei der Selbstmobilisation. Andernfalls probieren Sie als zweites die Muskeldehnung.

Für die Lagerung ist die Frage nach Muskel oder Gelenkkapsel weniger relevant, denn mit der Lagerung stimulieren Sie beide Gewebe zum Längenwachstum.

Indikation zur Selbstmobilisation

Die (Selbst-)Mobilisation wirkt primär auf funktionelle Einschränkungen (Seite 17). Sie verleiht rasch ein Gefühl größerer Beweglichkeit. Die Erklärungen dafür reichen vom Fördern der Bewegungswahrnehmung und des Bewegungslernens bis zu den bereits genannten physikalischen Phänomenen (Seite 40). Auch andere Techniken wie das wiederholte Bewegen stoßen diese Wirkmechanismen an.

Bei funktionellen Einschränkungen sollten Sie daher vor allem viel bewegen, gern auf unterschiedlichste Art und Weise. Die Selbstmobilisation ist eine bewährte Möglichkeit, die in einigen Gelenken wie dem Knie oft rasch und viel hilft. Beginnen Sie mit wiederholtem Bewegen und der Selbstmobilisation, wenn Sie sich in einem Gelenk steif fühlen. Gewinnen Sie damit rasch und deutlich an Beweglichkeit, war die Einschränkung wahrscheinlich funktionell bedingt. Wenn nicht, haben Sie vermutlich eine Indikation zur Lagerung.

Indikation zur Lagerung

Die Lagerungstherapie ist vor allem bei strukturellen Einschränkungen (Seite 17) indiziert, also bei der Verkürzung der Gelenkkapsel, die dann länger wachsen soll [102]. Eine solche Kapselverkürzung ist möglich, wenn Sie eine der drei genannten Ursachen (Seite 20) einer Gelenkkontraktur haben:

- eine Ruhigstellung des Gelenks länger als etwa vier Wochen
- einen Nichtgebrauch des vollen Bewegungsausmaßes über längere Zeit (oft unbemerkt) und/oder
- eine Erkrankung, die zu einer Verkürzung der Gelenkkapsel führt

Fragen Sie sich, ob davon etwas auf Sie zutreffen könnte. Im Falle einer solchen strukturellen Verkürzung der Gelenkkapsel erreicht die Forschung einen Gewinn an Beweglichkeit mit orthopädischen Schienen (Seite 35). Sie können diese daheim mit der Lagerung nachahmen. So stimulieren Sie die bereits erklärte biologische Reaktion, die zum Längenwachstum der Gelenkkapsel führt (Seite 41).

Wichtig für Selbstmobilisation und Lagerung

Nun können Sie entscheiden, wie Sie Ihre Selbstbehandlung gestalten sollten. Beachten Sie dabei die hier noch einmal zusammengefassten Prinzipien.

Immer ohne (akuten) Schmerz

Die Dehnung bei der Selbstmobilisation bringt die Gelenkkapsel unter Spannung. Bei der Lagerung befindet sich das Kapselgewebe kurz vor dem Spannungsbeginn. Wenn Sie entzündetes, verletztes oder sonstwie gereiztes und schmerzhaftes Gewebe haben, löst eine Erhöhung der mechanischen Spannung im Gewebe gewöhnlich den Schmerz aus oder verschlimmert ihn [192]. Der Schmerz aber würde dem Gehirn signalisieren, die Bewegung zu vermeiden, die wir vergrößern wollen. Das wäre nicht sinnvoll.

Mobilisation und Lagerung dürfen daher nicht schmerzhaft sein. Dies gilt vor allem für akute Schmerzen. Bei chronischen Schmerzen kann es sein, dass die Verletzung völlig ausgeheilt und das Nervensystem derart sensibilisiert ist, dass es die Schmerzempfindung ohne erkennbaren Grund aufrecht hält. Sie hat dann keine Warn- und Schutzfunktion mehr. In diesem Fall wäre etwas Schmerz bei der Selbstmobilisation theoretisch akzeptabel. Ihr Gehirn jedoch wird wahrscheinlich weiterhin die schmerzhafte Bewegung meiden wollen.

Vermeiden Sie daher jeglichen Schmerz! Sollten Sie chronische Schmerzen haben und glauben, dass Sie auch mit Schmerz mobilisieren dürften, lassen Sie sich von einer erfahrenen Physiotherapeutin oder einem Physiotherapeuten untersuchen und beraten.

Zusammenfassung

Hier finden Sie in Kürze das Wichtigste zu Selbstmobilisation und Lagerung:

- Selbstmobilisation und Lagerung sind zwei Techniken einer komplexen Behandlungsstrategie.
- Mobilisieren und lagern Sie Ihr steifes Gelenk möglichst täglich.
- Lagern Sie Ihr steifes Gelenk am submaximalen Bewegungsende – je länger desto besser.
- Bewegen Sie nach der Selbstmobilisation und Lagerung aktiv, als gezielte Übung und im Alltag. Nur so lernt Ihr Nervensystem, die gewonnene Beweglichkeit sinnvoll zu nutzen.
- Kontrollieren Sie ab und zu das Bewegungsausmaß in Ihren Schwachpunkten, um einen beginnenden Verlust so rasch wie möglich zu erkennen.

Lassen Sie sich von einem Physiotherapeuten oder einer Physiotherapeutin beraten, wenn Fortschritte ausbleiben und wenn auch Muskeln und andere Organsysteme durch den Bewegungsmangel geschwächt sind.

ausmaß in Alltag und Beruf nutzen. Die Tabelle (Seite 51) zeigt Ihnen eine Übersicht des gesamten Behandlungsablaufs.

Wenn Sie in einem größeren Gelenk wie der Schulter oder einem tragenden wie in den Beinen eingeschränkt waren bzw. noch sind, bewegen Sie sich wahrscheinlich allgemein weniger. Das hat negative Folgen auch auf die Muskeln und andere Organsysteme. Vergessen Sie daher nicht, dass Sie auch für sie etwas tun müssen. Da Bewegungsmangel wahrscheinlich die Hauptursache war, müssen Sie sich vor allem viel bewegen. Entscheidend ist die Dosierung der Bewegung. Lassen Sie sich daher in der physiotherapeutischen Praxis Ihres Vertrauens beraten, wenn Sie den Eindruck haben, eine allgemeine Schwäche in den Muskeln und anderen Organsystemen durch den Bewegungsmangel erfahren zu haben. Tun Sie das auch, wenn Sie sich bei der Selbstmobilisation und Lagerung unsicher fühlen oder den Eindruck haben, »das bringe nichts«. Denn richtig indiziert, dosiert und ausgeführt sind die Techniken wirksam.

Übersicht zur Behandlung von Bewegungseinschränkungen, die vom Gelenk verursacht sind

Technik	Vorteil
Vorbereiten des Gelenks: Schmerzfreiheit und Aufwärmen	Sie sind Voraussetzungen für die (Selbst-)Mobilisation und Lagerung, um die optimale Wirkung zu erreichen.
Mobilisation durch den Physiotherapeuten oder die Physiotherapeutin	Fachleute können Ihnen die Lokalisation und Intensität des Spannungsempfindens vermitteln, das Sie während der Selbstmobilisation spüren sollten.
Selbstmobilisation	Sie können die »Dehnung« häufiger und länger ausführen als der Therapeut oder die Therapeutin. Sie ist täglich notwendig!
Lagerung und Schienen	Sie halten das Gelenk für eine lange Zeit am Bewegungsende, um das Längenwachstum der Gelenkkapsel zu stimulieren.
Wiederholtes Bewegen	Das Gehirn lernt, das gewonnene Bewegungsausmaß zu nutzen und es im motorischen Schema zu festigen. Zahlreich sind die positiven Wirkungen auf alle Organsysteme des ganzen Menschen.
Integration in Alltagsaktivitäten	Sie müssen das gewonnene Bewegungsausmaß in sinnvollen und zielgerichteten Tätigkeiten im Alltag anwenden. Machen Sie das anfangs bewusst mit Konzentration auf die Aufgabe. Mit viele Wiederholungen kann Ihr Nervensystem die neue Bewegung dann als neues »Programm« automatisieren.
Beachtung eventueller zusätzlicher beeinflussender Faktoren	Die Gelenkkontraktur kann begleitet sein von abgeschwächten und/oder verkürzten Muskeln, von einer reduzierten Herz-Kreislauf- und Atmungsfunktion, von veränderten Lebensgewohnheiten (mehr sitzende Tätigkeiten) und vielem anderem. All das ist nicht förderlich für Ihre Gesundheit und die Wiederherstellung der Bewegung im kontrakten Gelenk. Diese Faktoren sollten Sie aktiv angehen. Und natürlich müssen Sie die Faktoren ändern, die zum Verlust der Beweglichkeit geführt haben wie eine Ruhigstellung, den Bewegungsmangel und gegebenenfalls eine verursachende Erkrankung.
Kontrolltests	Messen Sie das maximale Bewegungsausmaß Ihrer persönlichen »Schwachpunkte« und testen Sie ab und zu, ob Sie es immer noch erreichen. So bemerken Sie früh einen eventuell beginnenden Bewegungsverlust und können rasch und erfolgreich etwas dagegen tun.

Selbstmobilisation oder Lagerung – was ist besser?

Jede strukturelle Bewegungseinschränkung hat auch funktionelle Anteile. Daher ist es immer sinnvoll, die Lagerungstherapie mit der Selbstmobilisation und dem wiederholten Bewegen zu kombinieren.

Ob Sie eher die Lagerung brauchen oder mit Übungen und Selbstmobilisation genug gewinnen werden, können Sie auch mit dem folgenden Selbsttest herausfinden.

Kalte Messung

Messen Sie die Beweglichkeit Ihres Gelenkes ohne jegliche Vorbehandlung. Das funktioniert präzise mit einem Winkelmesser oder mit einem Zentimetermaß. Für die Kniebeuge können Sie beispielsweise auf dem Rücken liegend den Abstand zwischen Ferse und Gesäß in Zentimetern messen. Für die Dorsalflexion im oberen Sprunggelenk (allerdings inklusive des Abflachens des Fußgewölbes) können Sie den Fuß auf ein großes Blatt Papier auf den Boden stellen und darauf markieren, wie weit Sie das Knie nach vorn über die Zehen schieben können, bis die Ferse abhebt. Das können Sie mit einem Lot, das Sie ab dem Knie fällen, genau durchführen oder von oben schauend abschätzen. Für die maximale Fingerbeugung können Sie mit einem Kugelschreiber auf der Handinnenfläche markieren, wie weit Sie mit den Fingern kommen.

Sie sehen, es gibt viele Möglichkeiten. Wichtig ist, dass Sie die zweite Messung exakt wie die erste machen. Diese erste Messung ohne Vorbehandlung stellt die sogenannte »kalte« Messung dar [98].

Vorbehandelte Messung

Wärmen Sie anschließend Ihr Gelenk auf. Setzen Sie sich beispielsweise auf den Rand der Badewanne und lassen Sie stets wärmer werdendes Wasser über Ihr steifes Knie oder Sprunggelenk laufen, bis die Haut angenehm rot ist. Oder halten Sie die Fingergelenke unter warmes Wasser. Bewegen Sie dabei möglichst das Gelenk und halten Sie es ab und zu mit leichtem Überdruck am Bewegungsende. Das darf nicht wehtun, doch Sie dürfen Spannung und Dehnung spüren. Dabei hebeln Sie zwar, wovon wir zuvor abgeraten haben, aber von einem Mal geht nicht gleich etwas kaputt. Nach 10 Minuten messen Sie wie vorher das jetzt vorbehandelte Bewegungsausmaß.

Vorbehandelt bedeutet, dass die oben beschriebene physikalische Reaktion auf Dehnung weitgehend geschehen ist. Eine weitere

Kraftanwendung würde nur zu Schäden wie Mikrotraumata führen.

Differenz zwischen beiden Messungen

Der Unterschied zwischen der kalten und der vorbehandelten Messung zeigt Ihnen, welche Behandlung für Sie heute optimal ist:

- Haben Sie ungefähr 20° oder mehr an Beweglichkeit gewonnen, sind aktive Übungen und die Selbstmobilisation wahrscheinlich ausreichend. Sie haben das, was wir »funktionelle« Einschränkung (Seite 17) genannt haben.
- Beträgt der Gewinn an Beweglichkeit zwischen 10° und 15°, ist Ihr Gelenk leicht steif und ein längeres Halten am submaximalen Bewegungsende wäre sinnvoll.
- Haben Sie nur 5° oder weniger gewonnen, ist Ihr Gelenk sehr steif und braucht ein sehr langes Halten am submaximalen Bewegungsende, das Sie am besten mit Schienen erreichen [98]. Versuchen Sie, diese Schienenbehandlung mit der Lagerung nachzuahmen. Sollten Sie nach einer Weile keinen Erfolg sehen, fragen Sie einen erfahrenen Physiotherapeuten oder eine Physiotherapeutin.

Die Tabelle zeigt Ihnen, wann laut diesem Selbsttest das lange Halten am Bewegungsende, also die Lagerung, indiziert ist. Wenn Sie Ihre Messung nicht in Winkelgraden erhoben haben, müsse Sie Ihr Messergebnis in Gradzahlen schätzen bzw. »übersetzen«. Zusätzlich zur Lagerung sollten Sie das Gelenk immer wiederholt bewegen, sowohl vor der Lagerung als auch besonders danach. Auch die Selbstmobilisation ist eine sinnvolle Ergänzung zur Lagerung.

Entscheidungshilfe für die Wahl der Lagerung (basierend auf Flowers, 2002 [98])

Differenz zwischen kalter und vorbehandelter Messung	Behandlung
≥ ca. 20°	Viele aktive Übungen und die Selbstmobilisation sollten das Bewegungsausmaß erweitern können.
ca. 15° bis 10°	Ein längeres Halten am submaximalen Bewegungsende ist sinnvoll.
ca. 5° und weniger	Ein sehr langes Halten am submaximalen Bewegungsende ist nötig, gegebenenfalls mithilfe von Schienen.

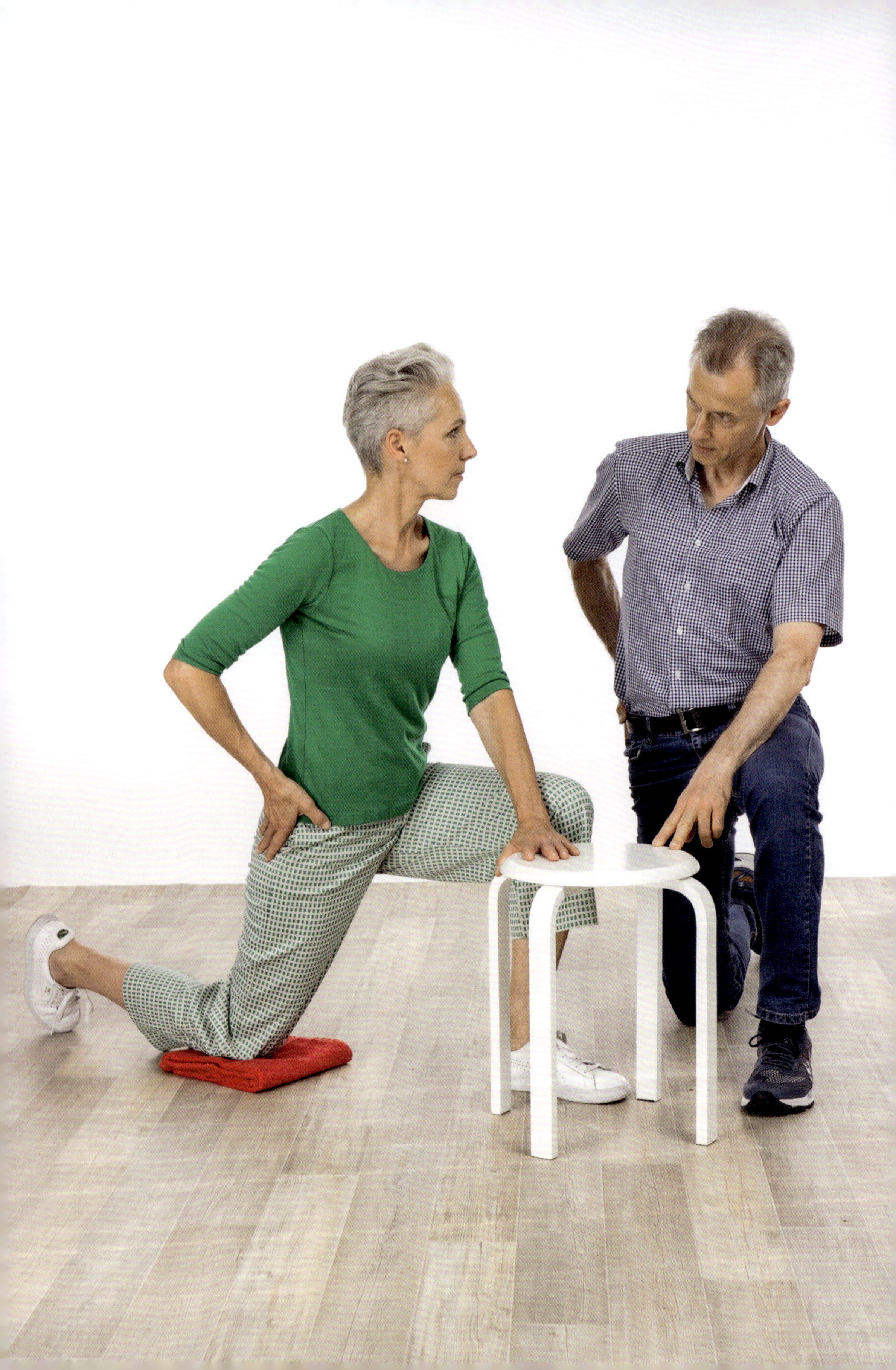

Gelenke wieder schmerzfrei bewegen

Nun können Sie Ihr Wissen anwenden. Suchen Sie auf den folgenden Seiten das Gelenk, das Sie beweglicher machen möchten, und legen Sie los!

Untere Extremität – die Beine

Auf unseren Beinen stehen wir im Leben. Sie müssen daher vor allem stabil sein. Doch wir brauchen auch Beweglichkeit zum Gehen, Laufen, Springen und Hocken.

Unsere Beine sind für Beugung und Streckung primär mobil und in die seitlichen Richtungen stabil.

Häufige Bewegungseinschränkungen sind:

- am Fuß die Streckung der Zehen, das Abspreizen der Großzehe und im Sprunggelenk das Hochheben der Fußspitze (Dorsalflexion)
- im Knie die Beugung, während die Kniestreckung gewöhnlich nur nach Operationen oder Immobilisation eingeschränkt ist
- in der Hüfte die Streckung und die Drehung nach innen

Lesen Sie im Folgenden die Erklärungen zu dem Gelenk, das Sie interessiert. Dort finden Sie den Seitenhinweis auf die Techniken, die dafür geeignet sind.

Fuß

Unser Fuß muss primär stabil sein, besonders im Fußgewölbe. Beweglichkeit benötigen wir vor allem in den Zehen und im oberen Sprunggelenk.

Zehen

Beim Gehen strecken wir die Zehen bei jedem Schritt. Bewegen wir weniger, kann beispielsweise eine steife Großzehe entstehen (Hallux rigidus). Die Ursachen für eine Schiefstellung der Zehe zur Fußmitte hin (Hallux valgus) sind vielfältig. Zur vererbten Veranlagung kommen Faktoren hinzu wie ein abgeflachtes Längs- und Quergewölbe im Fuß, ein schwacher Abspreizmuskel (M. abductor hallucis) und ungünstige Schuhe. Verliert die Großzehe mit den Jahren ihre Beweglichkeit in Abspreizung, helfen Selbstmobilisation und Lagerung.

Ein Hallux rigidus und ein Hallux valgus werden gewöhnlich erst im fortgeschrittenen Alter schmerzhaft, wenn arthrotische Veränderungen Entzündungen auslösen, weshalb Sie möglichst früh mit der (Selbst-) Behandlung beginnen sollten.

In den Zwischengelenken der Zehen zwei bis fünf kann die Streckung weniger werden (Hammerzehen). Oft kommt ein Beugedefizit im Grundgelenk hinzu, das überstreckt wird (Krallenzehen). Mit beiden ist häufig ein abgeflachtes Fußgewölbe verbunden, das eine Aufrichtung verlangt [35, 194]. Fragen Sie in diesem Fall eine erfahrene Fachkraft. Die Selbstmobilisation und die Lagerung für die Zehen zwei bis fünf geschehen analog zu den Techniken der Großzehe.

Techniken für die Selbstbehandlung der Zehen:

- Traktion bei Schmerz und Bewegungseinschränkung (Seite 61)
- Selbstmobilisation und Lagerung für eine Einschränkung in Streckung (Hallux rigidus, Seite 62)
- Selbstmobilisation und Lagerung für eine Einschränkung in Abspreizung (Hallux valgus, Seite 64)

Fußgewölbe

Im Einbeinstand stehen wir auf der Ferse und den beiden Köpfchen des ersten und fünften Mittelfußknochens. Hier sehen Sie normalerweise auf Ihrer Fußsohle die dickste Hornhaut. Auf diesen Punkten ruhen der stabile innere und der beweglichere äußere Längsbogen sowie der vordere Querbogen. Sie bilden mit allen dazwischen liegenden Knochen das Fußgewölbe. Die drei Bögen, besonders der innere, müssen primär stabil sein. Nur so können Sie die Körperlast stützen [195, 196] und die Kraft der Wadenmuskeln beim Gehen auf den Vorfuß übertragen [33, 197, 198, 199, 200].

Die Bögen des Fußgewölbes sind auch elastisch, um den Aufprall des Fußes auf dem Boden beim Gehen abzufedern. Die dafür nötige Elastizität erhalten sie durch die Materialeigenschaften der Knochen, der Gelenkbänder und -kapseln [199, 201]. Sie kennen das aus der Architektur, wo die Bögen großer Brücken ihre Elastizität den Stahlträgern und Stahlseilen verdanken, die in ihnen verbaut sind. Die Ingenieure kontrollieren diese Brücken auf ihre Stabilität und fördern nicht die Mobilität zwischen den einzelnen Bauteilen. Analog sollten Sie auch die Beweglichkeit der Gelenke Ihres Fußgewölbes nicht vergrößern [194].

Sollten Sie Beschwerden im Fußgewölbe haben, benötigen Sie dort wahrscheinlich mehr Stabilität durch stabile Schuhe (beispielsweise so genannte Antipronations-Laufschuhe), stützende Einlagen und aktive Übungen [35, 36, 202]. Letztere sollten vor allem auf den M. tibialis posterior zielen [203, 204].

Oberes Sprunggelenk

Im entspannten Sitzen und Liegen fällt die Fußspitze automatisch nach unten. Diese Bewegung im oberen Sprunggelenk (Plantarflexion) ist daher fast nie eingeschränkt. Anders die Dorsalflexion. Wenn Sie im Sitzen mit senkrecht stehendem Unterschenkel und flach aufliegendem Fuß dessen Spitze abheben, merken Sie wahrscheinlich, dass diese Bewegung nicht groß ist und besonders am Ende schwerfällt. Wir benutzen diese Dorsalflexion immer weniger, weil wir seltener bergauf und kaum noch in die Hocke gehen, kleinere Schritte machen usw.

Diesen Verlust kompensieren wir mit kleineren Schritten, dem Abflachen des Fußgewölbes, höheren Schuhabsätzen und anderem, sodass wir ihn kaum bemerken.

Benötigen wir irgendwann doch einmal viel Dorsalflexion, entsteht oft Schmerz vorn im Bereich des Sprunggelenks. Bei älteren Menschen trägt eine Einschränkung in der Dorsalflexion zur Schwierigkeit beim Gehen bei. Ihr Wiederherstellen ist daher wichtig. In seitliche Richtung sollte das obere Sprunggelenk stabil sein.

Passende Techniken finden Sie ab »Selbstmobilisation zur besseren Dorsalflexion« (Seite 66).

Unterschenkelgelenke

Die beiden Unterschenkelknochen Schien- und Wadenbein (Tibia und Fibula) sind in der Nähe des Sprung- und Kniegelenks gelenkig miteinander verbunden. Bei Bewegungen im oberen Sprunggelenk bewegt sich das Wadenbein gering gegenüber dem Schienbein [205]. Diese passiven Mitbewegungen können wir willkürlich nicht steuern und auch kaum spüren. Bewegungen im Knie beeinflussen die Unterschenkelgelenke nicht. Sie müssen primär stabil sein. Selbstmobilisation und Lagerung sind daher nicht indiziert.

Kniegelenk

Die Streckung verlieren wir gewöhnlich nur durch längere Ruhigstellung nach Verletzungen oder Operationen. Eine Überstreckung (Genus recurvatum) macht das Knie weniger stabil und folglich verletzungsanfälliger. Oft wird die Beugung weniger, wenn wir beispielsweise nicht mehr täglich in die tiefe Hocke gehen. Die bei gebeugtem Knie mögliche Drehung (Rotation) setzt sich im Gelenk aus kleinen Anteilen der Beuge- und Streckbewegung zusammen. Deren Wiederherstellung verbessert daher auch die Drehung. In seitlicher Richtung (valgus und varus) muss das Knie stabil sein.

Das Knie besteht aus zwei Teilen: dem Gelenk zwischen Oberschenkelknochen und Kniescheibe (femoropatellares Gelenk) und dem Gelenk zwischen Oberschenkel- und Unterschenkelknochen (femorotibiales Gelenk). Bei der Selbstmobilisation müssen wir beide Gelenke besonders für die Beugung getrennt betrachten.

Passende Techniken finden Sie ab »Selbstmobilisation der Kniescheibe für bessere Beugung« (Seite 68).

Hüftgelenk

Veränderungen in Richtung Arthrose beginnen oft mit einer Einschränkung der Einwärtsdrehung (Innenrotation), der Streckung (Extension) und des Abspreizens (Abduktion) [110, 206]. Hier hilft erfahrungsgemäß die Selbstbehandlung, besonders wenn Sie früh damit beginnen.

Die Beugung hingegen ist häufig durch den Kontakt des Oberschenkelknochens (Femur) mit der Gelenkpfanne (Acetabulum) begrenzt. Forcieren Sie dies, kann der Schmerz des »femoroacetabulären Impingements« (Seite 44) entstehen. Vermeiden sie diesen knöchernen Anschlag und behandeln Sie den Schmerz.

Passende Techniken finden Sie ab »Traktion bei Schmerz und Beweglichkeitseinschränkung« (Seite 76).

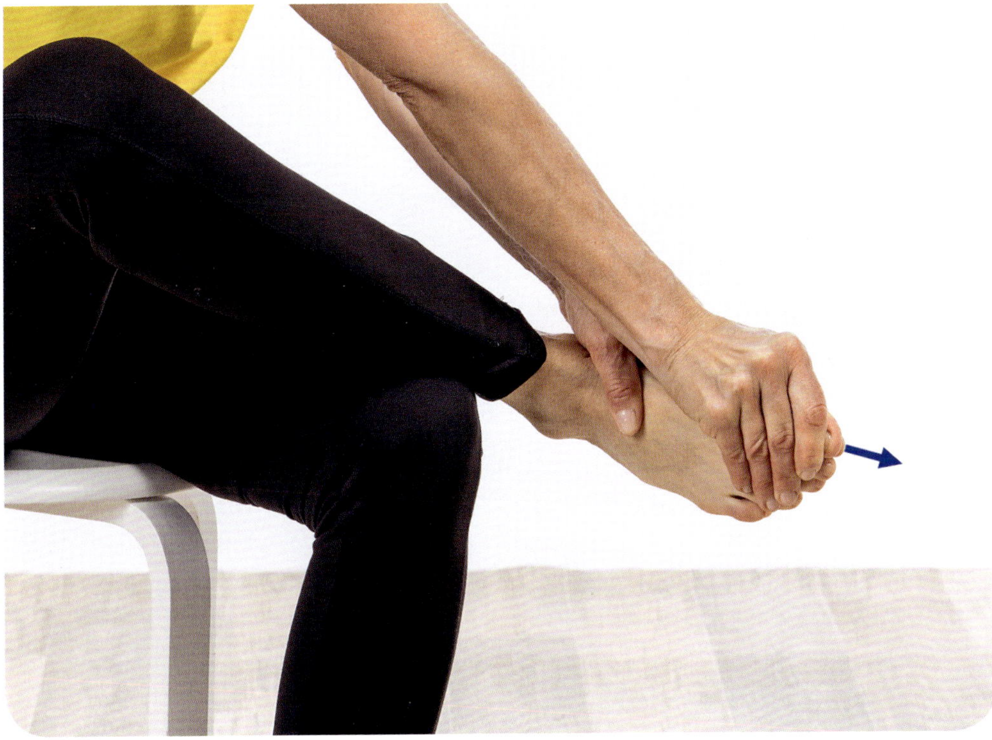

Traktion bei Schmerz und Bewegungseinschränkung

Ausgangsstellung: Setzen Sie sich auf einen Stuhl und legen Sie Ihren Fuß auf das andere Knie oder ein Kissen. Halten Sie den Mittelfuß mit einer Hand fest. Umfassen Sie die Großzehe mit der anderen Hand.

Durchführung: Ziehen Sie die Großzehe vom Fuß weg.

Dosierung: Zur Schmerzlinderung ziehen Sie die Zehe bis kurz vor den ersten Bewegungsstopp und lassen dann wieder locker. Wiederholen Sie diesen hin- und hergehenden Zug viele Male.

Zur »Dehnung« ziehen Sie bis kurz nach dem ersten Bewegungsstopp und halten den Zug für 1–2 Minuten. Wiederholen Sie das nach einer kurzen Pause einige Male.

Variante: Sie können sich auch auf einen Tisch oder das Sofa setzen und den Fuß vor sich auf der Tisch- bzw. Sofasitzfläche ablegen.

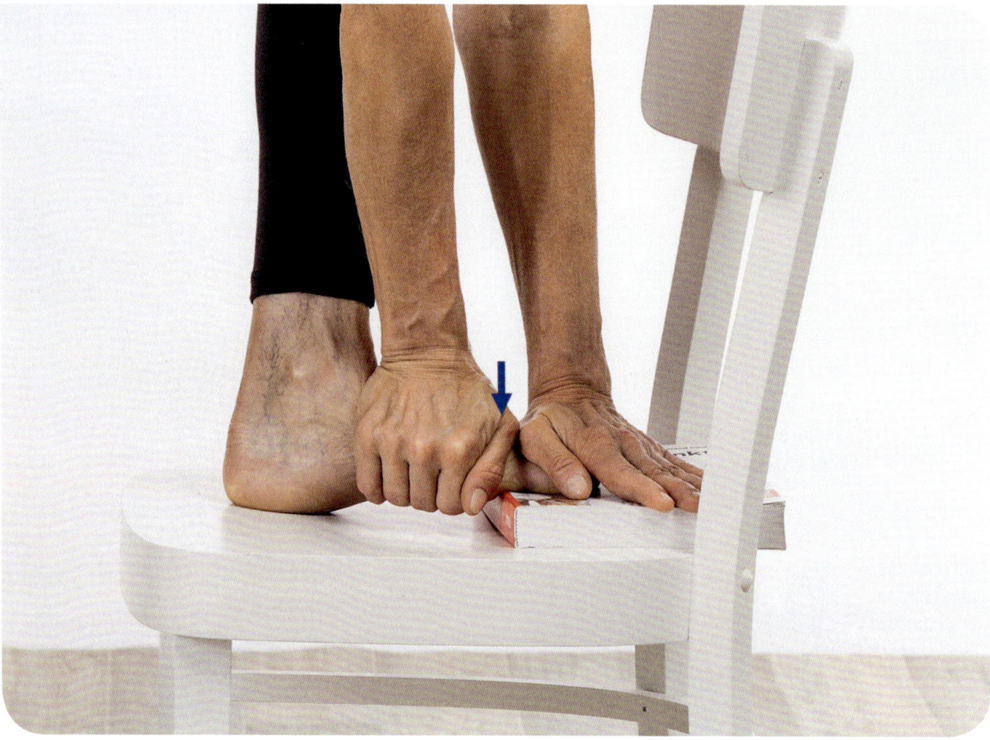

Gleiten zur besseren Streckung

Ausgangsstellung: Legen Sie ein dickes Buch auf einen Stuhl. Stellen Sie Ihre Zehe darauf und die Ferse auf die Sitzfläche. Fixieren Sie mit dem Daumenballen der gleichseitigen Hand die Zehe auf dem Buch, sodass sie stabil ist.

Durchführung: Drücken Sie mit dem Daumenballen der anderen Hand den ersten Mittelfußknochen nach unten in Richtung Fußboden. Der Schub des Daumenballens muss so nah wie möglich an der Großzehe sein. Relativ betrachtet bewegt so das erste Glied der Großzehe im Verhältnis zum Mittelfußknochen nach oben, was die Streckung der Großzehe verbessert.

Dosierung: Halten Sie diese Position jenseits des ersten fühlbaren Bewegungsstopps für 1–2 Minuten. Wiederholen Sie das nach einer kurzen Pause einige Male.

Hinweis: Diese Technik ist beim Hallux rigidus nach der Traktion (Seite 61) sinnvoll.

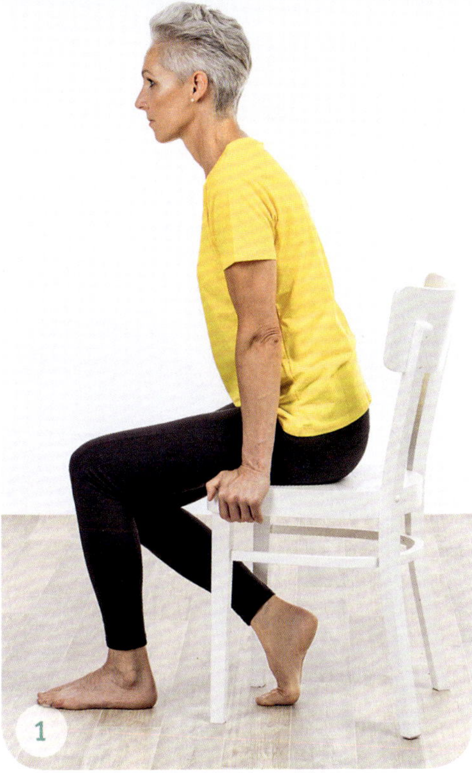

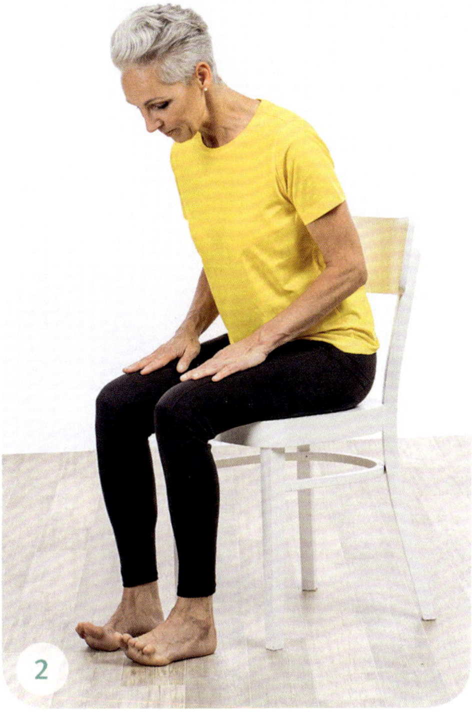

Ergänzende Übungen zur besseren Streckung

Lagerung: Stellen Sie den Fuß unter die Sitzfläche. Lagern Sie so die Großzehe in submaximaler Streckung. ❶

Wiederholtes Bewegen: Stellen Sie den Fuß flach auf den Boden und heben Sie die Zehen durch Streckung vom Boden ab. ❷ Sie können den Fuß auch auf ein dickes Buch stellen und die Zehen über den Rand des Buches hinausragen lassen. So können Sie aus der maximalen Beugung in die maximale Streckung bewegen. Im Schuh können Sie die Zehen gegen die Innenseite des Schuhs nach oben drücken. Jetzt arbeiten Sie gegen Widerstand und kräftigen die Streckmuskeln.

Integration in Alltagsaktivitäten: Rollen Sie den Fuß beim Gehen bewusst mit einer Streckung der Zehen ab.

Hinweis zum Hallux rigidus: Schmerzt die Streckung der Großzehe beim Gehen, können Sie diese durch das Tragen von Schuhen mit einer steif(er)en Sohle reduzieren. Bitten Sie gegebenenfalls einen Schuhmacher, den vorderen Teil der Sohle eines alten Schuhs steifer zu machen.

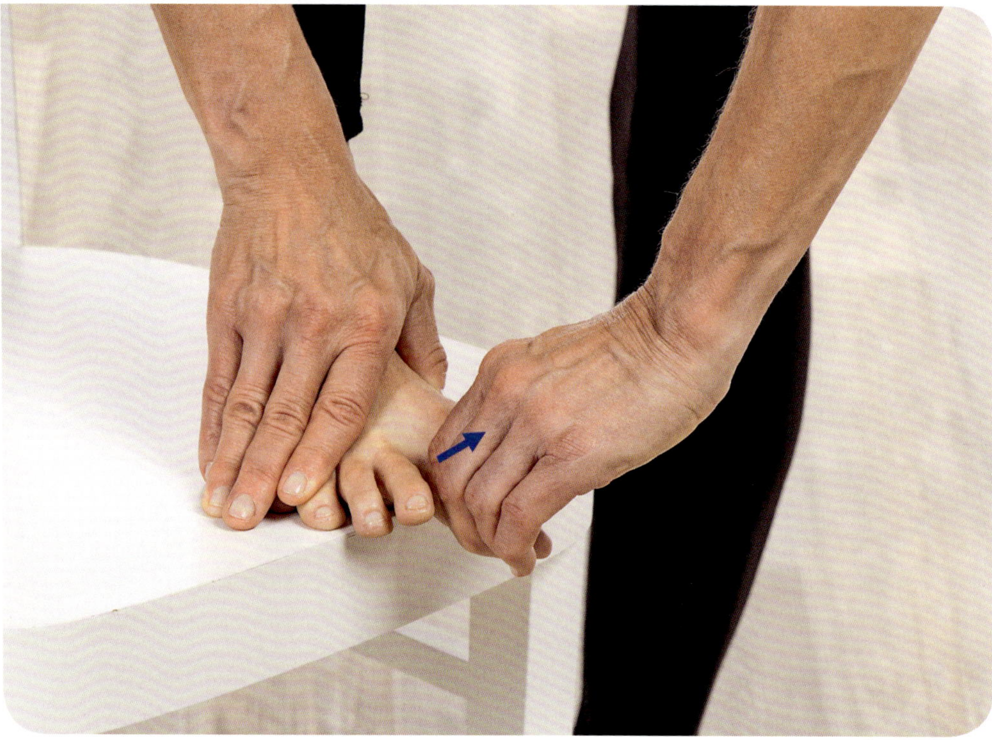

Gleiten zum besseren Abspreizen der Großzehe

Ausgangsstellung: Stellen Sie den Fuß auf einen Hocker oder Tisch und fixieren Sie den Mittelfuß mit der gleichseitigen Hand. Lassen Sie die Großzehe über die Kante hinausragen.

Durchführung: Umfassen Sie mit der anderen Hand die Großzehe möglichst nahe am Gelenk und ziehen Sie sie in Richtung Körpermitte (medial). Achtung: Ziehen Sie mit dem gelenknahen Finger – auf der Abbildung mit dem Zeigefinger. Vermeiden Sie das Hebeln, das entstünde, wenn Sie an der Zehenspitze drücken würden.

Dosierung: Halten Sie diese Position jenseits des ersten fühlbaren Bewegungsstopps für ein bis zwei Minuten. Wiederholen Sie dies nach einer kurzen Pause mehrmals.

Hinweis: Diese Selbstmobilisation ist indiziert, wenn Ihr Hallux valgus in Richtung Abspreizen eingeschränkt ist und die Traktion (Seite 61) nicht mehr genug hilft. Wenn Sie hingegen die Großzehe ohne größeren Widerstand mit der Hand passiv in Richtung Abspreizen bewegen können, benötigen Sie diese Technik nicht. Fragen Sie einen Physiotherapeuten bzw. eine Ärztin, was Sie dann tun können.

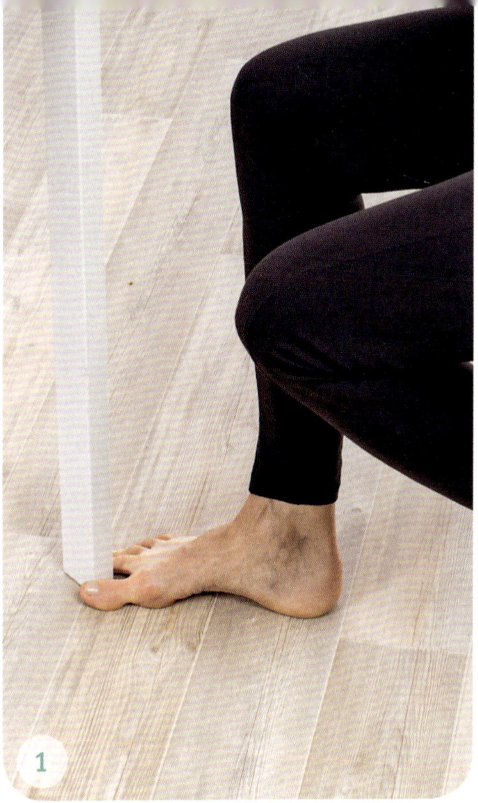

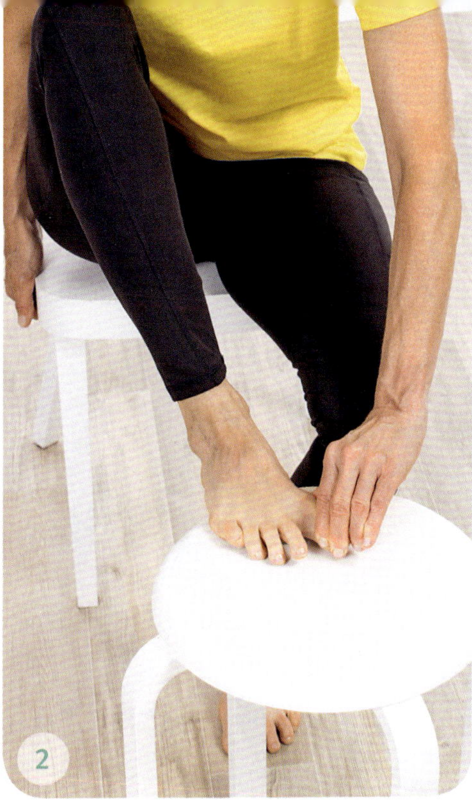

Ergänzende Übungen zum Abspreizen der Großzehe

Lagerung: Legen Sie die Innenseite der Großzehe gegen ein Tisch- oder Stuhlbein oder einen ähnlichen festen Gegenstand. Lagern Sie so die Zehe in submaximaler Abspreizung. ❶

Wiederholtes Bewegen: Spreizen Sie aktiv und bewusst Ihre Großzehe von der Fußmitte weg. Unterstützen Sie gegebenenfalls die aktive Bewegung mit der Hand. ❷ Im Schuh können Sie die Großzehe zur Muskelkräftigung gegen die Innenseite des Schuhs drücken.

Integration in Alltagsaktivitäten: Führen Sie die Abspreizbewegung der Großzehe so oft wie möglich durch – wenn Sie sitzen oder stehen, im Bus und am Schreibtisch, wann immer Sie einen Moment Zeit haben.

Hinweis: Die Lagerung des Hallux valgus ist für seine Korrektur entscheidend. Wahrscheinlich benötigen Sie eine orthopädische Schiene. Fragen Sie dazu einen erfahrenen Physiotherapeuten oder eine Orthopädietechnikerin.

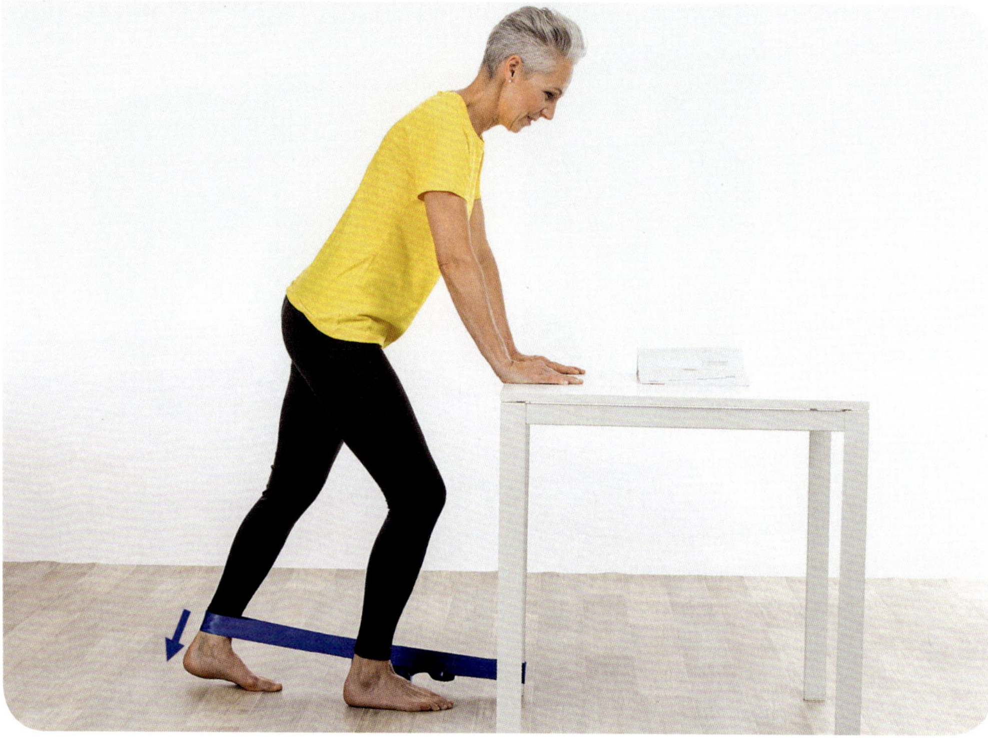

Selbstmobilisation zur besseren Dorsalflexion

Ausgangsstellung: Stützen Sie sich mit beiden Händen auf einem Tisch ab. Stellen Sie das Bein, dessen Sprunggelenk Sie mobilisieren möchten, nach hinten. Das Knie ist leicht gebeugt. Legen Sie einen unelastischen breiten Gurt um das Tischbein und um den Unterschenkel auf Höhe des Knöchels. Schieben Sie nun den Fuß nach hinten und das Knie leicht nach vorn, bis Sie mit gestrafftem Gurt an die submaximale Dorsalflexion im Sprunggelenk gelangen.

Durchführung: Heben Sie die Ferse 5–10 cm vom Boden ab und halten Sie dabei den Gurt gespannt. Der Vorfuß bleibt auf dem Boden und trägt das Körpergewicht mit. Vergewissern Sie sich, dass der Gurt weiterhin straff ist, indem Sie den Vorfuß mit der abgehobenen Ferse erneut 1–2 cm weiter nach hinten schieben. Senken Sie jetzt die Ferse in Richtung Boden. Der Gurt zieht nun den Unterschenkel relativ nach vorn. Achten Sie darauf, dass das Knie dabei stehen bleibt oder leicht nach vorn drückt.

Dosierung: Halten Sie die fast maximale Dorsalflexion mit dem Zug des Gurtes für 1–2 Minuten. Pausieren Sie ca. 1 Minute und wiederholen Sie diese Folge mehrmals.

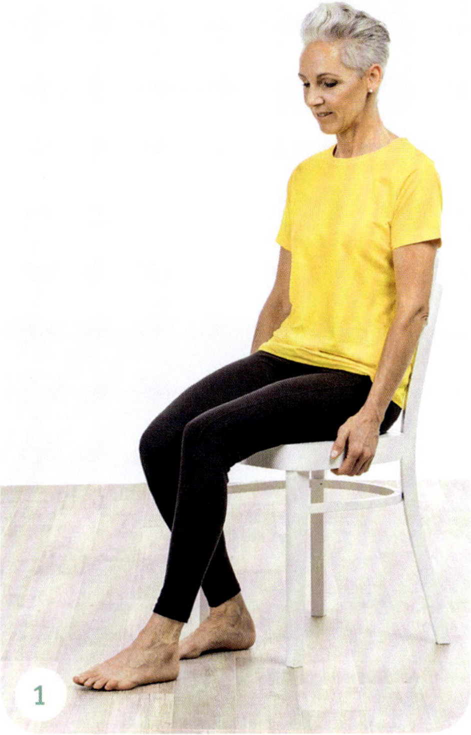

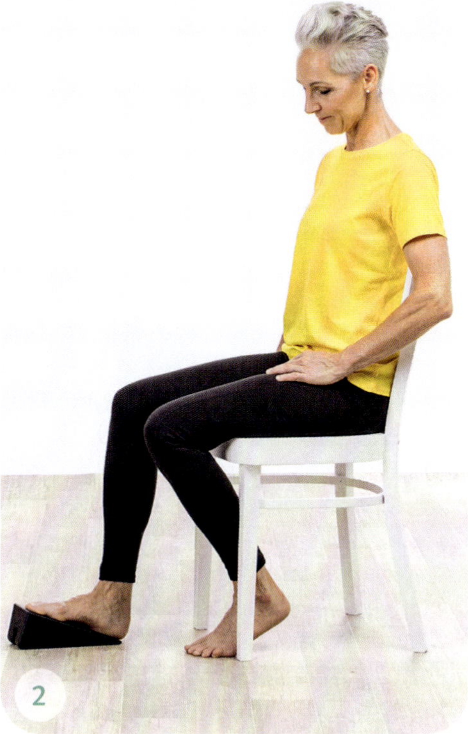

Ergänzende Übungen zur besseren Dorsalflexion

Lagerung: Schieben Sie im Sitzen den Fuß unter die Sitzfläche, ohne dabei die Ferse abzuheben. Erreichen Sie so die submaximale Dorsalflexion. ❶ Bleiben Sie dort. Sollten Sie das Knie nicht weit genug beugen können, legen Sie einen Keil, ein Buch oder Ähnliches unter den Vorfuß, um so die submaximale Dorsalflexion zu erreichen. ❷

Bewegen in Dorsalflexion: Stellen Sie im Sitzen den Fuß vor sich auf den Boden, den Unterschenkel senkrecht im Raum und heben Sie den Vorfuß wiederholt vom Boden ab, während die Ferse stehenbleibt. Sie kennen diese Bewegung sicherlich aus der Musik zum Mitfühlen des Taktes.

Integration in Alltagsaktivitäten: Benutzen Sie das Sprunggelenk, indem Sie große Schritte machen, rückwärtsgehen (Vorsicht: Sturzgefahr!), tief in die Hocke gehen und Ähnliches. Heben Sie beim Gehen den Vorfuß bewusst hoch.

Hinweis: Diese Lagerung ist insbesondere für ältere Menschen wichtig. Sie ziehen oft wegen Kniebeschwerden die Variante mit dem erhöhten Vorfuß vor. Ein Erhalt der Dorsalflexion ist für das Gehen entscheidend.

Selbstmobilisation der Kniescheibe für bessere Beugung

Ausgangsstellung: Setzen Sie sich auf einen möglichst hohen Stuhl oder Hocker und beugen Sie das Knie zwischen 50° und 80°. Ihr Fuß sollte auf dem Boden nicht rutschen. Behalten Sie daher den Schuh an oder machen Sie es barfuß oder blockieren Sie den Fuß, indem Sie ihn gegen ein Tischbein oder Ähnliches stellen. Neigen Sie Ihren Rumpf leicht nach vorn. Legen Sie den Handballen auf die obere Kante der Kniescheibe. Diese ist nur ca. 1 cm breit, was die korrekte Lage des Handballens erschwert. Er liegt richtig, wenn er so weit wie möglich vorn am Oberschenkel ist, dort, wo Sie gerade noch den harten Knochen der Kniescheibe spüren.

Durchführung: Drücken Sie die Kniescheibe in Richtung Fußspitze. Unterstützen Sie die Kraft mit der anderen Hand, die Sie auf die erste legen. ❶ Halten Sie die Ellenbogen fast gestreckt und neigen Sie den Rumpf weiter nach vorn. So nutzen Sie das Rumpfgewicht, um die Kniescheibe nach unten zu schieben.

Dosierung: Zur Schmerzlinderung drücken Sie die Kniescheibe viele Male nach unten bis zum ersten Bewegungsstopp hin und her. Zur Dehnung schieben Sie die Kniescheibe wieder nach unten bis zum ersten Bewegungsstopp. Oft hilft es schon, wenn Sie die Kniescheibe hier halten. Für mehr Intensität drücken Sie über den ersten Bewegungsstopp hinaus weiter nach unten, bis Sie etwas Spannung oberhalb der Kniescheibe am Oberschenkel spüren.

Hinweise:

- Kontrollieren Sie die Bewegung der Kniescheibe, indem Sie mit der anderen Hand ihre Spitze tasten. Bewegt sie sich im Verhältnis zum danebenliegenden Unterschenkelknochen, führen Sie die Technik richtig aus.
- Diese Technik ist anstrengend, vor allem, wenn Sie sie zur Dehnung anwenden. Wählen Sie einen höheren Sitz beispielsweise, indem Sie sich mit dem Gesäß an die Kante eines Tisches anlehnen. Dann liegt Ihr Rumpf mehr über dem Knie, sodass Sie das Rumpfgewicht besser für den Schub nutzen können. ❷ Verlagern Sie dabei das Gewicht auf das andere Bein.
- Lassen Sie den Oberschenkelstreckmuskel (M. quadriceps) locker. Seine Kontraktion zieht die Kniescheibe nach oben, die Sie mit der Hand nach unten schieben wollen. Machen Sie beides gleichzeitig, kann das recht unangenehmen Schmerz hervorrufen. Doch keine Angst, denn es geht dabei nichts kaputt.

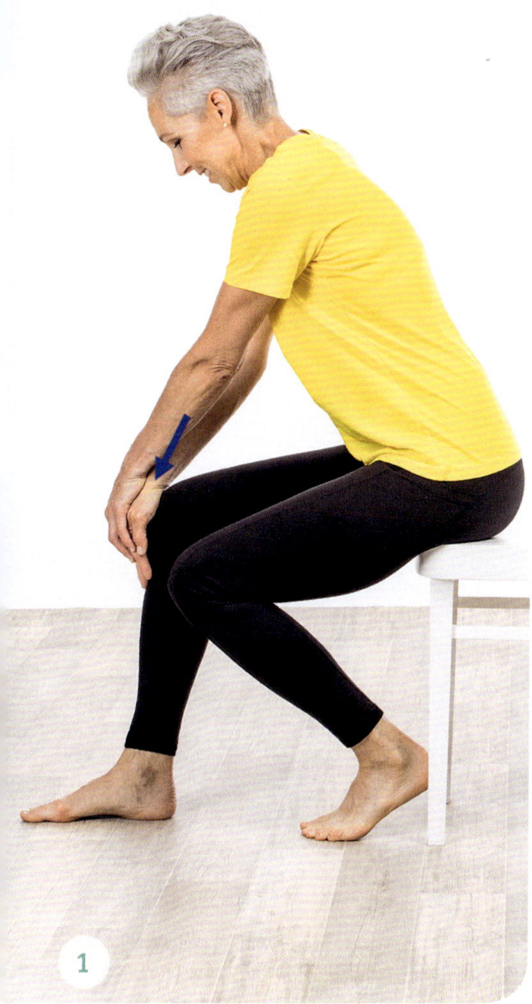

1

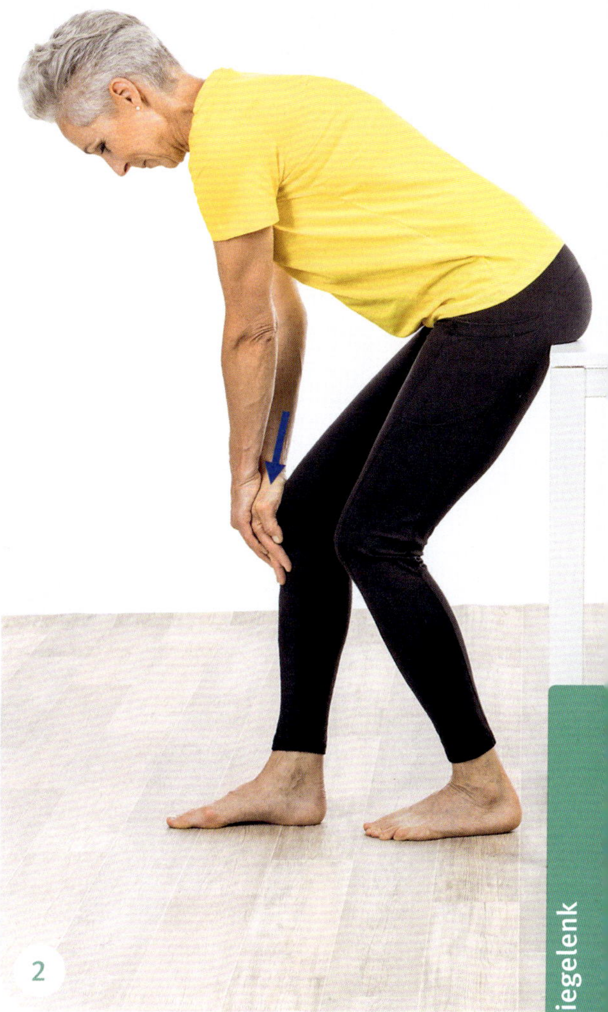

2

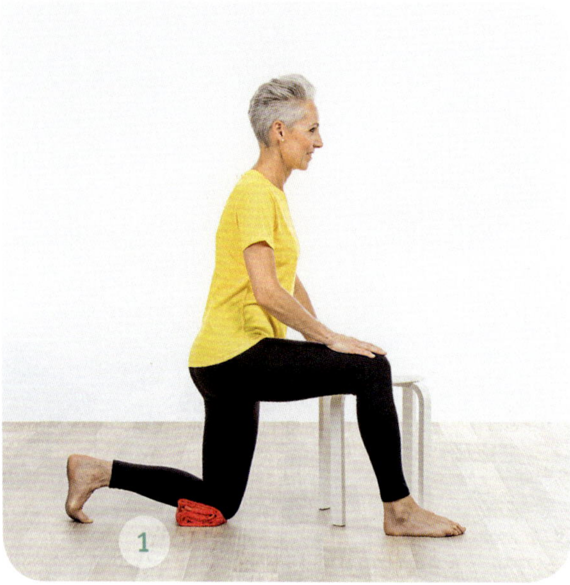

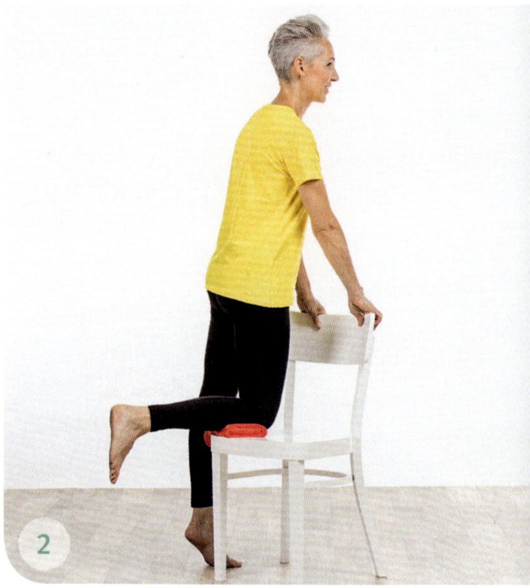

Selbstmobilisation des Unterschenkels für bessere Beugung

Ausgangsstellung: Knien Sie im Kavalierstand auf einem gefalteten Handtuch. Das Kniegelenk ragt über dieses Polster hinaus. ❶ Halten Sie sich mit einer Hand an der Wand oder einem Möbelstück fest. Wenn Sie freihändig knien, spannt immer wieder mal Ihr Oberschenkelstreckmuskel (M. quadriceps) an, was die Selbstmobilisation bremst.

Durchführung: Verlagern Sie Ihr Gewicht auf das kniende Bein und verbleiben Sie in dieser Stellung. Sie müssen nichts zusätzlich tun.

Dosierung: Je mehr Sie Ihren Rumpf über das kniende Bein schieben, desto stärker wird der Mobilisationsschub. Halten Sie den Rumpf dabei stets gerade.

Variante: Legen Sie das rechtwinklig gebeugte Knie im Stand auf die gepolsterte Sitzfläche eines Stuhls oder Hockers und verlagern Sie Ihr Rumpfgewicht darauf. ❷

Vorsicht: Geben Sie nicht der Versuchung nach, das Knie weiter in die eingeschränkte Richtung zu beugen. Diese Technik wirkt nur bei senkrecht im Raum stehendem Oberschenkel. Wenn Sie das Knie mehr beugen und den Oberschenkel im Raum schräg halten, hebeln Sie die Knochen im Kniegelenk, was diesem nicht guttut.

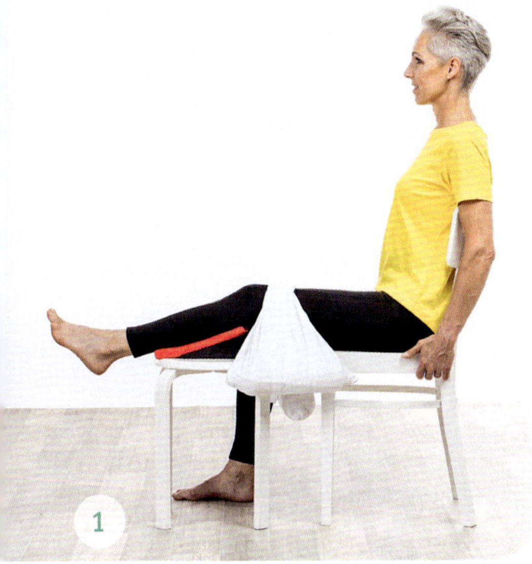

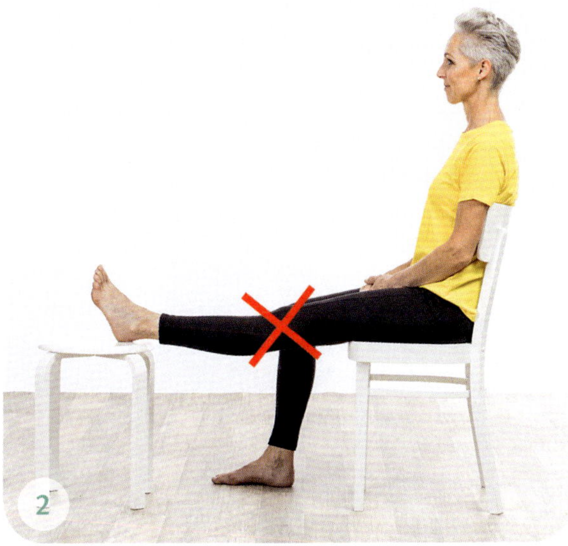

Selbstmobilisation für bessere Streckung

Vorbereitung: Stecken Sie in einen Kopfkissenbezug links und rechts je eine oder zwei große Plastikflaschen mit Wasser.

Ausgangsstellung: Setzen Sie sich auf einen Stuhl und legen Sie Ihren Unterschenkel auf einen davorstehenden Hocker. Unterlagern Sie den knienahen Bereich des Unterschenkels mit einem Keil und Handtuch oder einem in ein Handtuch gewickelten Buch. Diese Unterlagerung muss so dick sein, dass Ihr Knie in submaximaler Streckung liegt, ohne »durchzuhängen«.

Durchführung: Legen Sie den Kissenbezug auf Ihren Oberschenkel nahe am Knie. Die Gewichte hängen links und rechts vom Oberschenkel herab. ❶

Dosierung: Entscheidend ist die lange Zeit. Diese Technik befindet sich zwischen Mobilisation und Lagerung.

Vorsicht: Ohne die Unterlagerung im knienahen Bereich des Unterschenkels würde das Knie durchhängen, was nachteilig wäre. ❷ Vermeiden Sie das unbedingt!

Hinweis: Der Oberschenkelstreckmuskel (M. quadriceps) zieht die Kniescheibe ständig nach oben, weshalb sie nicht am Streckdefizit des Knies beteiligt ist und keine Mobilisation benötigt.

Ergänzende Übungen zur besseren Beugung

Lagerung: Beugen Sie das Knie submaximal, indem Sie den Fuß im Sitzen unter die Sitzfläche stellen. ❶

Variante: Stellen Sie den Fuß auf einen Hocker vor Ihrem Stuhl und halten Sie Ihr Knie in submaximaler Beugung. Zusätzlich können Sie beide Hände gefaltet nahe beim Knie um den Unterschenkel legen und diesen in Richtung Bauch ziehen. ❷

Wiederholtes Bewegen in Flexion: Optimal ist das Kniependeln. Setzen Sie sich auf einen Tisch und lassen Sie die Unterschenkel über die Tischkante hinaus herabhängen. Bewegen Sie dann beide Knie abwechselnd in Beugung und Streckung. ❸ Benutzen Sie nicht mehr Kraft, als ein Uhrpendel braucht, um hin und her zu schwingen. Denken Sie an Kinder, die ihre Beine hin und her baumeln lassen. Wenn Sie weniger als ca. 120°-Beugung haben, können Sie so nicht gut pendeln. Nutzen Sie dann die bei der Kniestreckung beschriebene Variante (Seite 74). Pendeln Sie mindestens einige Minuten, besser viele – auch eine halbe Stunde und mehr. Die Wirkung auf den Schmerz und das Beweglichkeitsgefühl sind groß. Weitere Aktivitäten wie Fahrradfahren und Treppensteigen sind sinnvoll.

Integration in Alltagsaktivitäten: Benutzen Sie die Kniebeugung beim Treppensteigen usw. und gehen Sie in die Hocke, statt den Rumpf mit gestreckten Knien zu beugen.

Hinweis: Die bekannte Dehnung des Oberschenkelstreckmuskels (M. rectus femoris) fördert das subjektive Gefühl für eine leichtere und größere Beugung. Setzen Sie sich auf einen Stuhl und lassen Sie den Oberschenkel seitlich gerade herunterhängen. Umfassen Sie den Fuß mit der gleichseitigen Hand. Sollte dies schwierig sein, können Sie auch ein Handtuch um den Fuß legen und ihn über dieses leichter fassen. Beugen Sie dann das Knie und schieben es etwas nach hinten, bis Sie die Dehnspannung vorn am Oberschenkel spüren. ❹ Während der Dehnung schützt die Beugung im Hüftgelenk der anderen Seite Ihre Lendenwirbelsäule vor einer Überstreckung.

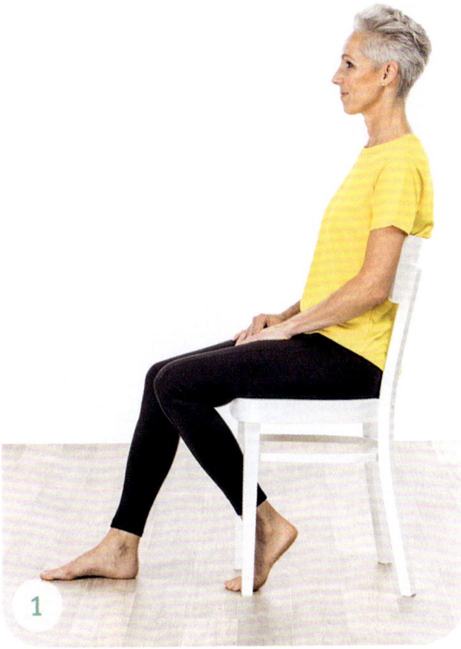
1

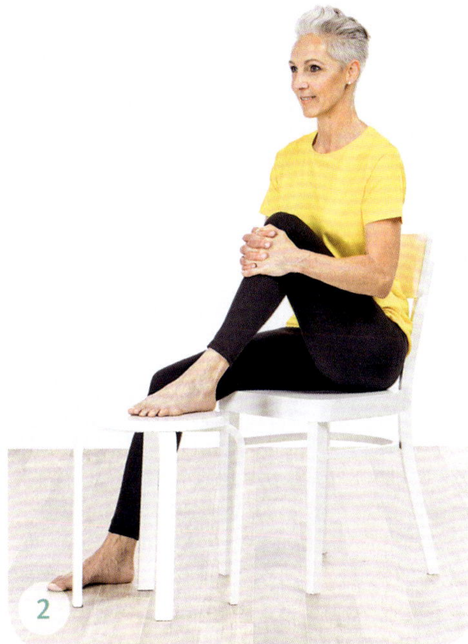
2

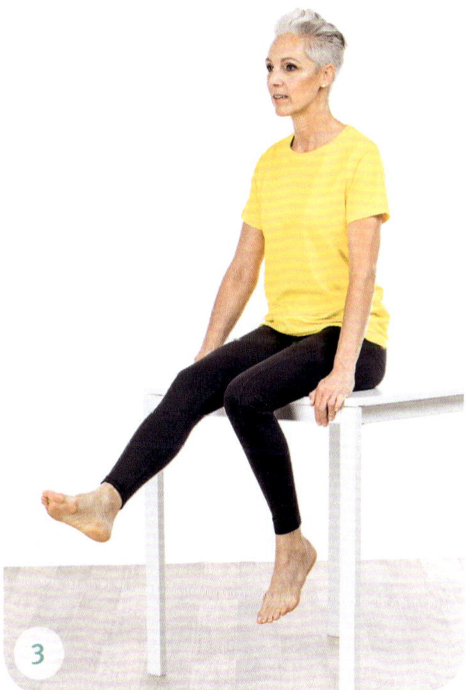
3

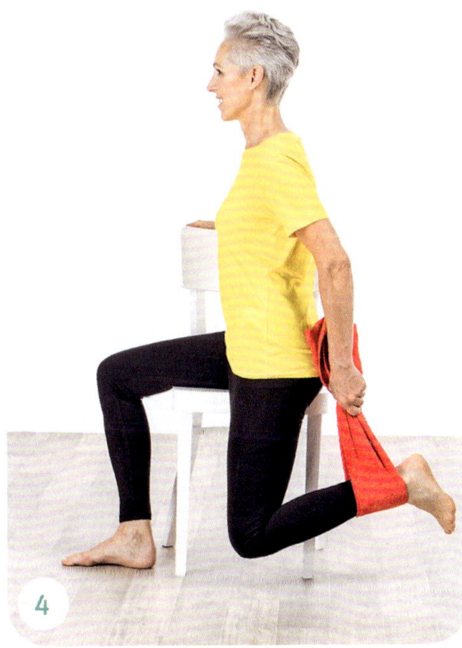
4

Ergänzende Übungen zur besseren Streckung

Lagerung: Halten Sie im Sitzen das Knie in submaximaler Streckung. Unterstützen Sie es dabei mit dem anderen Bein, damit es nicht in der Streckung durchhängt! ❶ Alternativ können Sie Ihr Knie wie bei der Selbstmobilisation zur besseren Streckung (Seite 71) lagern, ohne den Kissenbezug mit den Gewichten. ❷

Vorsicht: Lassen Sie das Knie nicht in maximaler Streckung durchhängen, indem Sie beispielsweise den Fuß auf einem vor Ihnen stehenden Hocker ablegen. Das würde zu einem Hebeln führen und dem Knie weniger guttun (Seite 71).

Wiederholtes Bewegen in Streckung: Wie bei der Beugung beschrieben ist auch für die Streckung das Kniependeln eine ideale Bewegungsform. Um die Streckung zu betonen bzw. wenn die Beugung über ca. 120° nicht möglich ist, können Sie sich erhöht hinsetzen. Legen Sie dazu ein dickes Kissen oder ein paar Bücher auf den Tisch unter eine Pobacke und stützen Sie sich mit dem anderen Bein auf dem Boden ab. So ist das Becken höher als das Kniegelenk. Nun können Sie mit weniger Beugung in einem Knie pendeln und bewegen mehr in Richtung Streckung. ❸ Alle anderen Bewegungsformen wie Fahrradfahren und Spazierengehen sind gut.

Integration in Alltagsaktivitäten: Wenn Sie längere Zeit in der Kniestreckung eingeschränkt waren, haben Sie möglicherweise Ihr gewohntes Gangbild verändert. Achten Sie folglich beim Gehen auf einen harmonischen Bewegungsablauf, der wie auf der nicht eingeschränkten Seite »normal« aussehen sollte.

Hinweis: Die Kniebeugemuskeln schränken die Kniestreckung gewöhnlich nur bei gleichzeitiger Hüftbeugung ein, wenn wir beispielsweise den Rumpf stark vorbeugen und dabei die Knie gerade halten. Dennoch fördert die klassische Dehnung der Kniebeuger (Mm. ischiocrurales) das subjektive Gefühl für eine leichtere und größere Streckung im Knie. Sie können diese Dehnung in der Ausgangsstellung der Selbstmobilisation oder Lagerung für bessere Streckung durchführen, indem Sie das Becken nach vorn kippen bzw. den Bauch nach vorn schieben, bis Sie an der Rückseite des Oberschenkels das typische Dehngefühl spüren. ❹

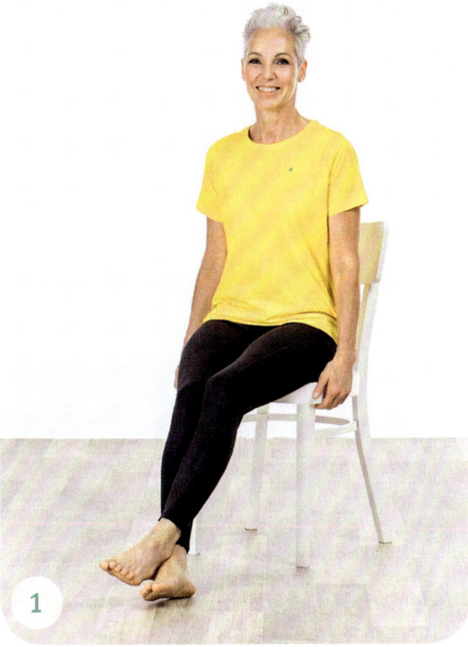

1

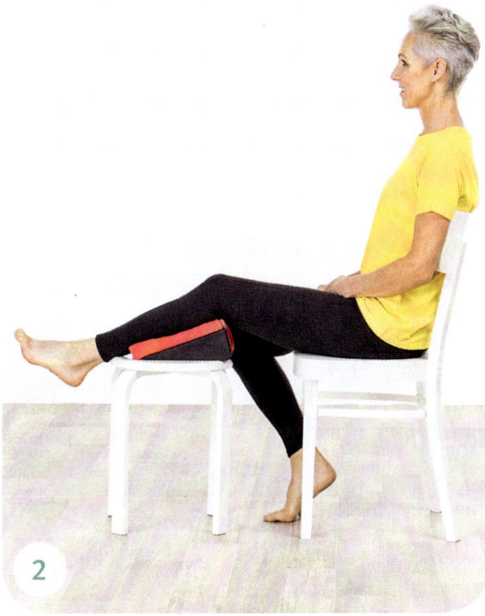

2

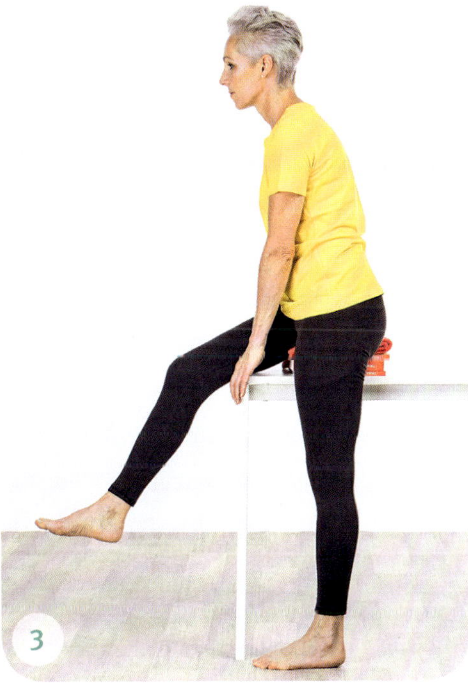

3

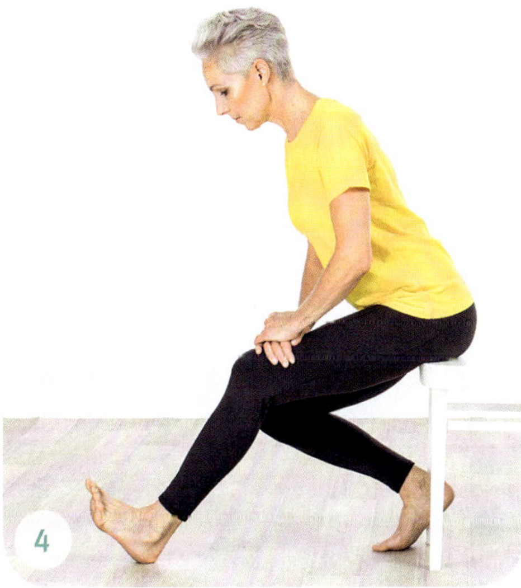

4

Traktion bei Schmerz und Beweglichkeitseinschränkung

Ausgangsstellung: Ziehen Sie einen breiten Gurt durch den Spalt zwischen Tür und Rahmen. Auf der einen Seite machen Sie einen dicken Knoten in den Gurt, sodass er nicht durch den Spalt rutschen kann. Auf der anderen Seite der Tür legen Sie sich auf den Boden. Polstern Sie den Unterschenkel mit einer dicken Socke oder einem Handtuch und wickeln Sie den Gurt darum. Der Fuß dieses Beines sollte nahe an der Tür liegen. Stützen Sie sich mit dem anderen, nicht zu mobilisierenden Bein an der Wand so ab, dass dessen Knie mit ca. 20°–30° leicht gebeugt ist. Gegebenenfalls müssen Sie eine kleine Kiste oder mehrere dicke Bücher zwischen Wand und Fuß stellen.

Durchführung: Strecken Sie langsam das gebeugte Knie. Damit schieben Sie das Becken in Richtung Kopf. Da Ihr anderes Bein mit dem Gurt fixiert ist, ziehen Sie so das Becken von diesem Bein weg, was eine Traktion im Hüftgelenk ergibt. Die Traktionsbewegung im Gelenk beträgt nur wenige Millimeter. Folglich sehen und spüren Sie keine Bewegung. Drücken Sie mit dem anderen Fuß so fest, dass Sie im Hüftgelenk eine leichte Spannung spüren.

Vorsicht: Bildlich können Sie das Hüftgelenk trotz seiner stabilen Anatomie für diese Traktion mit einem rohen Ei vergleichen. Sie können es fest zwischen den Fingern zusammendrücken, bis es an einem bestimmten Punkt plötzlich bricht. Auch am Hüftgelenk können Sie ziemlich fest ziehen, bis es an einem bestimmten Punkt plötzlich heftig wehtun kann. Es ist auch möglich, dass Sie während der Traktion alles angenehm empfinden. Doch wenn Sie dann den Traktionszug loslassen, tut es überraschend weh. Erschrecken Sie dann bitte nicht! Es ist nichts kaputt gegangen. Sie haben die Strukturen nur etwas zu sehr gereizt. Ziehen Sie bei Schmerz sofort erneut mit weniger Kraft und lassen Sie dann ganz langsam wieder nach. Bevor Sie aufstehen, rollen Sie im Liegen das Bein ein- und auswärts, indem Sie die Fußspitze bei gestrecktem Bein ein- und auswärts drehen. Ziehen Sie das nächste Mal dann etwas weniger stark.

Hinweise:

- Diese Traktion entfernt die Gelenkflächen bis zu 1 cm [208]. Sie gilt erfahrungsgemäß als eine wesentliche Behandlung bei der Hüftarthrose und verbessert die Bewegungen in alle Richtungen.
- Beim FAI (Seite 44) kann diese Selbsttraktion den Schmerz lindern. Doch Sie können die Beugung nicht vergrößern, da Knochen gegen Knochen stößt. Wenn Sie jedoch die maximale Beugung vermeiden, verringern Sie die Reizung der eingeklemmten Strukturen. In der Folge gehen Entzündung und Schmerz zurück [189, 207]. Achten Sie beim Sitzen darauf, dass Ihr Hüftgelenk etwas höher liegt als das Kniegelenk (= weniger Hüftbeugung). Das können Sie beispielsweise mit einem Keilkissen einfach umsetzen.

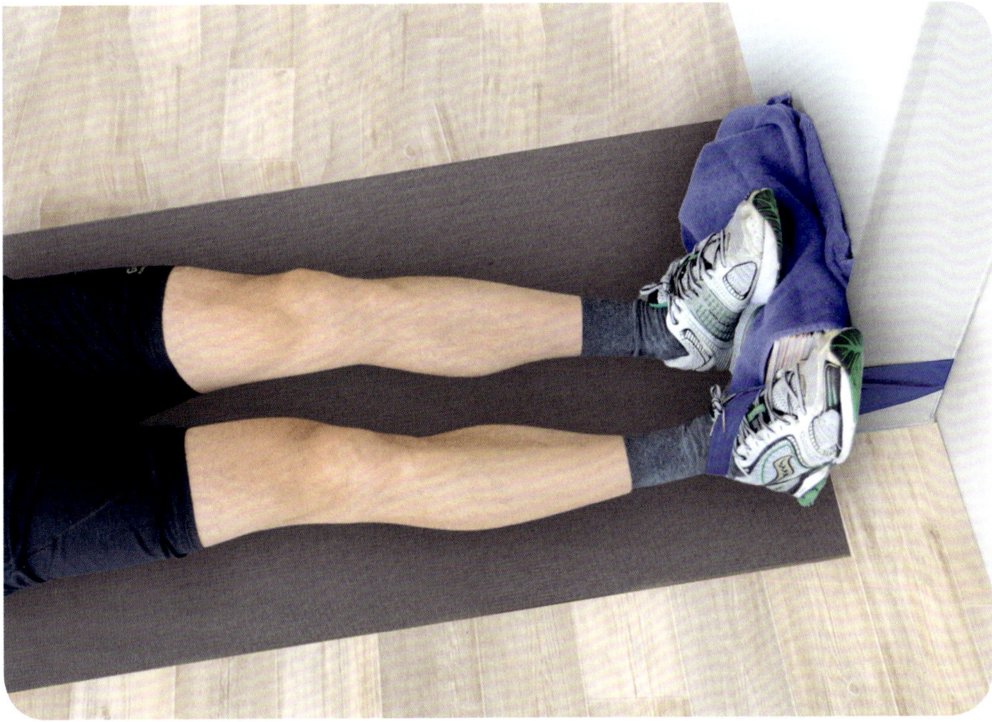

Ergänzende Übungen zur besseren Hüftstreckung

Lagerung: Begeben Sie sich in den Kavalierstand und knien Sie auf dem betroffenen Bein. Halten Sie sich mit der Hand der anderen Seite an einem Stuhl oder Ähnlichem fest. So ist Ihre Muskelspannung geringer, auch wenn Sie freihändig knien könnten. Schieben Sie nun die Leiste auf der zu behandelnden Seite und das gegenseitige Knie im Raum nach vorn, bis Sie die submaximale Hüftstreckung erreicht haben. ❶ Die maximale Hüftbeugung auf der Gegenseite bremst ein Weiterlaufen der Hüftstreckung in die untere Wirbelsäule.

Varianten:

1. Setzen Sie sich mit einer Gesäßhälfte auf einen Stuhl und lassen Sie den Oberschenkel herabhängen, ohne das Knie auf den Boden zu stützen. Schieben Sie nun das zu behandelnde Bein nach hinten. ❷
2. Stellen Sie im Stehen das Bein etwas zurück und kippen Sie das Becken maximal nach hinten. ❸ Wenn Sie dabei Ihr Bein über 20° im Raum nach hinten strecken können, geschieht zu viel Bewegung im unteren Rücken. In diesem Fall unterlassen Sie bitte diese Variante bzw. lassen Sie sich dabei von einer Fachperson korrigieren.

In der Lagerung und den beiden Varianten können Sie zusätzlich den großen Gesäßmuskel (M. glutaeus maximus) anspannen. Er bildet die Pobacke und streckt das Hüftgelenk. Legen Sie dabei Ihre Hand auf das Gesäß und spüren Sie die Muskelkontraktion.

Hinweis: Wenn Sie bei dieser Lagerung inklusive der Varianten die Leiste noch etwas mehr nach vorn schieben, können Sie eine ziehende Spannung vorn in der Leiste spüren. Diese kann vom Verlängern der Gelenkkapsel und/oder des Hüftbeugemuskels Iliopsoas kommen und ist positiv.

Wiederholtes Bewegen: Legen Sie sich vor einem Tisch stehend mit dem Rumpf auf den Tisch. Ihr Becken sollte mit den beiden vorne tastbaren Knochenvorsprüngen (Darmbeinstacheln - Spinae iliacae anteriores superiores) auf der mit einem Handtuch gepolsterten Tischkante liegen. Strecken Sie dann ein Bein in der Hüfte nach hinten hoch zur Decke. Dabei ist die maximale Beugung im anderen Hüftgelenk wichtig zum Schutz Ihrer Lendenwirbelsäule. ❹

Integration in Alltagsaktivitäten: Gehen Sie mit betont großen Schritten und spannen Sie bewusst bei jeder Hüftstreckung den gleichseitigen großen Gesäßmuskel an. Auch das Rückwärtsgehen ergibt eine große Hüftstreckung. Achten Sie dabei darauf, dass kein Stolper- oder gar Fallrisiko besteht.

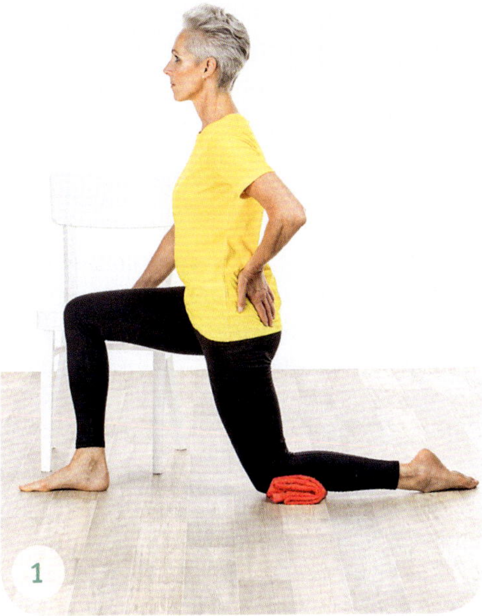
1

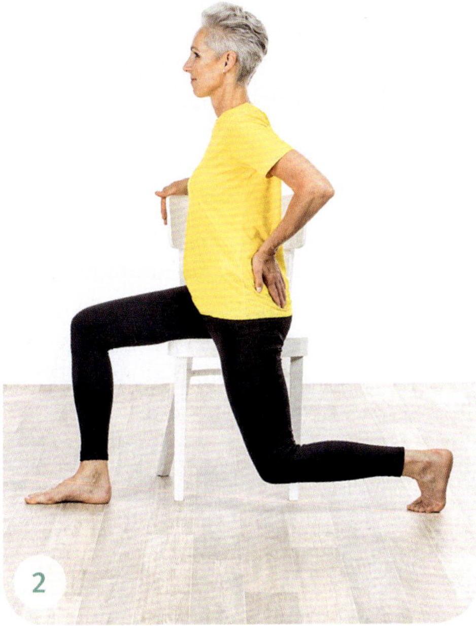
2

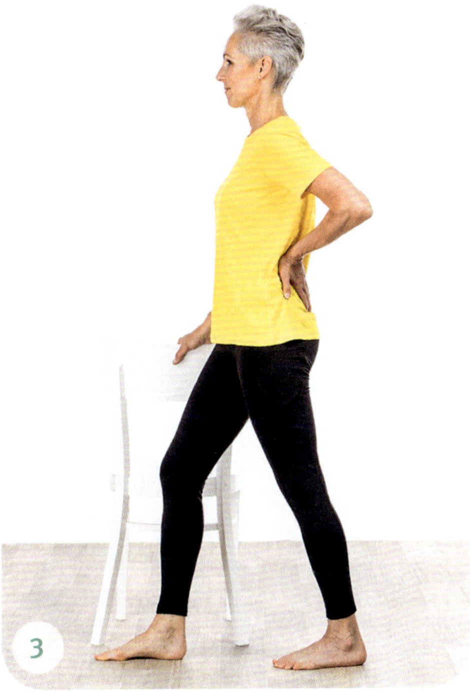
3

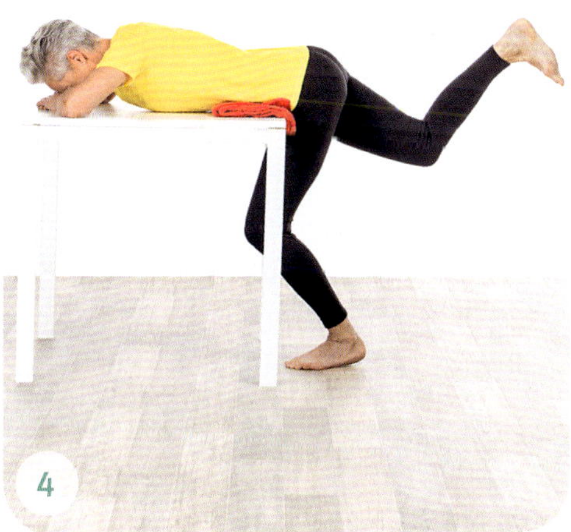
4

Übungen zum besseren Abspreizen, Drehen und Beugen

Lagerung: Halten Sie Ihr Hüftgelenk lange Zeit in submaximaler Stellung der Bewegungsrichtung, die Sie verbessern wollen. Für das Abspreizen können Sie im Bett Ihre Beine weit auseinanderlegen. Für die Drehbewegungen können Sie im Liegen mit gestreckten Knien die Fußspitzen submaximal nach außen oder innen lagern. Für die Beugung sollten Sie beim sogenannten femoroacetabularen Impingement (FAI (Seite 44) nicht submaximal lagern. Vermeiden Sie stattdessen diese Bewegung, indem Sie im Sitzen das Hüftgelenk im Raum höher als das Knie halten, beispielsweise mit einem Keilkissen (Seite 76).

Wiederholte Bewegungen: Sie sind unter anderem sehr hilfreich, um den sogenannten Anlaufschmerz bei Hüftarthrose zu verringern. Drehen Sie beispielsweise die gestreckten Beine ein paar Minuten ein- und auswärts, bevor Sie morgens aus dem Bett steigen. ❶ Bewegen Sie beide Knie ein paar Minuten ein- und auswärts, bevor Sie nach längerem Sitzen aufstehen. ❷ ❸ Das können Sie beispielsweise im Restaurant fast unbemerkt unter dem Tisch machen. Und pendeln Sie mit den Hüftgelenken in Rotation, indem Sie auf einem Tisch sitzend die Füße nach außen und nach innen baumeln lassen, bevor Sie längere Strecken gehen oder auch im Anschluss daran. ❹

Integration in Alltagsaktivitäten: Betonen Sie die (noch) eingeschränkte Bewegungsrichtung bewusst im Alltag. Gehen Sie beispielsweise eine kleine Strecke seitwärts mit Abspreizen der Beine oder geradeaus mit einwärts oder auswärts gedrehten Füßen.

Hinweis: Die sogenannten Hüftadduktoren, also die Muskeln, die das Bein zur Körpermitte ziehen, bremsen manchmal das Abspreizen in der Hüfte. Sie spüren dann ein Ziehen an der Oberschenkelinnenseite. In dem Fall können Sie beispielsweise auf dem Rücken liegend beide Knie ungefähr rechtwinklig beugen und die Füße abstellen. Lassen Sie dann beide Knie gleichzeitig nach unten absinken, bis es an der Oberschenkelinnenseite zieht. Halten Sie diese Dehnspannung für ein bis zwei Minuten oder länger. Wenn Sie dabei jedoch ein unangenehmes Gefühl an der Außenseite Ihrer Hüfte spüren, unterlassen Sie diese Dehnung. Wahrscheinlich stößt dann dort etwas an (Impingement), und Ihre Muskeln begrenzen folglich die Bewegung nicht.

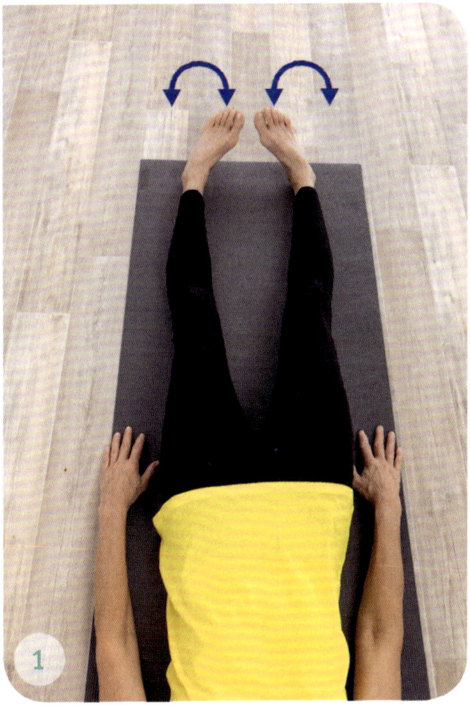

1

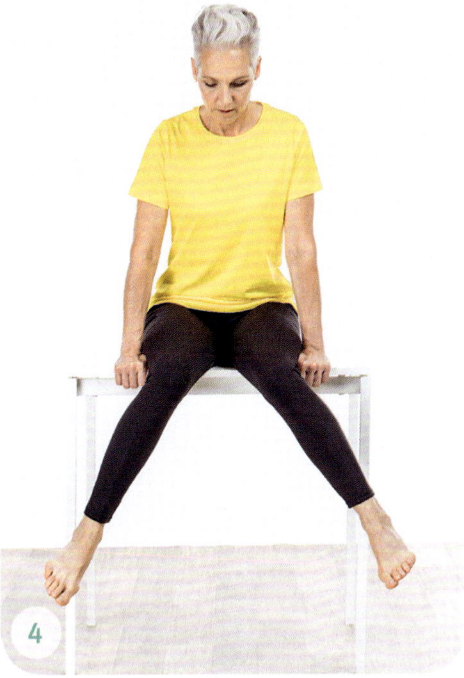

4

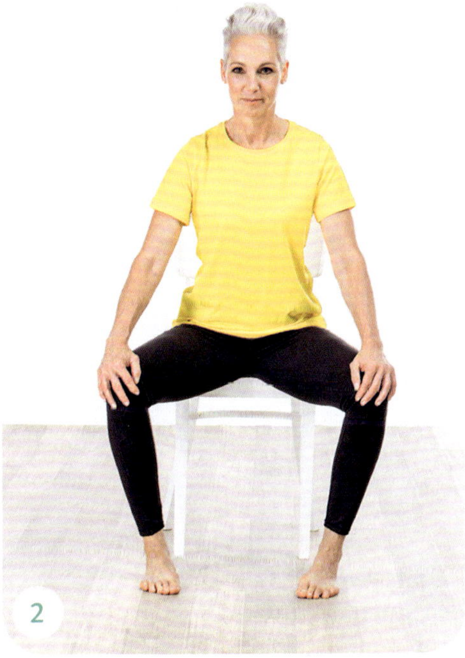

2

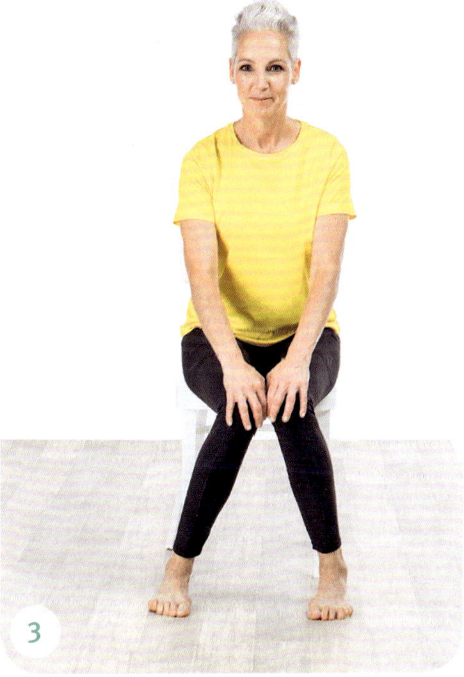

3

Obere Extremität – die Arme

Mit unseren Armen handeln wir. Sie müssen daher vor allem beweglich sein. Zum Greifen, Heben und Schieben von Gegenständen benötigen wir aber auch Stabilität.

Während in den Beinen die Stabilität im Vergleich zur Mobilität etwas dominiert, brauchen die Arme etwas mehr Mobilität als Stabilität. Daher ist es hier leichter, zu viel zu mobilisieren und zu lagern. Doch keine Sorge: In diesem Fall würden Sie ein unangenehmes Gefühl oder gar Schmerz verspüren, was Sie ja immer vermeiden sollen. Prüfen Sie bei den Gelenken der Arme genau, ob Sie wirklich eine Gelenkkontraktur haben. Nutzen Sie dazu auch den Selbsttest (Seite 52).

Weil die Mobilität in den Armen die dominante Funktion ist, spielen die Muskeln hier eine noch größere Rolle als in den Beinen. Eine Schwäche der Beinmuskeln merken Sie an der Mühe beim Gehen, Treppensteigen, Aufstehen vom Stuhl usw. Doch die anatomisch recht festen Gelenke werden so schnell nicht instabil. Die Gelenke der Arme hingegen benötigen mehr muskuläre Führung, insbesondere die Schultern. Eine Schwäche der Armmuskeln führt daher rascher als an den Beinen zu einem Kontrollverlust mit folgender Überbeweglichkeit bzw. Instabilität. Daher müssen Sie besonders für die Gelenke der Arme nach der Selbstmobilisation und Lagerung immer aktive Übungen machen, um die Bewegung gut kontrollieren zu können. Das gilt vor allem für die primär muskulär stabilisierte und geführte Schulter.

Häufige Bewegungseinschränkungen sind:

- an den Fingern die Beugung mehr als die Streckung
- im Daumen die Streckung und das Abspreizen
- im Handgelenk die Streckung mehr als die Beugung
- im Ellenbogen Beugung und Streckung
- in der Schulter das Armheben (Abduktion und Flexion) und das Armdrehen (Innen- und Außenrotation)

Lesen Sie im Folgenden den Abschnitt zum Gelenk, das Sie interessiert, und folgen Sie den Seitenhinweisen zu den entsprechenden Techniken.

Finger

Die volle Beugung der Finger, die für die Funktion der Hand wie beim Greifen kleiner Gegenstände wichtig ist, geht leicht verloren. Auch die Streckung und das Abspreizen in den Grundgelenken können abnehmen. Häufig sind die Streckung des 4. Fingers sowie das Abspreizen des 4. vom 3. Finger schwierig. Wahrscheinlich spüren Sie das, wenn Sie Ihre Hand flach auf den Tisch legen und versuchen, nur den 4. Finger abzuheben bzw. alle Finger maximal zu spreizen. Diese Beweglichkeit ist wichtig für das schnelle Tippen auf einer Tastatur, das Spielen von Musikinstrumenten und Ähnliches. Die Gelenke zwischen den Fingergliedern müssen in seitlicher Richtung stabil sein.

Techniken zur Selbstbehandlung der Finger finden Sie ab »Selbstmobilisation mit Traktion für Beugung und Streckung« (Seite 86).

Daumen

Unsere Fähigkeit, den Daumen den anderen Fingern gegenüberzustellen, verbessert die Greiffunktion enorm. Allerdings arbeitet dabei ein Daumen gegen vier Finger. Zudem benutzen wir den Daumen gern, um etwas zu drücken oder zu halten. Er wird daher sehr beansprucht. Häufig werden seine Gelenke überbeweglich, was wir oft an der Überstreckung im Daumengrundgelenk sehen können.

Tief im Daumenballen liegt das sogenannte Sattelgelenk, das den Daumen mit dem Handgelenk verbindet. Die Gelenkflächen sind wie ein Sattel geformt – daher der Name. Die komplexe Mechanik in diesem Gelenk ist entscheidend für die Gegenüberstellung des Daumens zu den anderen Fingern. In jungen Jahren wird dieses Gelenk gern überbeweglich. Mit der Zeit bildet sich schließlich eine Arthrose (Rizarthrose) und letztlich eine Gelenkkontraktur. Streckung und Abspreizen des Daumens sind dann oft eingeschränkt, seltener die Beugung und das Heranführen des Daumens zur Mittelhand. Da Instabilitäten im Daumensattel- und im Daumengrundgelenk häufig sind, sollten Sie die Indikation für die Selbstmobilisation und Lagerung genau prüfen (Seite 52). Denken Sie auch immer daran, die Daumenmuskeln mit aktiven Übungen zu trainieren.

Techniken für die Selbstbehandlung des Daumens finden Sie ab »Selbstmobilisation bei Schmerz und Bewegungseinschränkung« (Seite 98).

Mittelhandgelenke

Die Gelenke zwischen den Mittelhandknochen vom Zeigefinger bis zum Kleinfinger haben wenig Beweglichkeit. Sie dienen vorwiegend als Stoßdämpfer, wenn wir die Hand irgendwo anschlagen, um vor allem Knochenbrüche zu vermeiden. Sie benötigen im Allgemeinen keine (Selbst-)Mobilisation oder Lagerung.

Handgelenk

Sieben kleine Knochen übertragen die Kraft vom Unterarm auf die Hand und vereinen dabei Mobilität und Stabilität in bewundernswerter Weise. Durch wiederholte Überbelastung und banale Verletzungen, die oft unbemerkt verlaufen, können einige der kleinen Gelenke zwischen den Knochen des

Handgelenks überbeweglich werden. Daher kann es nötig sein, dass Sie bei der Selbstmobilisation nach Ruhigstellung oder Nichtgebrauch sehr präzise auf einige Knochen drücken müssen und auf andere nicht.

Eine häufig beklagte Einschränkung ist die Streckung, wo wir einen rechten Winkel zwischen Unterarm und Hand erwarten (90°). Beim Abstützen auf die flache Hand mit senkrecht im Raum stehendem Unterarm tut es dann oft im Bereich des Handrückens weh. Sie mögen das als eine Begrenzung der Bewegung empfinden. Oft steht dahinter jedoch eine Instabilität einzelner Knochen des Handgelenks. In diesem Fall sollten Sie nicht versuchen, die Bewegung zu vergrößern. Vermeiden Sie diese am Ende schmerzhafte Streckung und stützen Sie sich statt auf die flache Hand auf die geballte Faust auf.

Weniger Beugung im Handgelenk können wir bis zu einem gewissen Grad gut kompensieren. Auch eine Einschränkung der seitlichen Bewegungen (ulnare Adduktion und radiale Abduktion) stört erst, wenn sie deutlich ist. Ein Wiederherstellen der Beugung und Streckung verbessert meist auch diese seitlichen Bewegungen. Daher zeigen wir keine Selbstmobilisation für diese beiden Richtungen.

Techniken für die Selbstbehandlung des Handgelenks finden Sie ab »Selbstmobilisation zur Schmerzlinderung und für bessere Beweglichkeit« (Seite 108).

Unterarm

Der Unterarm und mit ihm auch die Hand kann sich um fast 180° drehen. Wir unterscheiden die Auswärtsdrehung (Supination) wie beim Eindrehen von Schrauben und die Einwärtsdrehung (Pronation) wie beim Herausdrehen von Schrauben. Die beiden Unterarmknochen sind durch zwei Gelenke miteinander verbunden. Eines liegt in der Nähe der Hand. Es ist anatomisch wenig stabil und fast nie eingeschränkt. Beschwerden in diesem Gelenk sind gewöhnlich mit einer Überbeweglichkeit verbunden. Daher zeigen wir hier keine Selbstmobilisation.

Das andere Unterarmgelenk liegt im Ellenbogengelenk. Sollte die Unterarmbewegung eingeschränkt sein, beispielsweise nach einer längeren Ruhigstellung im Gips, dann könnte hier die Ursache liegen. Bevor Sie jedoch dieses Gelenk mobilisieren, sollten Sie das eigentliche Ellenbogengelenk behandeln. Denn einer der Unterarmknochen, die Elle (Ulna), muss sich im Ellenbogengelenk gegen den Oberarmknochen (Humerus) bewegen, wenn wir den Unterarm drehen. Dieses Gelenk ist so stabil, dass Sie hier kaum eine negative Wirkung auslösen können. Und die Unterarmbewegung wird erfahrungsgemäß dadurch häufig besser.

Probieren Sie für den Unterarm also zuerst die Ellenbogentechnik (Seite 117). Weitere Techniken für die Selbstbehandlung des Unterarms finden Sie ab »Selbstmobilisation zur besseren Auswärtsdrehung« (Seite 113).

Ellenbogen

Die Funktionen des Ellenbogens ähneln denen des Knies: viel Beugung, null Grad Streckung und seitliche Stabilität. Normalerweise stößt die Elle am Ende der Beugung und der Streckung gegen den Oberarmknochen. Je nach Form der Knochen kann dies ein paar Grad früher oder später geschehen. Daher variiert das maximale Ausmaß der Beugung und Streckung etwas von Mensch zu Mensch.

Die maximale Beugung machen wir selten. Viele Menschen haben daher die letzten Grade der Beugung wegen Nichtgebrauchs verloren. Das stört niemanden, weil wir sie nicht benutzen. Doch wenn Sie Beschwerden am Ellenbogen haben, zum Beispiel den verbreiteten seitlichen Ellenbogenschmerz (Epicondylitis oder Epicondylopathia lateralis), lohnt sich ein Versuch, die Beugung zu verbessern. Oft lindert das die Beschwerden.

Einschränkungen der Beugung und Streckung sind nach längeren Ruhigstellungen, beispielsweise im Gips, häufig. Sie sind primär durch das Gelenk zwischen Elle und Oberarmknochen bedingt, das relativ groß ist und zur Steifigkeit neigt. Es ist sehr stabil, weshalb Sie hier kaum eine Überbeweglichkeit durch die Selbstmobilisation fürchten müssen.

Weniger relevant für die Steifigkeit des Ellenbogens ist das Gelenk zwischen Speiche (Radius) und Oberarmknochen. Es ist kleiner, beweglicher und weniger stabil, weshalb Sie die Selbstmobilisation hier vorsichtig dosieren sollten.

Techniken zur Selbstbehandlung des Ellenbogens finden Sie ab »Selbstmobilisation zur besseren Beugung und Streckung« (Seite 117).

Schulter

In der Schulter überwiegt die Mobilität die Stabilität. Letztere ist ein Schwachpunkt der Schulter. Benutzen Sie die Selbstmobilisation und Lagerung daher nicht einfach, weil Ihnen die Schulter wehtut. Denn oft ist eine mangelnde Stabilität die Ursache. Selbstmobilisation und Lagerung würden sie verschlimmern. Prüfen Sie genau, ob Sie eine der drei Hauptursachen für eine Gelenkkontraktur haben: Ruhigstellung, Nichtgebrauch oder eine Erkrankung wie die Schultersteife (»frozen shoulder«, Seite 20). Machen Sie auch den Selbsttest (Seite 52).

Während in der Hüfte die Bewegungen im Gelenk durch die Form der Knochen geführt werden, sind in der Schulter die Muskeln dafür verantwortlich. Sie müssen daher aktive Übungen für die Schulter machen, sowohl bei Instabilitäten als auch bei Gelenkkontrakturen nach der Selbstmobilisation und Lagerung. Andernfalls kann die Schulterbewegung nicht gut funktionieren.

Techniken zur Selbstmobilisation und Lagerung der Schulter finden Sie ab »Selbstmobilisation zur Schmerzlinderung« (Seite 122).

Schultergürtelgelenke

Sie bewegen gleich drei Gelenke, wenn Sie den Schultergürtel hochziehen, hinunterdrücken, nach vorn oder nach hinten schieben: das Schultereckgelenk nahe bei der Schulter, das innere Schlüsselbeingelenk nahe am Brustbein und die Verbindung zwischen dem Schulterblatt und dem Brustkorb. Letztere ist rein muskulär und ohne Gelenkkapsel. Folglich kann es hier keine Gelenkkontraktur geben. Die anderen beiden Gelenke sind klein. Bewegungseinschränkungen sind hier selbst nach längeren Ruhigstellungen nicht beschrieben. Daher empfehlen wir keine Selbstmobilisation und Lagerung.

Selbstmobilisation mit Traktion für Beugung und Streckung

Ausgangsstellung: Setzen Sie sich seitlich an einen Tisch und legen Sie die Hand an dessen Kante. Je nach Gelenk, das Sie mobilisieren wollen, können Sie nur das letzte Fingerglied, die letzten beiden oder alle drei Fingerglieder über die Tischkante hinaushängen lassen.

Durchführung: Fassen Sie mit Daumen, Zeige- und Mittelfinger der anderen Hand um das über die Tischkante hinaushängende Fingerglied bzw. die Fingerglieder. Ziehen Sie dieses bzw. diese in Richtung Fußboden in Verlängerung des Fingergliedes. Das Gewicht der Hand und des Armes unterstützen die Zugkraft. ❶

Varianten für das Fingergrundgelenk:

1. Fixieren Sie die Hand am Bauch und ziehen Sie mit der anderen Hand den Finger von der Mittelhand weg. ❷
2. Umfassen Sie den ganzen Finger mit der anderen Hand, deren Kleinfinger so nah wie möglich am Fingergrundgelenk liegt. Drücken Sie die Faust der anderen Hand so zusammen, dass sie etwas breiter wird. Dadurch entfernen Sie den Finger ein bisschen von der Hand. Zusätzlich können Sie die Hand vom festgehaltenen Finger wegziehen. ❸

Dosierung: Zur Schmerzlinderung können Sie wiederholt ziehen und lockerlassen. Im Fingergrundgelenk spüren Sie relativ einfach den ersten Bewegungsstopp, über den Sie für die Schmerzlinderung nicht hinausgehen sollten. In den Fingerzwischengelenken ist das hingegen viel schwieriger. Ziehen Sie mit wenig Kraft, sodass es angenehm bleibt. Zur Dehnung können Sie über den ersten Bewegungsstopp hinausgehen bzw. mit mehr Kraft ziehen, bis Sie ein Spannungsgefühl spüren.

Hinweis: Bei allen diesen Techniken können Sie eine Lage eines Papiertaschentuchs zwischen das Fingerglied und den ziehenden Fingern legen, um weniger leicht abzurutschen.

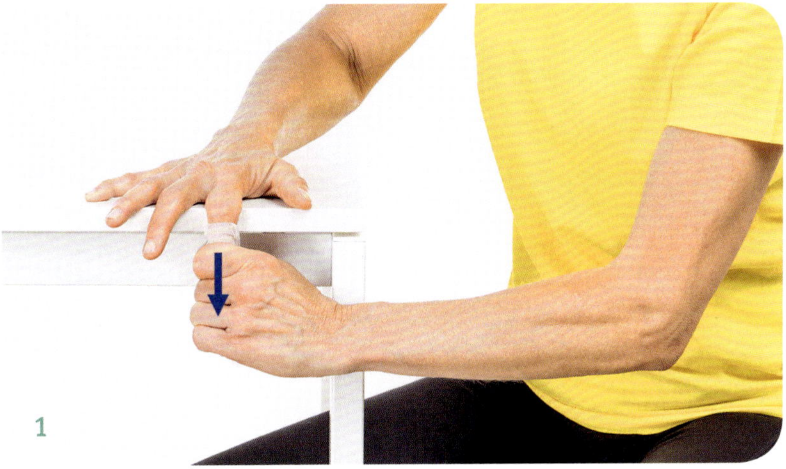

1

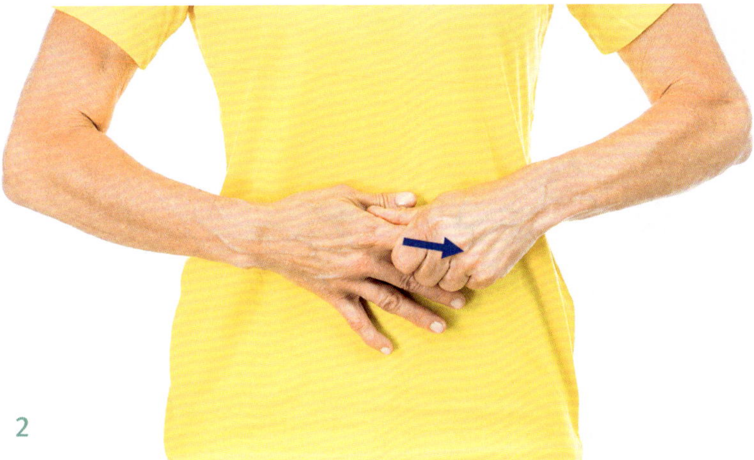

2

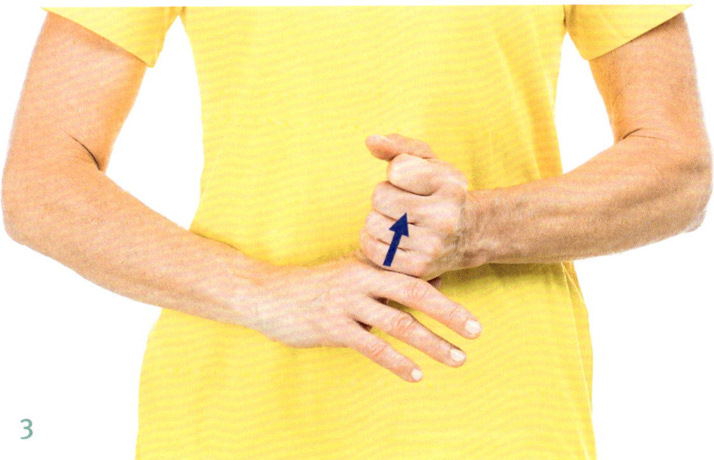

3

Finger

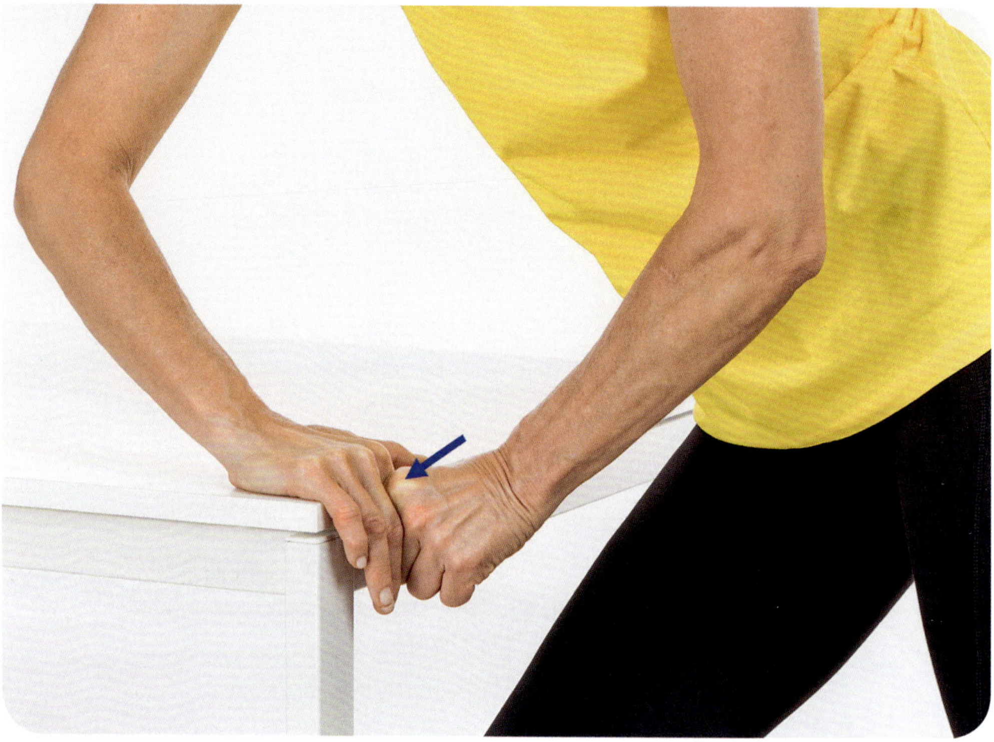

Selbstmobilisation zur besseren Beugung

Ausgangsstellung: Legen Sie Ihre Hand an eine Tischkante mit dem zu mobilisierenden Gelenk auf der Kante. Lassen Sie den Finger bzw. das Fingerglied über die Kante so weit hinausragen, dass Sie noch etwas beugen können. Legen Sie das Zeigefingergrundgelenk oder den Daumenballen der anderen Hand auf die Rückseite des Fingergliedes möglichst nahe am Gelenk. Umfassen Sie mit dem gebeugten Zeigefinger, unterstützt von den anderen Fingern, das Fingerglied von der anderen Seite.

Durchführung: Drücken Sie mit dem Zeigefingergrundgelenk bzw. dem Daumenballen das Fingerglied in Richtung unter den Tisch. Die Schubrichtung sollte rechtwinklig zum Fingerglied sein.

Dosierung: Halten Sie den Dehnschub für 1–2 Minuten. Wiederholen Sie ihn mehrmals nach jeweils einer kurzen Pause.

Hinweis: Achten Sie darauf, nicht zu hebeln, sondern geradlinig und rechtwinklig zum Fingerglied zu schieben. Oft ist nicht nur ein Fingergelenk eingeschränkt. Dann müssen Sie mehrere Gelenke mobilisieren, was zeitaufwendig ist. Doch es lohnt sich! Denken Sie auch an die ergänzenden Übungen (Seite 90).

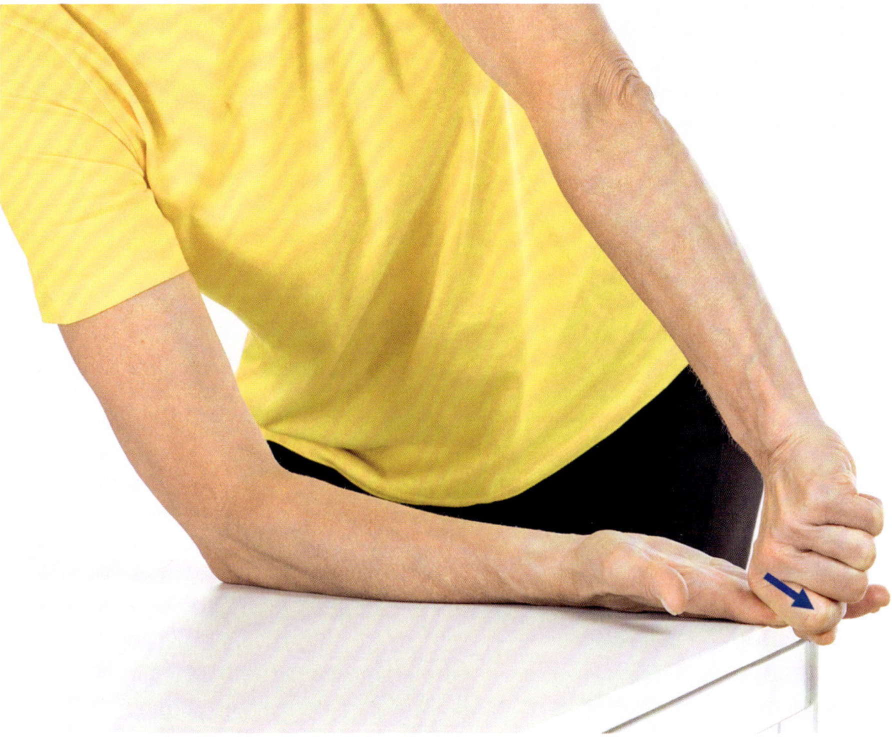

Selbstmobilisation zur besseren Streckung

Ausgangsstellung: Legen Sie Ihre Hand mit dem Handrücken auf den Tisch, sodass der Finger bzw. ein Fingerglied über die Tischkante hinausragt. Legen Sie das Zeigefingergrundgelenk oder den Daumenballen der anderen Hand auf die Beugeseite des Fingergliedes möglichst nahe am Gelenk. Umfassen Sie das Fingerglied von der anderen Seite mit dem gebeugten Zeigefinger, unterstützt von den anderen Fingern.

Durchführung: Drücken Sie mit dem Zeigefingergrundgelenk bzw. dem Daumenballen das gelenknahe Fingerglied in Richtung Fußboden. Die Schubrichtung sollte dabei rechtwinklig zum Fingerglied sein.

Dosierung: Halten Sie diesen Schub für 1–2 Minuten. Wiederholen Sie ihn mehrmals nach jeweils einer kurzen Pause.

Hinweis: Achten Sie darauf, nicht zu hebeln, sondern geradlinig und rechtwinklig zum Fingerglied zu drücken. Denken Sie auch an die ergänzenden Übungen (Seite 92).

Ergänzende Übungen zur besseren Beugung

Lagerung: Halten Sie das betreffende Fingergelenk oder auch alle mit der anderen Hand in submaximaler Beugung. Dabei können Sie die Fingergrundgelenke betonen ❶ oder die Zwischengelenke ❷. Für Letztere können Sie die Hand auf einem Tisch oder Ihrem Oberschenkel so ablegen, dass alle Fingerzwischengelenke submaximal gebeugt bleiben. ❸ Es bietet sich an, die Fingerzwischengelenke mit einer gleichzeitigen Streckung der Fingergrundgelenke zu lagern ❷❸. Das ähnelt dann der den Fingern allgemein wohltuenden Dehnung der Zwischenknochenmuskeln (Seite 95).

Hinweis: Wenn Sie mit der Hand eine Faust bilden, sind alle Finger gebeugt. Sollte das Ihrer momentan submaximalen Beugung entsprechen, wäre es eine gute Variante zur Lagerung. Oft erreichen Sie mit dem Bilden einer Faust jedoch nicht die submaximale Beugung in allen Fingern gleichzeitig. Dann ist es besser, entweder das Fingergrundgelenk ❶ oder die Fingerzwischengelenke ❷ ❸ zu lagern. Denn die Lagerung funktioniert nur, wenn das »steife« Gelenk fast an seinem Bewegungsende ist.

Wiederholtes Bewegen in Beugung: Bewegen Sie Ihre Finger wiederholt in die maximale Beugung und in die maximale Streckung hin und her. ❹ zeigt ein Beispiel für die maximale Beugung in den Fingerzwischengelenken, für die Sie die maximale Streckung in ❹ auf Seite 93 sehen. Wenn Sie jeweils bis ans Ende des Gelenkausmaßes hin- und herbewegen, wird es anstrengend, und das ist gut! Helfen Sie dem steifen Gelenk gegebenenfalls mit der anderen Hand, das maximal mögliche Bewegungsende zu erreichen. Es lohnt sich, nicht nur in die maximale Beugung, sondern auch in die maximale Streckung zu bewegen.

Integration in Alltagsaktivitäten: Führen Sie Haushaltsarbeiten wie Wäschewaschen und Geschirrspülen in warmem Wasser mit den Händen durch.

Hinweis: Ergänzen Sie die Selbstmobilisation und Lagerung mit der Dehnung der Zwischenknochenmuskeln (Mm. interossei) (Seite 95).

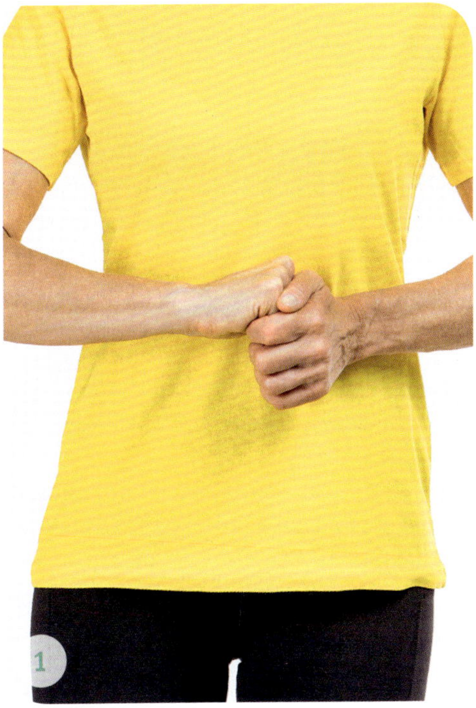

1

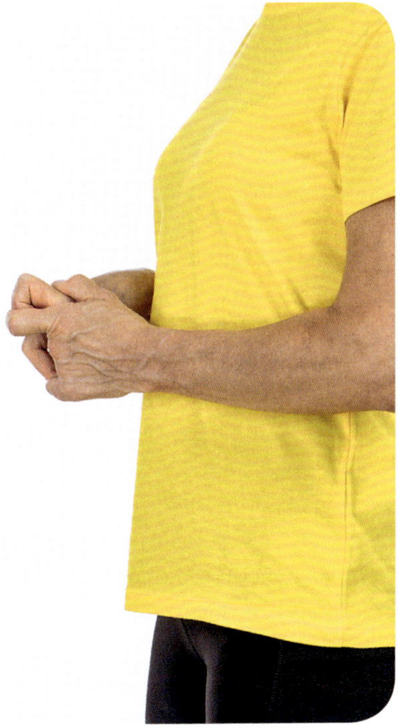

2

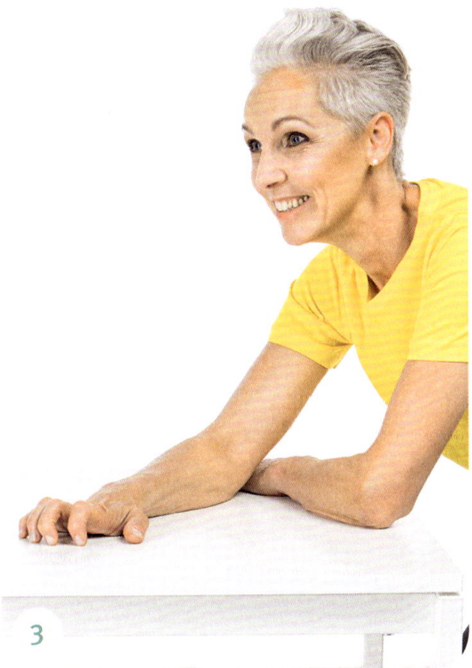

3

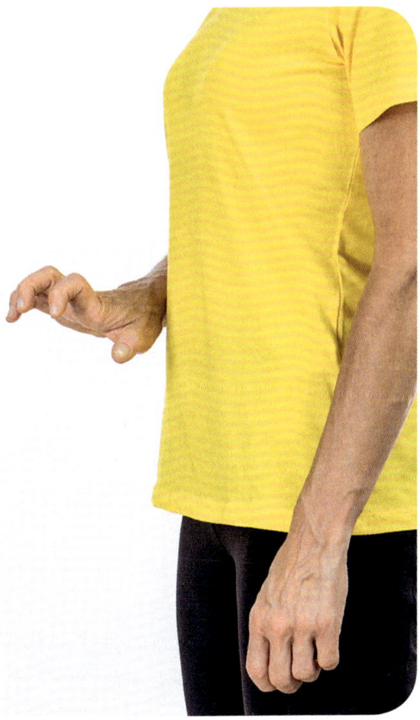

4

Ergänzende Übungen zur besseren Streckung

Lagerung: Halten Sie Ihr Fingergelenk mithilfe der anderen Hand in submaximaler Streckung. Dies können Sie mit allen Fingern zugleich machen ❶ oder gezielt nur in einem Fingergelenk ❷. Sie können den Finger auch in submaximaler Streckung an der Tischkante ❸ oder auf Ihrem Oberschenkel lagern.

Wiederholtes Bewegen in Streckung: Bewegen Sie Ihre Finger wiederholt in die maximale Streckung. Bei allen aktiven Übungen ist es sinnvoll, maximal in die eingeschränkte Richtung zu bewegen und dann auch in die entgegengesetzte Richtung, also beispielsweise in die maximale Streckung und dann in die maximale Beugung. In ❹ sehen Sie ein Beispiel für die maximale aktive Streckung gleichzeitig in allen Fingergelenken. Für die Muskeln der Fingerzwischengelenke und für diese Gelenke selbst können Sie gut diese aktive Streckung mit der maximalen aktiven Beugung in den Fingerzwischengelenken abwechselnd kombinieren (Seite 91) ❹. Wenn Sie jeweils bis an das maximale Ende des Gelenkausmaßes bewegen, wird es anstrengend – und das ist gut! Helfen Sie dem steifen Gelenk gegebenenfalls mit der anderen Hand, das maximal mögliche Bewegungsende zu erreichen.

Integration in Alltagsaktivitäten: Führen Sie, wie für die Beugung, Ihre Haushaltsarbeiten wie das Geschirrspülen in warmem Wasser mit den Händen durch. Dabei benutzen Sie Ihre Finger auf sinnvolle Weise.

Hinweis: Ergänzen Sie die Selbstmobilisation und Lagerung mit der Dehnung der Zwischenknochenmuskeln (Mm. interossei) (Seite 95).

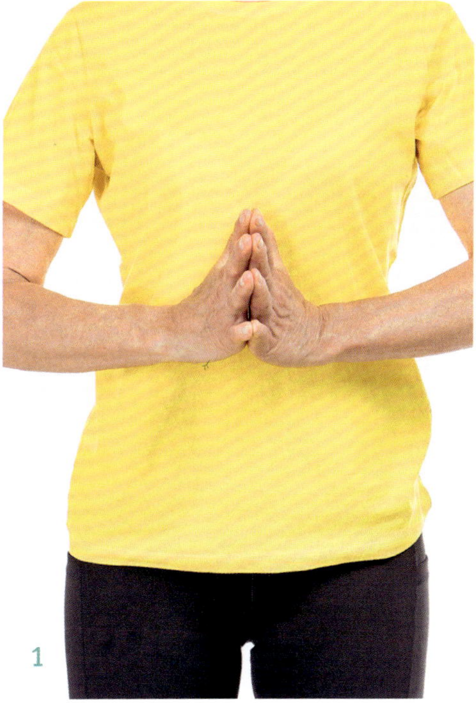
1

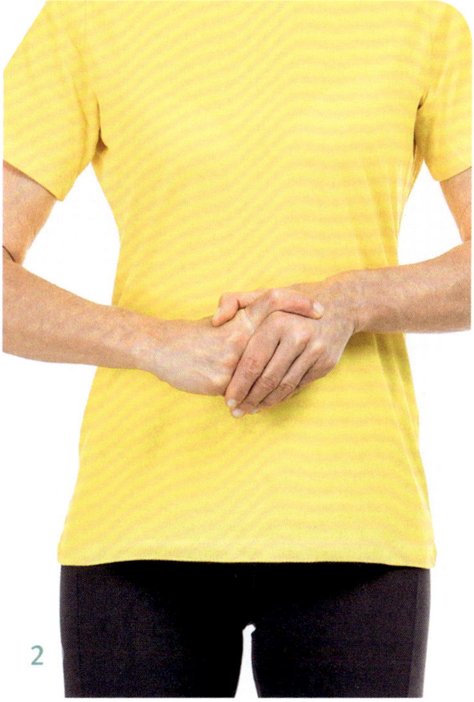
2

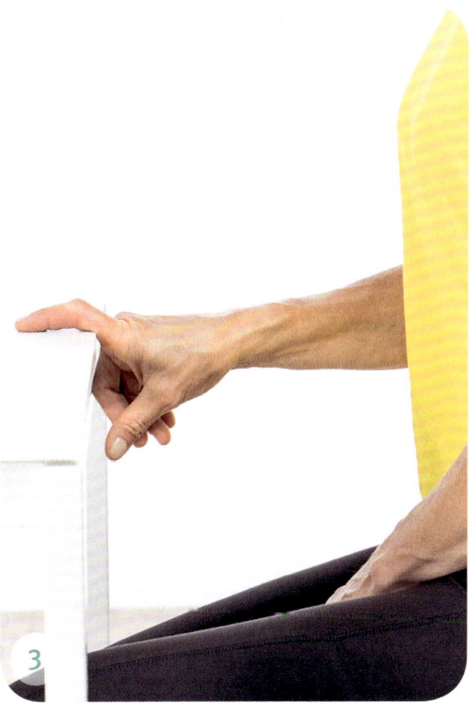
3

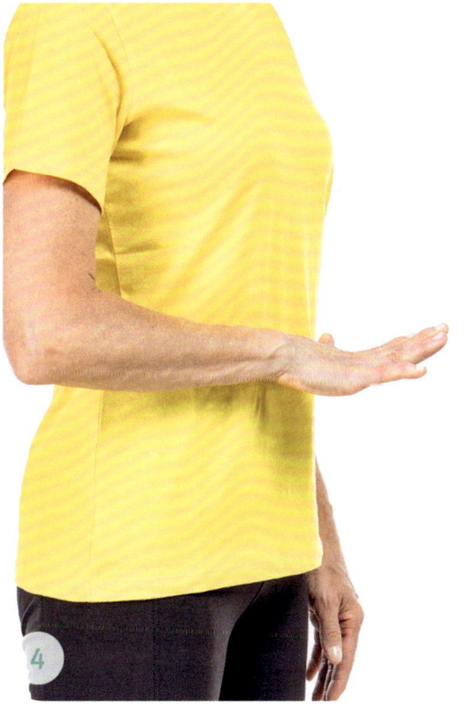
4

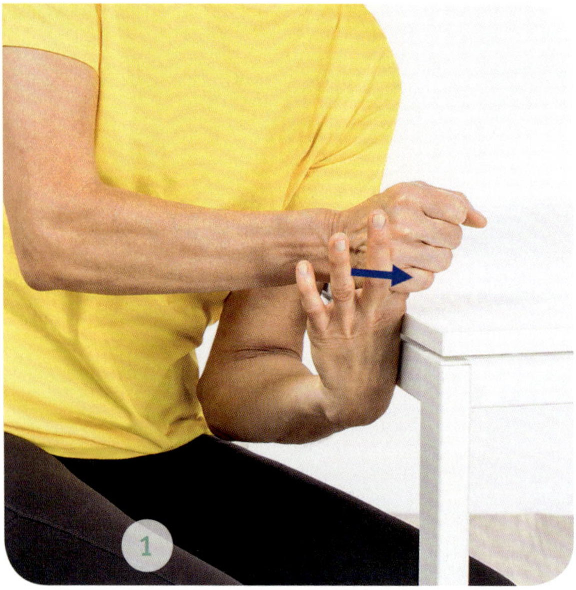

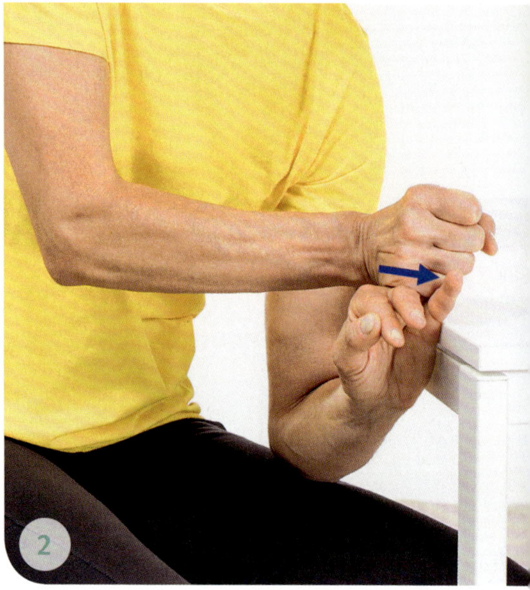

Selbstmobilisation zum Abspreizen in den Fingergrundgelenken

Ausgangsstellung für den 2. Finger: Stützen Sie die Daumenseite der Mittelhand gegen die Tischkante. Der Zeigefinger ragt über die Tischkante nach oben hinaus. Umfassen Sie mit der anderen Hand den Finger, sodass der kleinfingerseitige Handballen nahe am Fingergrundgelenk liegt.

Durchführung: Schieben Sie möglichst gelenknah den Zeigefinger zum Tisch hin, ungefähr parallel zur Tischfläche. ❶

Dosierung: Halten Sie diese Dehnstellung für 1–2 Minuten etwas über dem ersten Bewegungsstopp. Beginnen Sie mit wenig Kraft, da das Gelenk für diese Bewegungsrichtung nicht sehr stabil ist.

Variante für den 4. und 5. Finger: Legen Sie die Kleinfingerseite der Mittelhand gegen die Tischkante. Umfassen Sie mit der anderen Hand den 4. oder 5. Finger möglichst gelenknah und schieben Sie den Finger zum Tisch hin. ❷

Hinweis: Mobilisieren Sie vor allem den 2., 4. und 5. Finger, wenn Sie Steifheit beim Abspreizen empfinden. Der dritte Finger ist der zentrale Punkt, von dem die anderen Finger sich wegspreizen. Er benötigt daher keine große Beweglichkeit nach rechts und links.

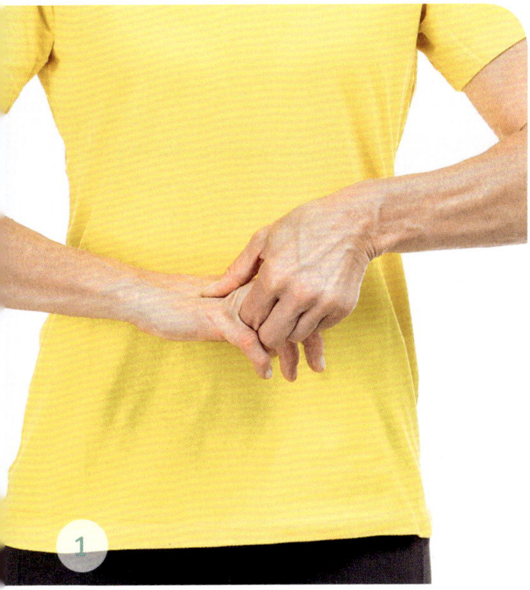

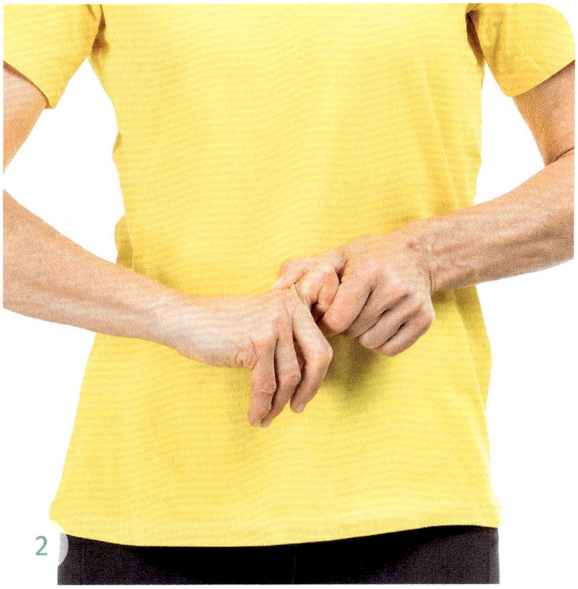

Dehnung der Zwischenknochenmuskeln

Ausgangsstellung: Halten Sie die Hand vor Ihrem Bauch oder legen Sie sie vor sich auf einen Tisch. Beugen Sie aktiv die beiden Zwischengelenke und strecken Sie das Fingergrundgelenk. Halten Sie diese Position mithilfe der anderen Hand. Legen Sie dazu den Daumen oder auch den Daumenballen gelenknah auf das Fingergrundgelenk und den gebeugten Zeige- oder Mittelfinger unter das Endglied des Fingers, also ungefähr auf den Fingernagel. ❶ ❷

Durchführung: Drücken Sie mit dem Zeige- bzw. Mittelfinger nach oben und mit dem Daumen(ballen) gleichzeitig etwas nach unten. Dadurch beugen Sie die Fingerzwischengelenke und strecken das Fingergrundgelenk ein bisschen mehr.

Dosierung: Halten Sie diese Stellung mit einem leichten Dehngefühl für ca. 1–2 Minuten und wiederholen Sie die Dehnung nach einer kurzen Pause mehrmals.

Hinweis: Diese Dehnung erhöht oft das subjektive Gefühl größerer Beweglichkeit im Finger. Sie ergänzt daher die Selbstmobilisation und Lagerung. Führen Sie sie zusätzlich aktiv ohne Hilfe der anderen Hand als Übung aus, indem Sie maximal in die Dehnstellung Seite 91 ❹ und Seite 93 ❹ hin und her bewegen.

Ergänzende Übungen zum Abspreizen im Fingergrundgelenk

Lagerung: Halten Sie Ihren Finger in der Position des submaximalen Abspreizens. ❶ Sie können ihn auch im Sitzen in dieser Stellung an der Tischkante ❷ oder auf Ihrem Knie ❸ lagern.

Wiederholtes Bewegen: Spreizen Sie aktiv alle Finger und führen Sie sie wieder zusammen. Bewegen Sie die Finger maximal auseinander, sodass es anstrengend wird. So hilft es am besten. Unterstützen Sie dabei den »steifen« Finger mit der anderen Hand, um das maximale Bewegungsausmaß zu erreichen. ❹

Integration in Alltagsaktivitäten: Bewegen Sie Ihre Finger in Richtung Abspreizen bewusst und gezielt bei manuellen Arbeiten.

Hinweis: Ergänzen Sie die Selbstmobilisation und Lagerung mit der Dehnung der Zwischenknochenmuskeln (Mm. interossei) (Seite 95).

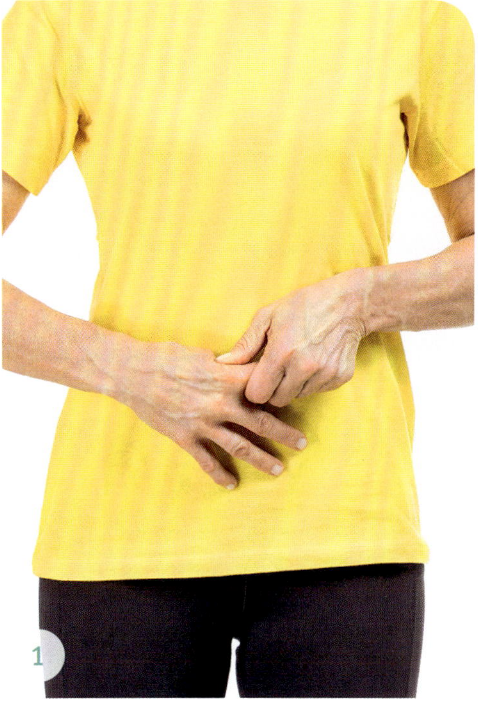
1

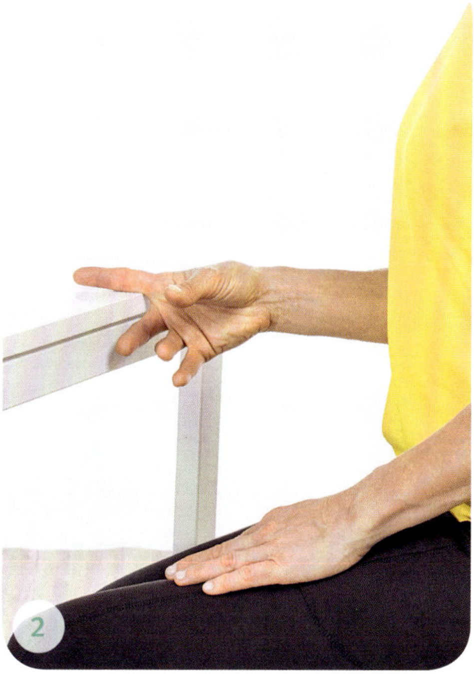
2

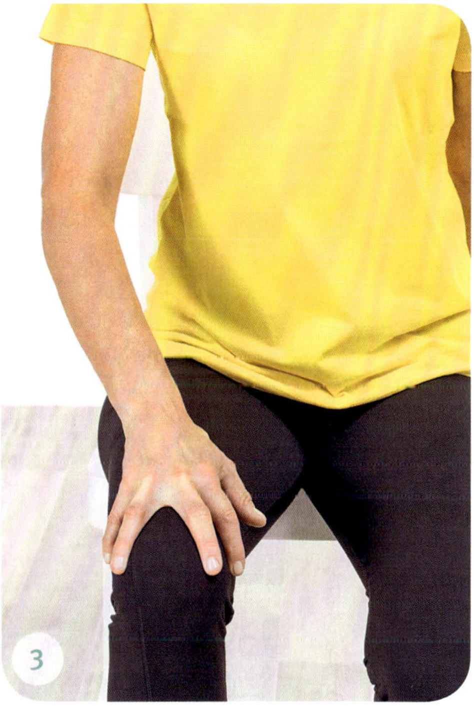
3

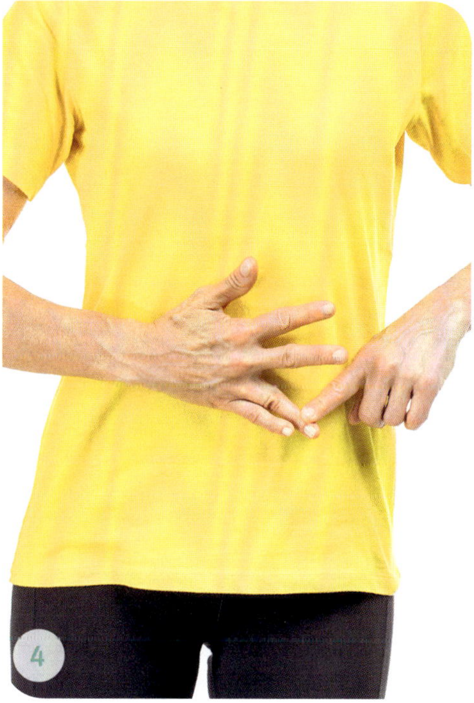
4

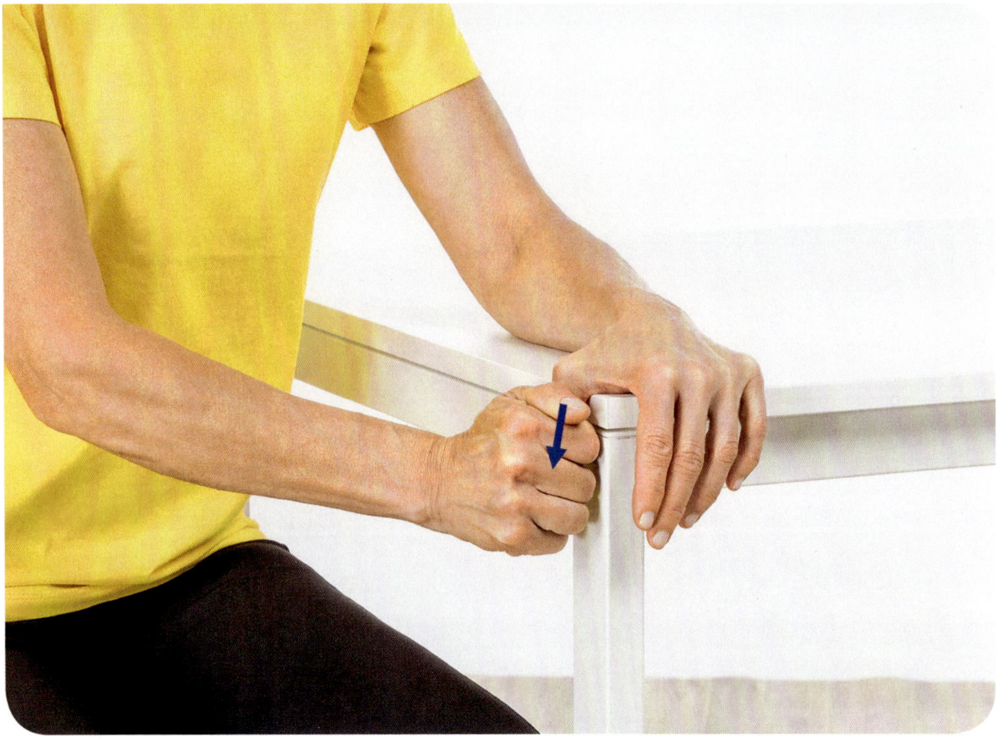

Selbstmobilisation bei Schmerz und Bewegungseinschränkung

Ausgangsstellung: Legen Sie die Hand auf die Ecke eines Tisches, sodass der Daumen auf einer Seite und die Finger auf der anderen Seite über die Kanten hinausragen. Der Mittelhandknochen des Daumens liegt auf dem Tisch.

Durchführung: Greifen Sie mit der anderen Hand um die zwei Daumenglieder und ziehen Sie beide in Richtung Fußboden.

Dosierung: Zur Schmerzlinderung ziehen Sie bis zum ersten Bewegungsstopp hin und her. Leider ist er schwer zu spüren, da das Bewegungsausmaß klein ist. Ziehen Sie ohne viel Kraft und lassen Sie wieder locker. Wiederholen Sie diesen Wechsel, solange es angenehm ist. Zur Dehnung können Sie über den ersten Bewegungsstopp mit mehr Kraft ziehen und länger halten. Wiederholen Sie das mehrmals für je 1–2 Minuten.

Hinweis: Beginnen Sie immer mit dieser Traktionstechnik, sowohl zum Verbessern der Beugung als auch der Streckung. Mit dieser Technik können Sie auch das Daumenzwischengelenk mobilisieren. Fixieren Sie dazu das handnahe Daumenglied auf dem Tisch und ziehen Sie am letzten Daumenglied nach unten in Richtung Fußboden.

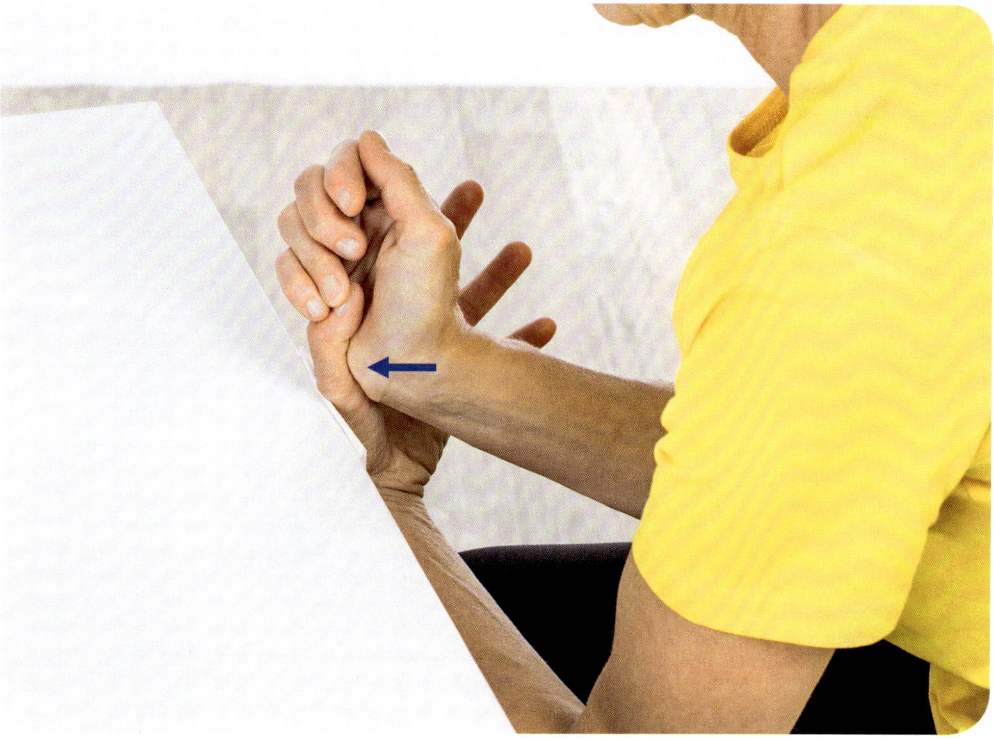

Selbstmobilisation zur besseren Streckung

Ausgangsstellung: Legen Sie Ihre Hand mit der Daumenseite an die Tischkante, sodass beide Daumenglieder über die Kante hinausragen. Der Mittelhandknochen des Daumens liegt mit seiner Rückseite an der Tischkante.

Durchführung: Umfassen Sie den Daumen mit der anderen Hand, sodass der kleinfingerseitige Handballen am handnahen Daumenglied liegt. Schieben Sie dieses in Richtung Tisch, also in Richtung Rückseite des Daumens. Der Schub sollte parallel zur Tischfläche sein, rechtwinklig zum handnahen Daumenglied.

Dosierung: Halten Sie den Schub jenseits des ersten Bewegungsstopps für 1–2 Minuten. Wiederholen Sie das mehrmals nach einer kurzen Pause.

Hinweis: Die Streckung im Daumengrundgelenk ist oft überbeweglich bis instabil. Mobilisieren Sie daher nur, wenn die Streckung wirklich eingeschränkt ist. Auf ähnliche Weise können Sie das Daumenzwischengelenk mobilisieren. Fixieren Sie dazu das handnahe Daumenglied an der Tischkante und schieben Sie das letzte Daumenglied in Richtung Rückseite des Daumens zum Tisch. Zum Polstern können Sie ein Papiertaschentuch zwischen Daumen und Tischkante legen.

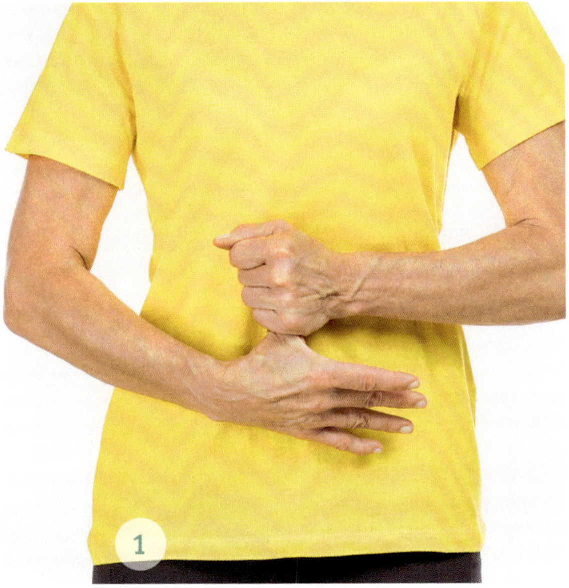

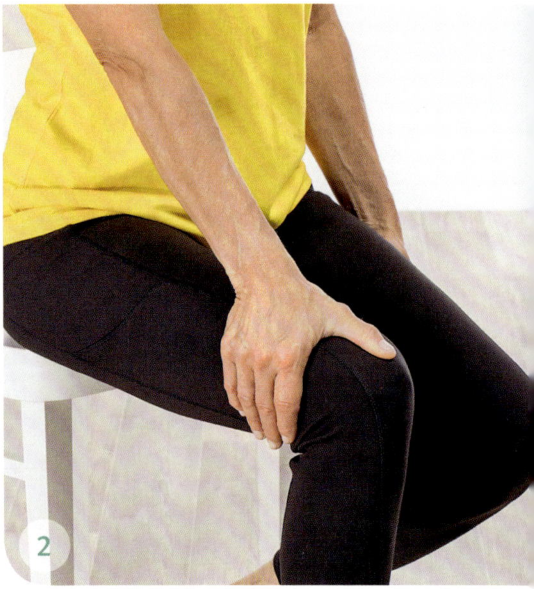

Ergänzende Übungen zur besseren Streckung

Lagerung: Halten Sie Ihren Daumen mit der anderen Hand in submaximaler Streckung. ❶ Alternativ können Sie die Hand im Sitzen auf Ihren Oberschenkel legen und den Daumen dort in submaximaler Streckung am Bein fixieren. ❷

Wiederholtes Bewegen: Beugen und strecken Sie den Daumen durch das ganze Bewegungsausmaß. Sollten Ihnen dabei die letzten Grade der Streckung schwerfallen, helfen Sie mit der anderen Hand nach.

Integration in Alltagsaktivitäten: Benutzen Sie Ihren Daumen bewusst beim Arbeiten und Ähnlichem. Achten Sie darauf, ein Überstrecken des Daumens zu vermeiden. Dies geschieht häufig im Grundgelenk, also zwischen der Mittelhand und dem handnahen Daumenglied. Wenn Sie mit der Daumenspitze gegen etwas drücken möchten, schließen Sie die übrigen Finger zu einer Faust und stützen damit den Daumen.

Hinweis: Auf ähnliche Weise können Sie das Daumenzwischengelenk lagern und wiederholt bewegen.

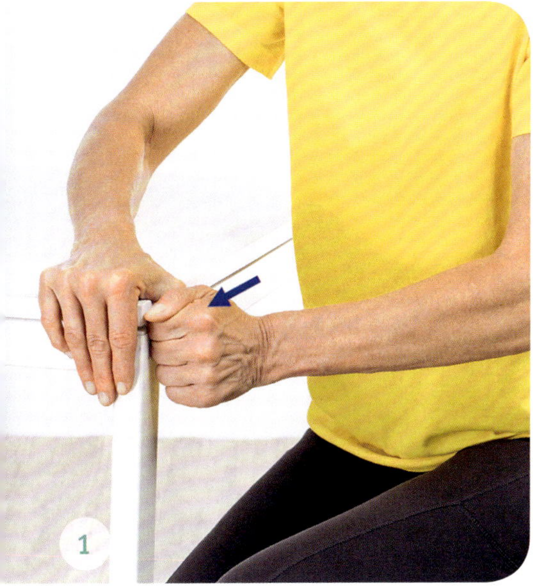

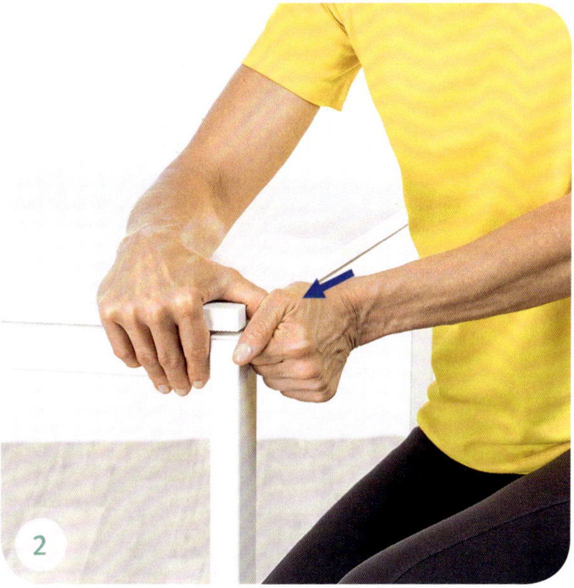

Selbstmobilisation zur besseren Beugung

Ausgangsstellung: Legen Sie die Hand auf den Tisch an eine Ecke, sodass der Daumen auf einer Seite und die Finger auf der anderen Seite über die Kante hinausragen. Der Mittelhandknochen des Daumens liegt auf dem Tisch. Sie müssen den Daumen noch etwas beugen können, ohne dass er an die Tischkante stößt.

Durchführung: Umfassen Sie den Daumen mit der anderen Hand und legen Sie den Daumenballen auf die Rückseite des handnahen Daumengliedes. Drücken Sie dieses dann schräg nach unten unter den Tisch, rechtwinklig zum Daumenglied. ❶

Dosierung: Halten Sie den Mobilisationsschub jenseits des ersten Bewegungsstopps für 1–2 Minuten. Wiederholen Sie dies mehrmals nach einer jeweils kurzen Pause.

Hinweis: Auf ähnliche Weise können Sie auch das Daumenzwischengelenk mobilisieren. Fixieren Sie dazu das handnahe Daumenglied an der Tischkante und schieben Sie das letzte Daumenglied schräg nach unten unter den Tisch, rechtwinklig zum Daumenglied. ❷

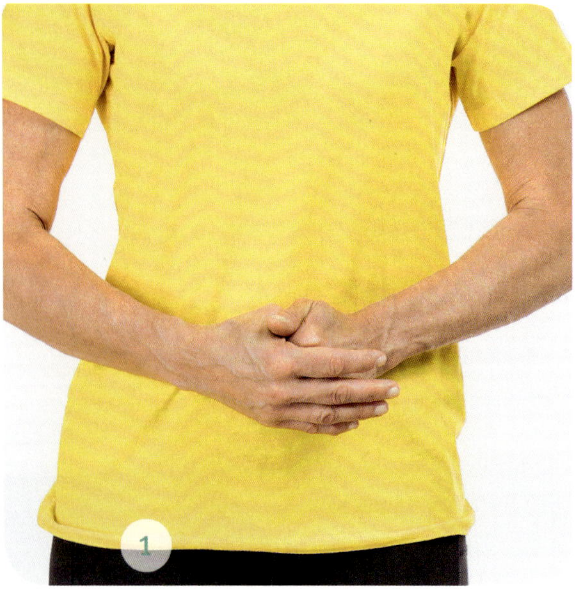

1

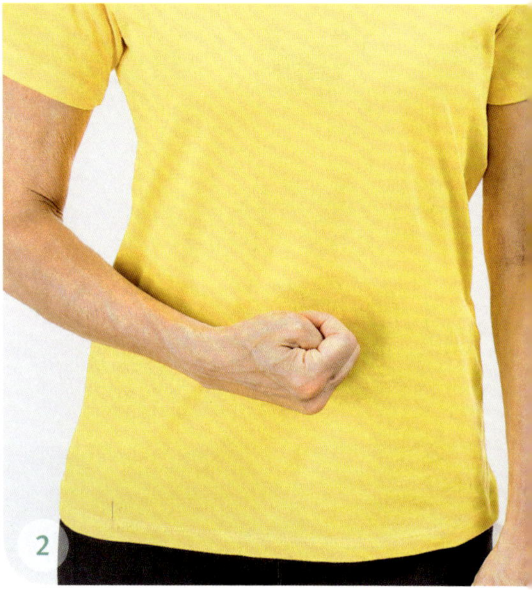

2

Ergänzende Übungen zur besseren Beugung

Lagerung: Halten Sie den Daumen mit der anderen Hand in submaximaler Beugung. ❶ Alternativ können Sie den submaximal gebeugten Daumen auch in die zur Faust gebeugten anderen Finger legen. ❷

Wiederholtes Bewegen: Bewegen Sie wie bei der Streckung beschrieben (Seite 100) den Daumen in maximale Beugung und maximale Streckung hin und her. Unterstützen Sie gegebenenfalls die maximale Beugung mit der anderen Hand.

Integration in Alltagsaktivitäten: Wie bei der Streckung beschrieben (Seite 100) können Sie den Daumen bewusst in Alltagsaktivitäten einsetzen. Achten Sie dabei auf seine Stabilität.

Hinweis: Auf ähnliche Weise können Sie das Daumenzwischengelenk lagern und wiederholt bewegen.

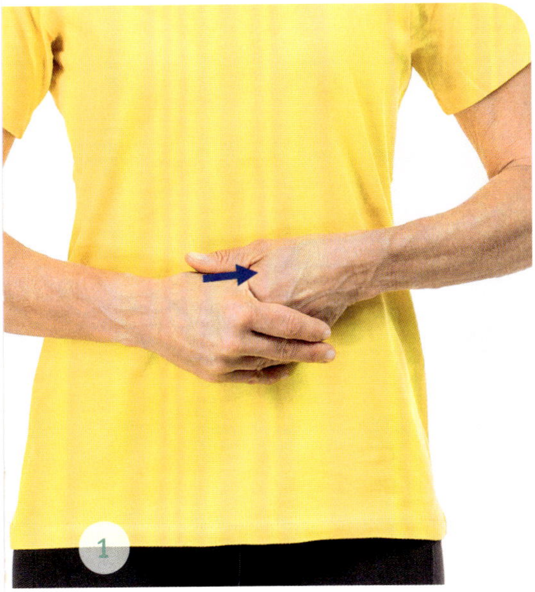

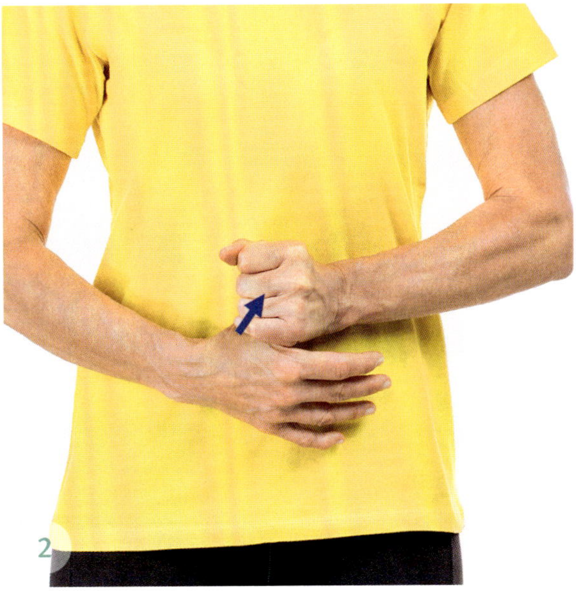

Selbstmobilisation zur Schmerzlinderung

Ausgangsstellung: Fixieren Sie Ihren Unterarm, indem Sie ihn an den Bauch legen. Umfassen Sie mit der anderen Hand den ganzen Daumen, sodass der Zeigefinger auf dem Daumenballen und der Daumen der anderen Hand auf dem Rücken des Daumens liegen.

Durchführung: Ziehen Sie den Daumen vom Handgelenk weg in Richtung der Längsachse des Daumens. ❶

Variante: Halten Sie beide Hände vor dem Bauch und umfassen Sie den Daumen mit dem Kleinfingerballen und den kleinfingernahen drei Fingern. Ziehen Sie den Daumen nach oben vom Handgelenk weg. ❷ Zusätzlich können Sie die Hand des Daumens leicht nach unten ziehen.

Dosierung: Bewegen Sie ziehend hin und her bis zum ersten Bewegungsstopp oder halten Sie den Zug dort, so lange es Ihnen angenehm ist.

Hinweis: Ziehen Sie nicht mit Kraft über den ersten Bewegungsstopp hinaus. Da Sie den körpernahen Partner des Gelenks (Os trapezium) nicht fixieren können, würde die Dehnung wahrscheinlich mehr im Handgelenk als im Daumensattelgelenk geschehen. Dort aber benötigen Sie diese vermutlich nicht.

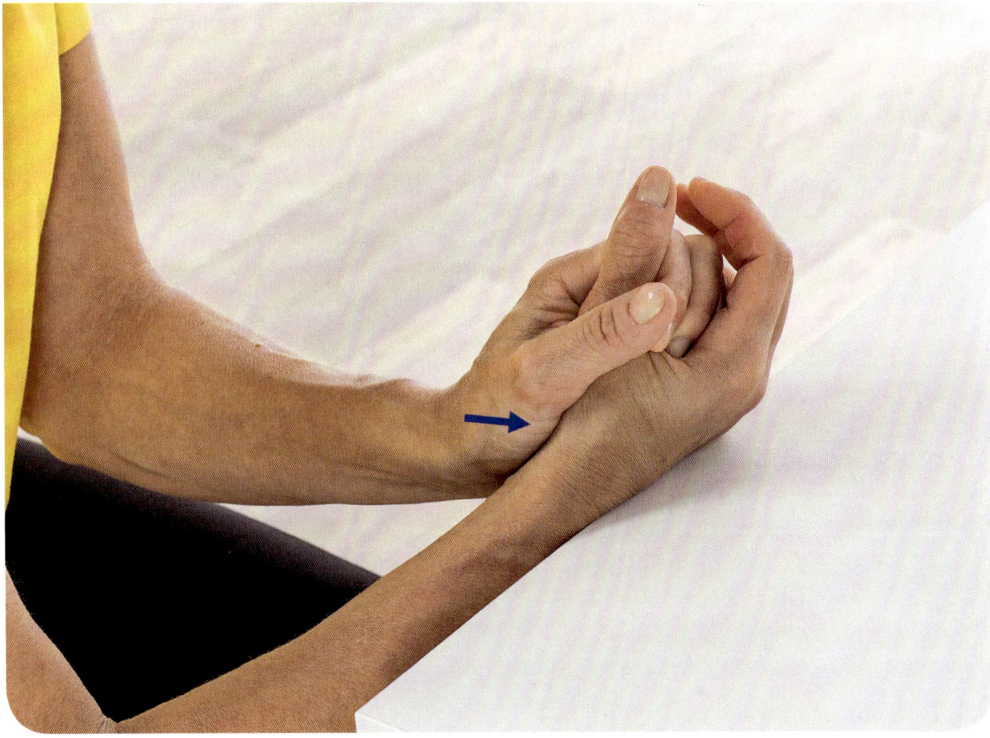

Selbstmobilisation zum besseren Abspreizen

Ausgangsstellung: Legen Sie die Rückseite des Handgelenks an die Tischkante. Der Ballen der anderen Hand kommt von der Vorderseite des Unterarms und legt sich an die Basis des Daumenballens. Die Finger umfassen den Daumen. Drücken Sie ihn ohne Kraft leicht zur Handmitte hin und halten Sie ihn dort. So schieben Sie den handgelenknahen Gelenkpartner des Daumensattelgelenkes (Os trapezium) vor den benachbarten Handwurzelknochen (Os trapezoideum), der an der Tischkante liegt, und fixieren ihn darüber.

Durchführung: Schieben Sie mit dem Handballen die Basis des Daumenballens in Richtung Handrücken zum Tisch, ungefähr parallel zur Tischfläche und rechtwinklig zum Mittelhandknochen des Daumens.

Dosierung: Halten Sie diesen Schub jenseits des ersten Bewegungsstopps für ca. 1–2 Minuten. Wiederholen Sie ihn nach einer kurzen Pause mehrmals.

Hinweis: Beim Abspreizen (Abduktion) bewegen Sie den Daumen rechtwinklig von der Handfläche weg. Seien Sie sich auch hier wie bei der Selbstmobilisation für die Streckung sicher, dass Ihr Gelenk wirklich eingeschränkt ist.

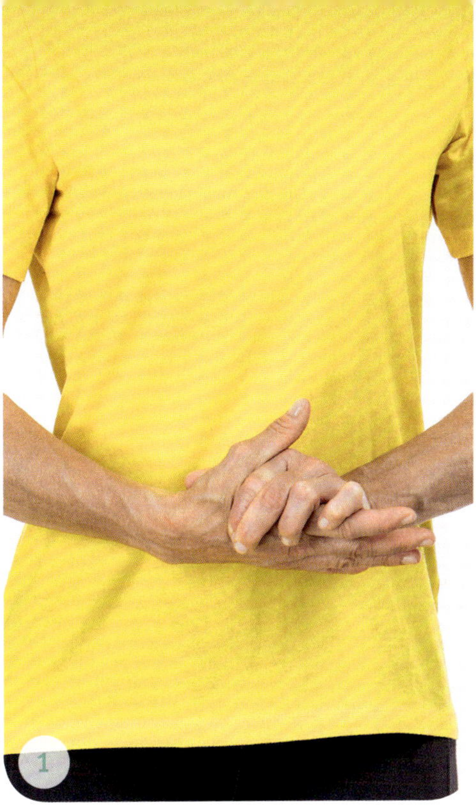

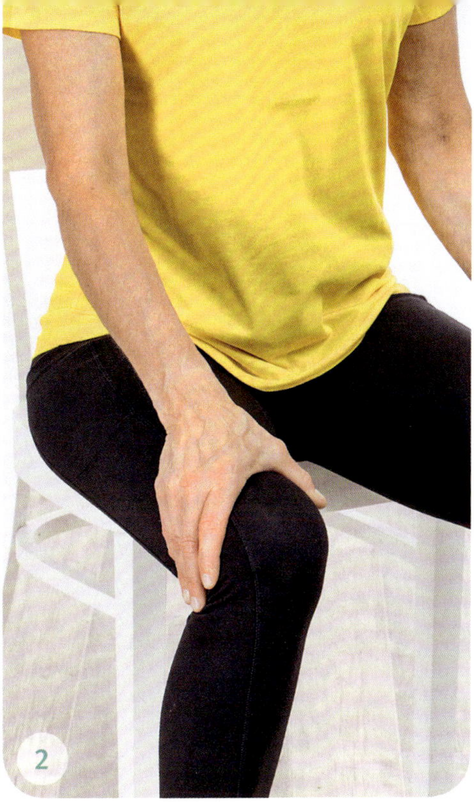

Ergänzende Übungen zum besseren Abspreizen

Lagerung: Halten Sie den Daumen im submaximalen Abspreizen mithilfe der anderen Hand. ❶ Oder lagern Sie Ihre Hand beispielsweise auf dem Oberschenkel. ❷

Wiederholtes Bewegen: Spreizen Sie den Daumen aktiv von der Hand ab. Unterstützen Sie ihn dabei gegebenenfalls mit den Fingern der anderen Hand, um das maximal mögliche Bewegungsausmaß auszuschöpfen.

Integration in Alltagsaktivitäten: Benutzen Sie das Abspreizen des Daumens bewusst im Alltag beim Arbeiten, Greifen von Flaschen und Ähnlichem. Achten Sie dabei darauf, keine übermäßigen passiven Bewegungen zu machen, um die Stabilität des Daumens nicht zu gefährden.

Hinweis: Auch bei Bewegungseinschränkungen sind im Daumensattelgelenk Instabilitäten möglich, die sich als mangelhaft kontrollierte Bewegungen zeigen. Aktivieren Sie daher immer auch die Muskeln durch kontrolliertes Bewegen im gesamten Gelenkausmaß.

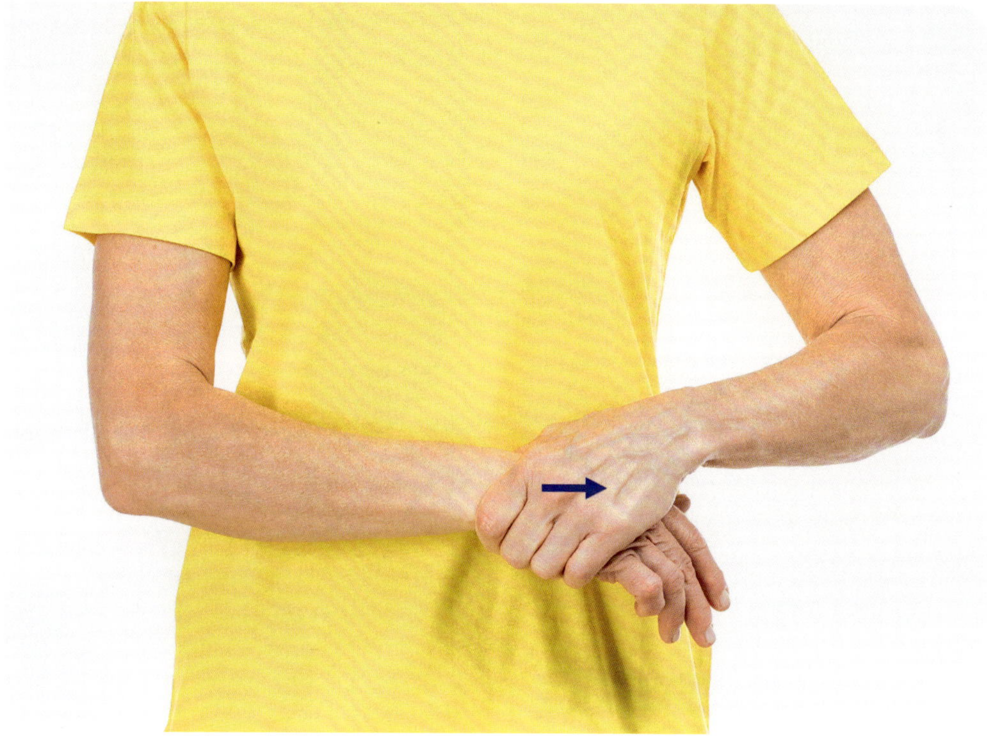

Selbstmobilisation zur Schmerzlinderung und für bessere Beweglichkeit

Ausgangsstellung: Fixieren Sie den Unterarm, indem Sie ihn gegen Ihren Bauch halten. Umfassen Sie mit der anderen Hand von oben kommend die gesamte Mittelhand, sodass Daumen und Zeigefinger auf Höhe des Handgelenks liegen. Stützen Sie mit den Fingern der anderen Hand von unten die zu mobilisierende Hand.

Durchführung: Ziehen Sie das Handgelenk vom Unterarm weg in Richtung Verlängerung des Unterarms.

Dosierung: Zur Schmerzlinderung ziehen Sie bis zum ersten Bewegungsstopp hin und her. Sie können diesen leichten Zug auch einfach so lange halten, wie es Ihnen angenehm ist. Zur Dehnung ziehen Sie etwas über den ersten Bewegungsstopp hinaus und halten diesen Zug ca. 1–2 Minuten. Wiederholen Sie dies nach einer kurzen Pause mehrmals.

Hinweis: Zur Schmerzlinderung können Sie diese Technik praktisch überall anwenden. Als Dehnung ist sie recht anstrengend. Wählen Sie als intensivere Dehntechnik die Variante Seite 109.

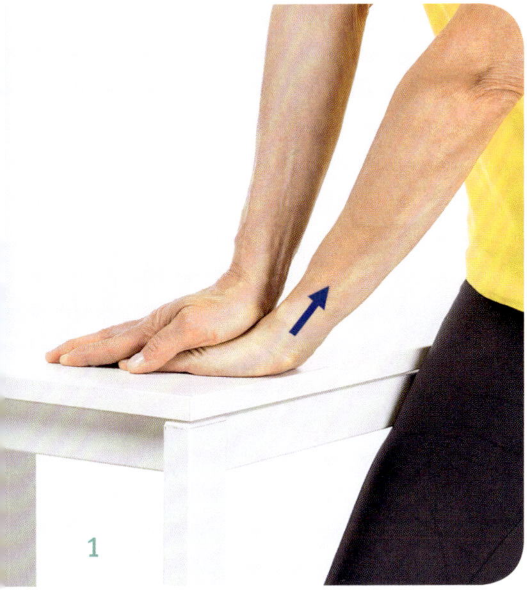

1

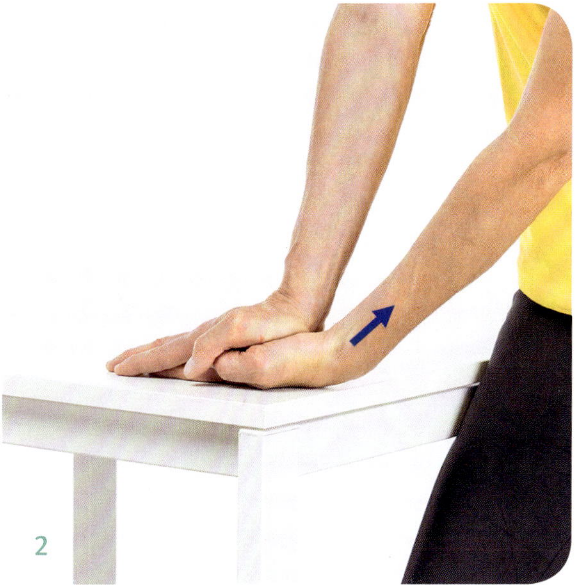

2

Selbstmobilisation mit Traktion zur besseren Streckung und Beugung

Ausgangsstellung: Legen Sie im Stand Ihre Hand auf einen Tisch – mit der Innenfläche für ein Verbessern der Streckung ❶ und mit dem Handrücken für ein Verbessern der Beugung. ❷ Stützen Sie sich mit der anderen Hand flächig auf der ersten Hand ab. Halten Sie den Ellenbogen dieser anderen Hand gestreckt und verlagern Sie Ihr Körpergewicht leicht auf die Hand, um sie zu fixieren.

Durchführung: Mit einer leichten Drehung des Rumpfes zur Seite des zu mobilisierenden Handgelenks, also nach rechts für das rechte Handgelenk, ziehen Sie den gestreckten Arm etwas von der festgehaltenen Hand weg.

Dosierung: Halten Sie die Zugkraft leicht jenseits des ersten Bewegungsstopps für ca. 1–2 Minuten und machen Sie dann eine kurze Pause. Wiederholen Sie das Ganze mehrmals.

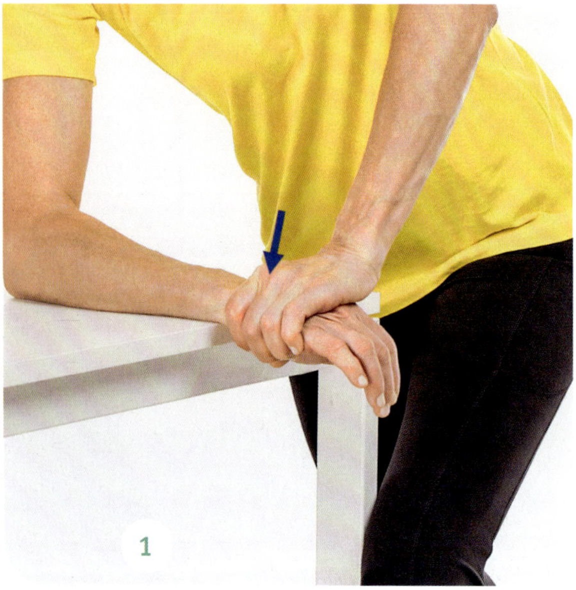

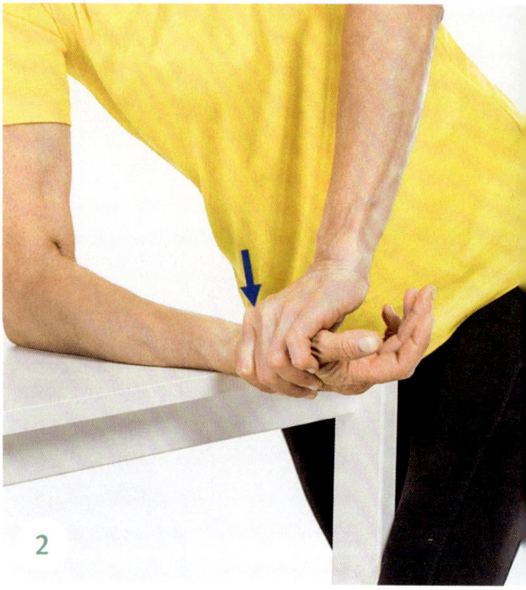

Selbstmobilisation mit Gleiten zur besseren Streckung

Ausgangsstellung: Legen Sie Ihren Unterarm auf einen Tisch. Lassen Sie das Handgelenk über die Tischkante hinausragen. Greifen Sie mit Daumen und Zeigefinger der von oben kommenden Hand direkt auf das Handgelenk. Mit den anderen Fingern dieser Hand stützen Sie die zu mobilisierende Hand.

Durchführung: Drücken Sie die Knochen des Handgelenks in Richtung Fußboden, ungefähr rechtwinklig zum Unterarm. ❶

Dosierung: Halten Sie die dehnende Spannung für ca. 1–2 Minuten. Nach einer kleinen Pause wiederholen Sie das mehrmals.

Hinweis: Meist ist der daumenseitige Bereich des Handgelenks der steifere. Drücken Sie mit der zeigefingernahen Handinnenseite möglichst nahe am Unterarmknochen (Radius). Sollten Sie die Steifigkeit im Handgelenk besonders nahe der Basis des Daumens spüren, müssen Sie die Hand umdrehen. Die hier gelegenen kleinen Knochen (Ossa trapezii) haben eine anders geformte Gelenkfläche als die übrigen Handwurzelknochen. Daher müssen Sie diese in Richtung Handrücken schieben, ❷ ähnlich wie bei der Selbstmobilisation zur besseren Beugung (Seite 111 ❶).

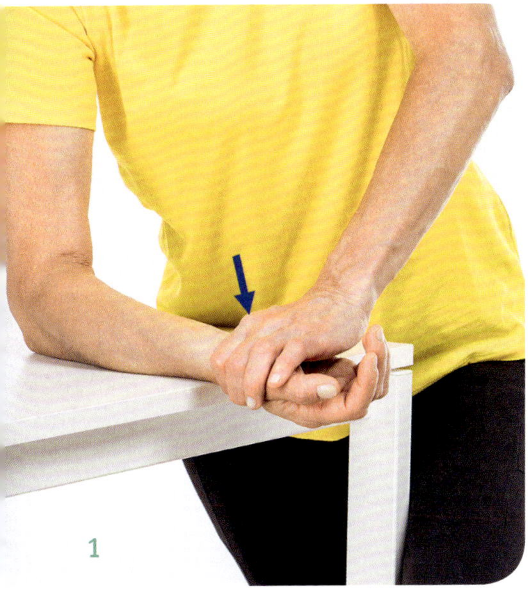

1

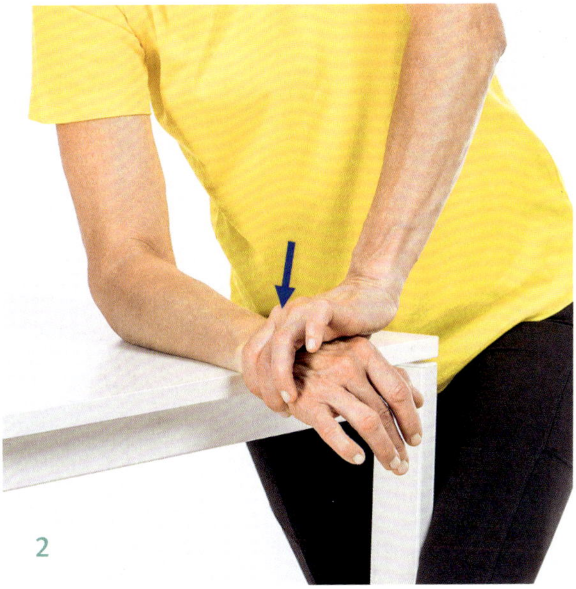

2

Selbstmobilisation mit Gleiten zur besseren Beugung

Ausgangsstellung: Legen Sie Ihren Unterarm mit der Rückseite auf einen Tisch. Lassen Sie das Handgelenk über die Tischkante hinausragen. Greifen Sie mit Daumen und Zeigefinger der von oben kommenden Hand direkt auf das Handgelenk. Mit den anderen Fingern stützen Sie die zu mobilisierende Hand.

Durchführung: Drücken Sie die Knochen des Handgelenks in Richtung Fußboden, ungefähr rechtwinklig zum Unterarm. ❶

Dosierung: Halten Sie die dehnende Spannung für ca. 1–2 Minuten jenseits des ersten Bewegungsstopps. Nach einer kleinen Pause wiederholen Sie das mehrmals.

Hinweis: Meist ist der daumenseitige Bereich des Handgelenks der steifere. Drücken Sie mit der zeigefingernahen Handinnenseite möglichst nahe am Unterarmknochen (Radius). Sollten Sie die Steifigkeit im Handgelenk besonders nahe am Daumen spüren, müssen Sie die Hand umdrehen. Die hier gelegenen Knochen haben eine anders geformte Gelenkfläche als die übrigen Handwurzelknochen. Daher müssen Sie diese in Richtung Handfläche schieben, ❷ ähnlich wie bei der Selbstmobilisation zur besseren Streckung (Seite 110 ❶).

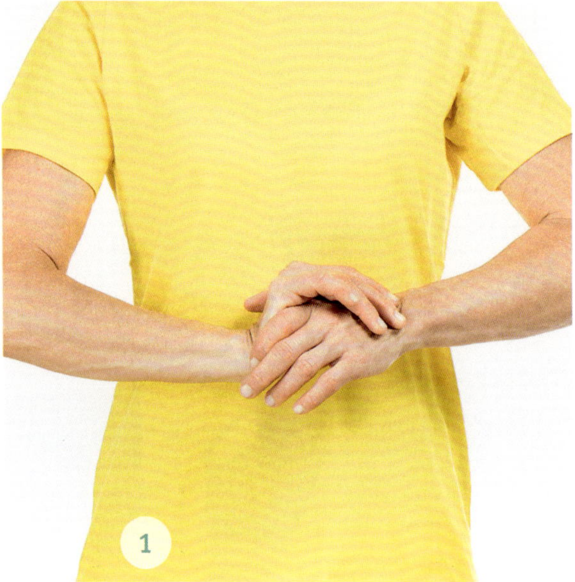

1

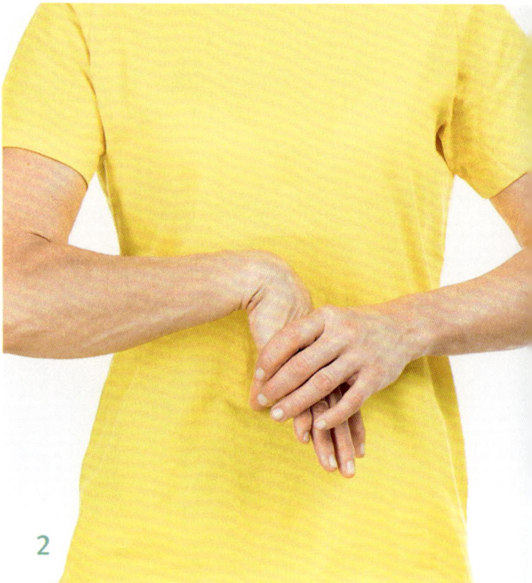

2

Ergänzende Übungen zur besseren Streckung und Beugung

Lagerung: Halten Sie Ihr Handgelenk mit der anderen Hand in submaximaler Streckung ❶ bzw. Beugung ❷. Sie können die Hand in dieser Position auch auf ein Kissen oder Ähnliches lagern.

Wiederholtes Bewegen in Streckung: Legen Sie den Unterarm auf einen Tisch oder den Oberschenkel und heben Sie die Hand in Streckung oder Beugung von der Unterlage ab. Sie können die Hand über die Tischkante hinausragen lassen, um sie in maximale Streckung und Beugung hin- und herzubewegen. Alternativ können Sie das Handgelenk in der Luft maximal strecken und beugen. Achten Sie dabei auf ein möglichst großes Bewegungsausmaß.

Integration in Alltagsaktivitäten: Vermeiden Sie bei allen Tätigkeiten Schmerz im Handgelenk. Beim Strecken könnte besonders ein Schmerz im Bereich des Handrückens ein Zeichen des Anstoßens der Handgelenksknochen gegen den Unterarmknochen (Radius) sein. Respektieren Sie diese Grenze und vermeiden Sie diesen knöchernen Stopp. Stützen Sie sich beispielsweise auf die Faust ab statt auf die flache Hand. Benutzen Sie Ihre Hand bewusst während Alltagstätigkeiten und betonen Sie dabei die Streckung und Beugung im Handgelenk ohne Schmerzen.

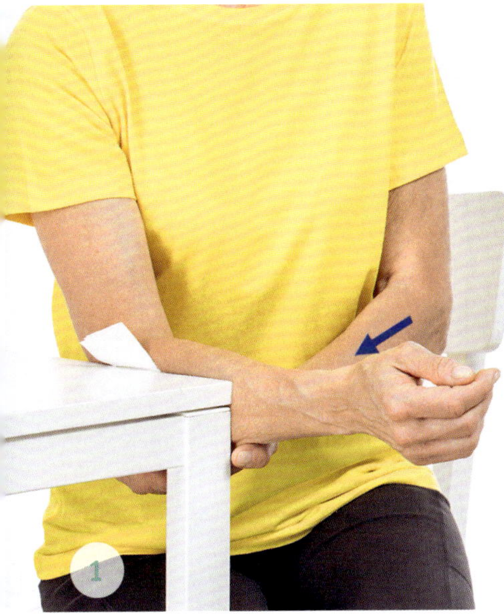

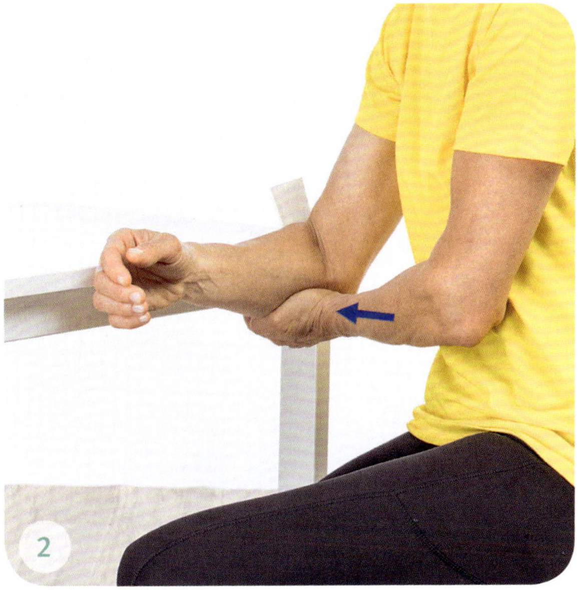

Selbstmobilisation zur besseren Auswärtsdrehung

Ausgangsstellung: Markieren Sie an der Außenseite des Ellenbogens den Knochenvorsprung, der am nächsten in Richtung Hand liegt. Dies ist das Köpfchen der Speiche (Radiusköpfchen). Legen Sie es im Sitzen gegen die mit einem Papiertaschentuch gepolsterte Tischkante. ❶ Halten Sie den Ellenbogen leicht gebeugt und den Unterarm submaximal auswärts gedreht (supiniert). Den Ballen der anderen Hand legen Sie auf den großen Knochenvorsprung an der Innenseite des Ellenbogens (Epicondylus medialis humeri).

Durchführung: Drücken Sie mit dieser anderen Hand den Ellenbogen in Richtung unter den Tisch, ungefähr parallel zur Tischfläche. ❷ Das Radiusköpfchen wird dabei vom Tisch blockiert.

Dosierung: Halten Sie diesen Schub für 1–2 Minuten jenseits des ersten Bewegungsstopps. Wiederholen Sie ihn mehrmals nach jeweils einer kurzen Pause.

Hinweis: Vergessen Sie nicht, zuvor das Gelenk zwischen Oberarm und Elle zu mobilisieren (Seite 117). Sollte Ihnen das Auswärtsdrehen vor allem bei fast maximal gebeugtem Ellenbogen schwerfallen, können Sie auch die Selbstmobilisation zur besseren Beugung im Oberarm-Speichen-Gelenk probieren (Seite 119).

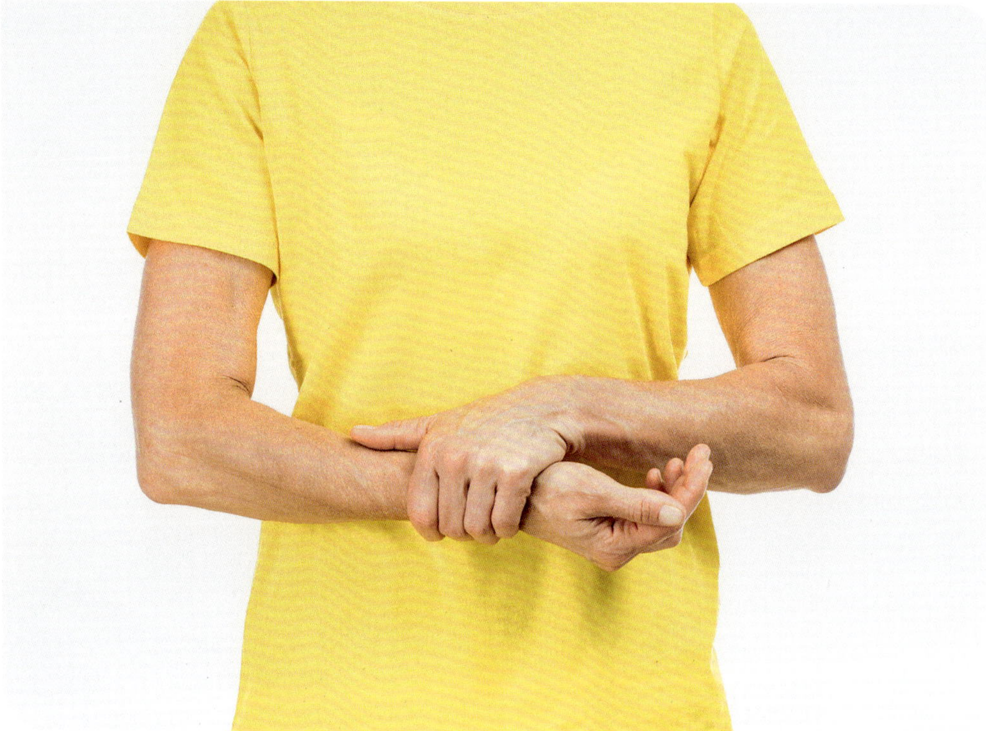

Ergänzende Übungen zur besseren Auswärtsdrehung

Lagerung: Halten Sie Ihren Unterarm mit der anderen Hand in submaximaler Auswärtsdrehung (Supination) oder lagern Sie ihn entsprechend auf einer Unterlage oder einem Kissen.

Wiederholtes Bewegen: Drehen Sie Ihren Unterarm auswärts wie beim Eindrehen von Schrauben. Unterstützen Sie diese Bewegung mit der anderen Hand, falls Sie aktiv das volle verfügbare Bewegungsausmaß noch nicht erreichen.

Integration in Alltagsaktivitäten: Betonen Sie bewusst das Auswärtsdrehen des Unterarms bei Alltagsaktivitäten.

Hinweis: Beim Auswärtsdrehen des Unterarms (Supinieren) bewegen Sie in drei Gelenken gleichzeitig. Das handgelenknahe Unterarmgelenk ist häufig überbeweglich. Vermeiden Sie eine forcierte Auswärtsdrehung, damit es nicht noch beweglicher wird.

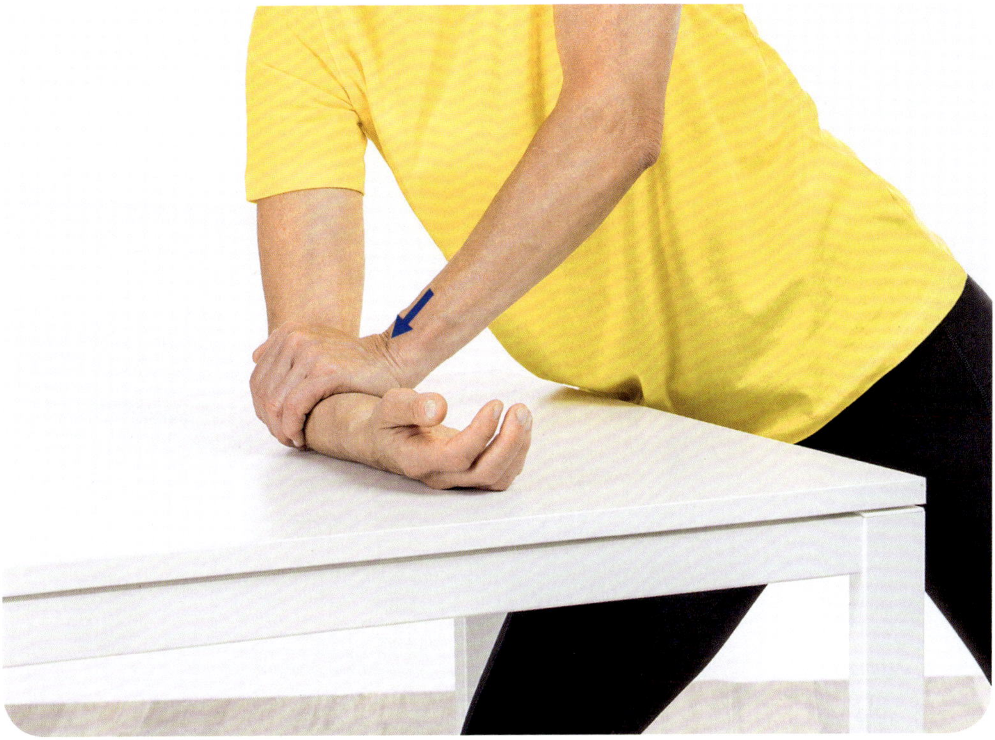

Selbstmobilisation zur besseren Einwärtsdrehung

Ausgangsstellung: Legen Sie den Unterarm und die Hand mit der Kleinfingerseite auf den Tisch. Beugen Sie den Ellenbogen leicht und markieren Sie in der Ellenbeuge die nun sicht- bzw. tastbare Bizepssehne mit einem Stift. Hier in der Tiefe liegt das Radiusköpfchen. Legen Sie den Daumenballen der anderen Hand darauf. Das geht am einfachsten in der auf dem Bild gezeigten Stellung. Drehen Sie den Arm dann submaximal einwärts (proniert).

Durchführung: Drücken Sie mit dem Daumenballen in Verlängerung Ihres Unterarms, also in Richtung Tisch, bis Sie einen deutlichen Widerstand spüren, der wahrscheinlich das Radiusköpfchen sein wird. Drücken Sie nun etwas über diesen Widerstand hinaus. Nutzen Sie dafür im Stehen mit fast gestrecktem Ellenbogen der drückenden Hand Ihr Körpergewicht.

Dosierung: Halten Sie den Mobilisationsschub für ca. 1–2 Minuten jenseits des ersten Bewegungsstopps und wiederholen Sie ihn mehrmals nach jeweils einer Pause.

Hinweis: Mobilisieren Sie zuvor das Gelenk zwischen Oberarm und Elle (Seite 117). Wenn Ihnen das Einwärtsdrehen bei gestrecktem Ellenbogen schwerfällt, können Sie auch die Selbstmobilisation zur besseren Streckung (Seite 120) im Oberarm-Speichen-Gelenk probieren. Halten Sie dabei den Unterarm in submaximaler Einwärtsdrehung.

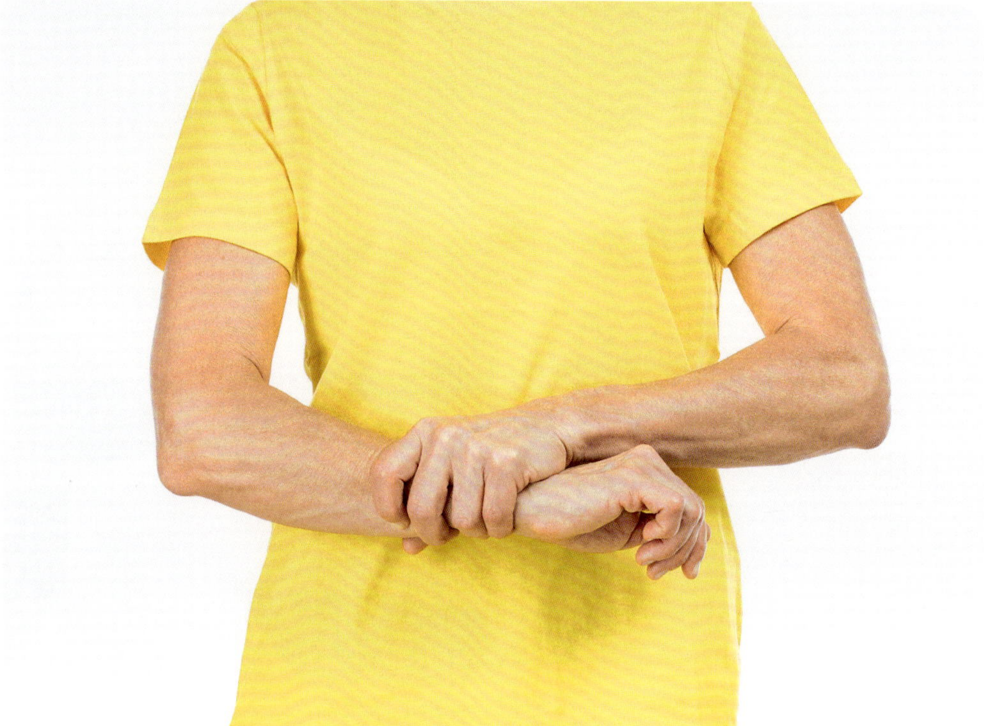

Ergänzende Übungen zur besseren Einwärtsdrehung

Lagerung: Halten Sie den Unterarm mit der anderen Hand in submaximaler Einwärtsdrehung (Pronation) oder lagern Sie ihn entsprechend auf einer Unterlage oder einem Kissen.

Wiederholtes Bewegen: Drehen Sie Ihren Unterarm einwärts wie beim Herausdrehen von Schrauben. Unterstützen Sie diese Bewegung mit der anderen Hand, falls Sie aktiv das volle verfügbare Bewegungsausmaß noch nicht erreichen.

Integration in Alltagsaktivitäten: Betonen Sie bewusst das Einwärtsdrehen des Unterarms bei Alltagsaktivitäten.

Hinweis: Beachten Sie wie beim Auswärtsdrehen des Unterarms (Seite 114), dass Sie diesen immer in drei Gelenken gleichzeitig bewegen. Davon ist das handgelenknahe Unterarmgelenk oft überbeweglich. Vermeiden Sie eine forcierte Einwärtsdrehung, damit es nicht noch beweglicher wird.

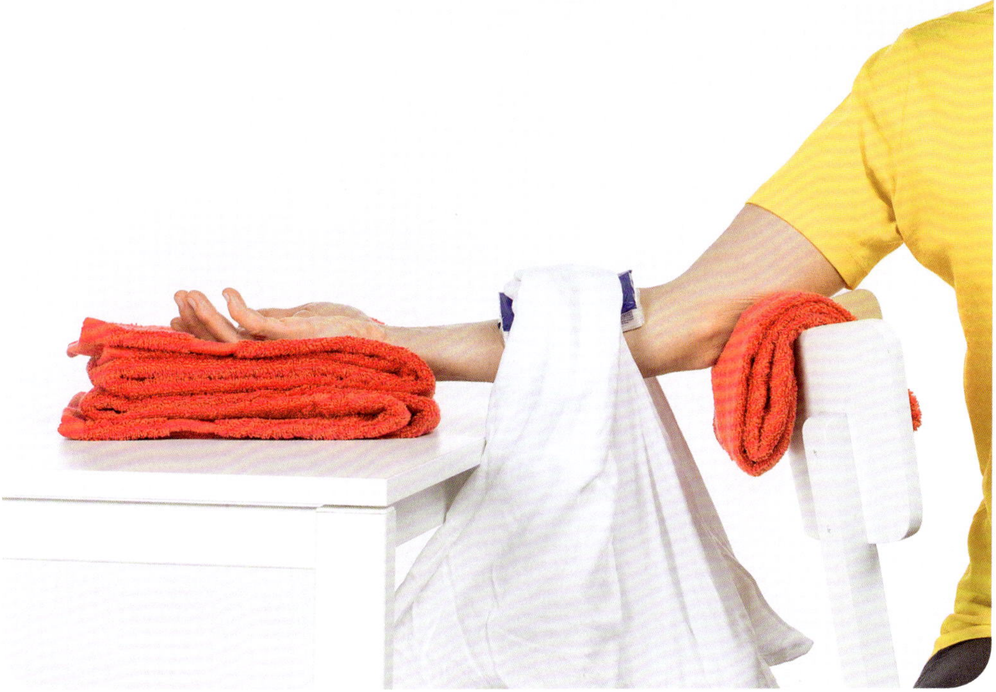

Selbstmobilisation zur besseren Beugung und Streckung

Vorbereitung: Stecken Sie in einen Kopfkissenbezug links und rechts je eine große Plastikflasche mit Wasser.

Ausgangsstellung: Setzen Sie sich seitlich auf einen Stuhl mit einer hohen Rückenlehne, die Sie mit einem dick gefalteten Handtuch polstern. Legen Sie den ellenbogennahen Teil des Oberarms darauf. Den handgelenknahen Teil des Unterarms legen Sie auf einen danebenstehenden Tisch auf ein dick gefaltetes Handtuch. In die Ellenbeuge legen Sie ein volles Päckchen Papiertaschentücher so, dass es in der körpernahen Hälfte des Unterarms liegt. Dort ist der Knochen Elle (Ulna).

Durchführung: Legen Sie den gefüllten Kopfkissenbezug auf das Taschentuchpäckchen. Der Bezug mit den Gewichten auf beiden Seiten des Unterarms zieht die Elle nach unten in Richtung Fußboden.

Dosierung: Lassen Sie den Zug einige Minuten wirken.

Hinweis: Der Kissenbezug kann die Nerven und Blutgefäße drücken, die hier verlaufen. Dann spüren Sie ein Kribbeln in der Hand oder im Unterarm. Das ist nicht besorgniserregend. Pausieren Sie kurz, bis es verschwunden ist. Verschieben Sie das Taschentuchpäckchen etwas und mobilisieren Sie erneut.

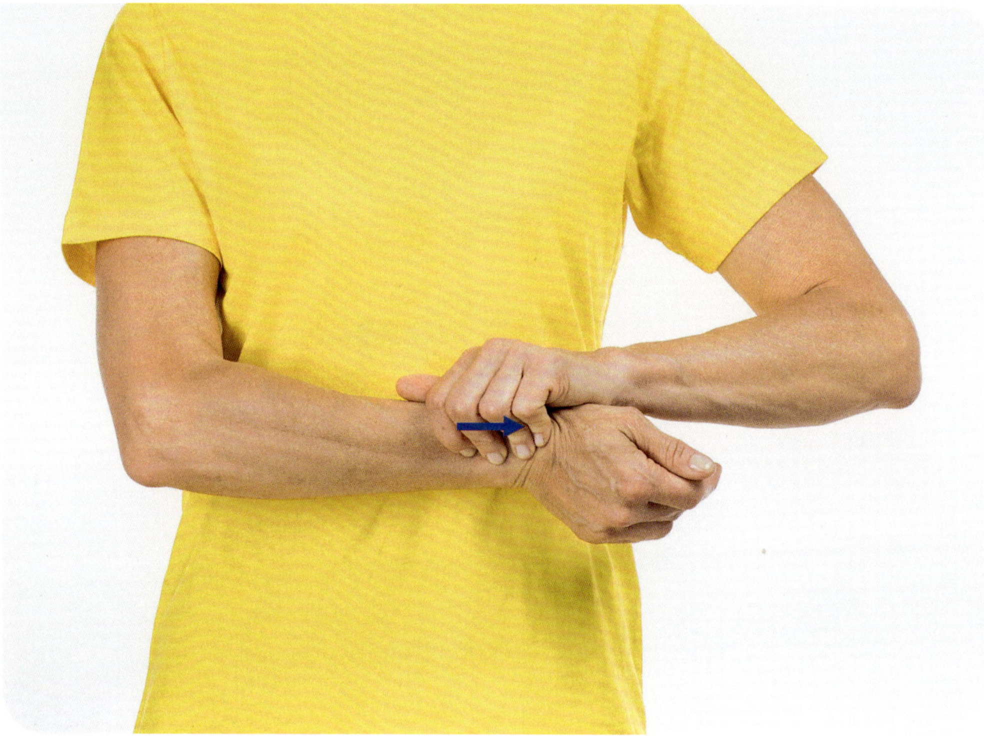

Selbstmobilisation zur Schmerzlinderung

Ausgangsstellung: Fixieren Sie den Oberarm, indem Sie ihn gegen den Rumpf halten. Ihr Ellenbogen ist rechtwinklig gebeugt. Umfassen Sie mit dem Daumen und Daumenballen auf der einen Seite und den Fingern auf der anderen Seite die daumenseitige Hälfte des Unterarms. Dort ist der Knochen Speiche (Radius). Nahe beim Handgelenk können Sie ihn gut greifen.

Durchführung: Ziehen Sie die Speiche in Verlängerung des Unterarms vom Ellenbogen weg.

Dosierung: Zur Schmerzlinderung ziehen Sie kurz bis zum ersten Bewegungsstopp, lassen locker und wiederholen das mehrmals. Sie können zur Intensivierung auch mit mehr Kraft ziehen, solange es Ihnen angenehm ist.

Hinweis: Der erste Bewegungsstopp ist sehr schwer zu spüren. Orientieren Sie sich daher zur Schmerzlinderung am Spüren eines angenehmen Empfindens. Für eine Dehnung, die theoretisch mit dieser Technik möglich wäre, können Sie kaum ausreichend Kraft aufwenden. Wenn Sie kräftig ziehen, intensivieren Sie wahrscheinlich eher die Schmerzlinderung. Sollten Sie dabei ein Spannungsgefühl spüren, dehnen Sie vielleicht auch etwas. Beides tut gut.

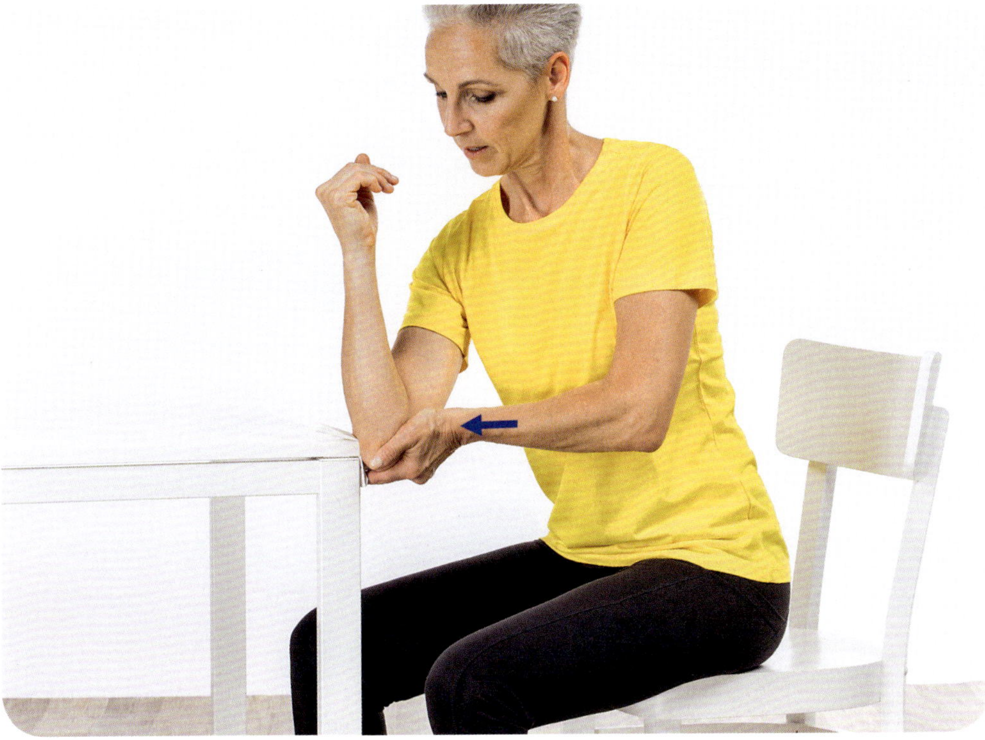

Selbstmobilisation zur besseren Beugung

Ausgangsstellung: Setzen Sie sich frontal an einen Tisch. Suchen Sie an der Außenseite Ihres Ellenbogens das Radiusköpfchen. Es ist der Knochenvorsprung, der hier am nächsten in Richtung Hand liegt. Legen Sie diesen gegen die Tischkante – mehr mit seiner Rückseite als mit der Außenseite. Ein gefaltetes Papiertaschentuch zwischen Tisch und Knochen polstert etwas. Halten Sie den Ellenbogen in submaximaler Beugung. Den Ballen der anderen Hand legen Sie an die Rückseite des Oberarms auf Höhe des Ellenbogens.

Durchführung: Drücken Sie mit der anderen Hand den Oberarm unter den Tisch in Richtung Verlängerung des schiebenden Unterarms, ungefähr parallel zur Tischplatte. Das Radiusköpfchen bleibt dabei an der Tischkante fixiert.

Dosierung: Halten Sie diesen Schub für ca. 1–2 Minuten. Wiederholen Sie ihn mehrmals nach einer jeweils kurzen Pause.

Hinweis: Diese Technik verbessert gleichzeitig die Auswärtsdrehung im Unterarm bei gebeugtem Ellenbogen (Seite 113), wenn Sie den Unterarm dabei in submaximaler Auswärtsdrehung (Supination) halten.

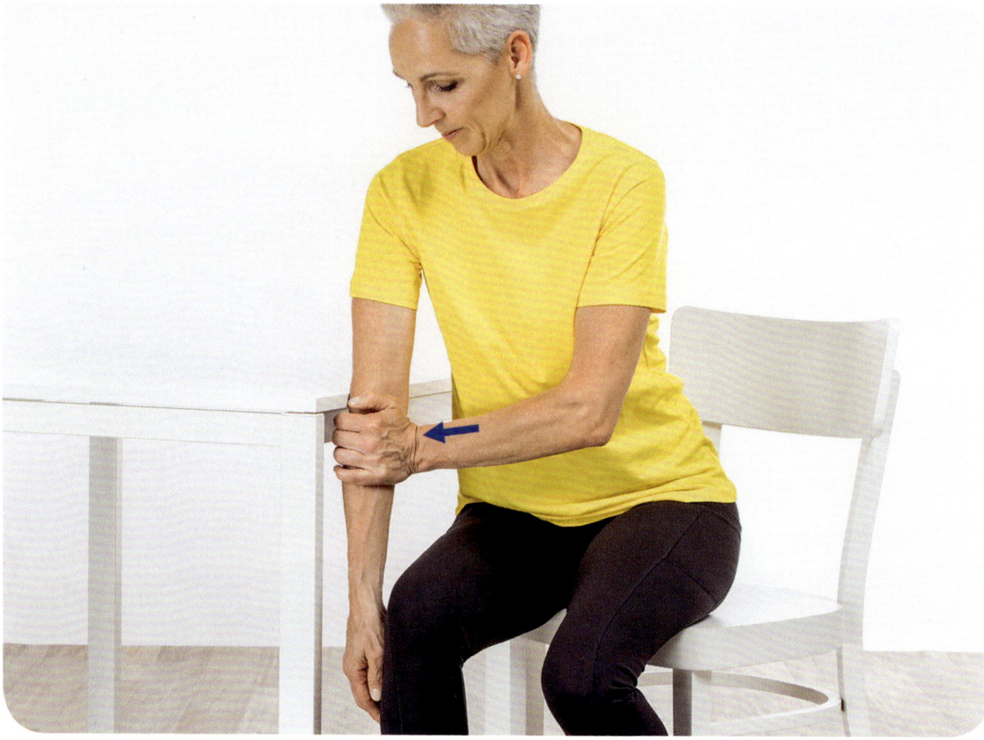

Selbstmobilisation zur besseren Streckung

Ausgangsstellung: Setzen Sie sich seitlich an einen Tisch. Spannen Sie den Beugemuskel »Bizeps« an, indem Sie den Ellenbogen leicht beugen. Markieren Sie mit einem Stift die Bizepssehne, die Sie nun in der Ellenbeuge sehen bzw. tasten können. Hier in der Tiefe liegt ungefähr das Radiusköpfchen. Legen Sie den Daumenballen der anderen Hand auf diese Hautmarkierung. Strecken Sie den Ellenbogen submaximal und stützen Sie die Rückseite des ellenbogennahen Oberarms gegen die Tischkante.

Durchführung: Drücken Sie das Radiusköpfchen mit dem Daumenballen nach hinten in Richtung unter den Tisch, rechtwinklig zum Unterarm, den Sie mobilisieren.

Dosierung: Halten Sie den Mobilisationsschub für ca. 1–2 Minuten. Pausieren Sie kurz und wiederholen Sie diese Folge mehrmals.

Hinweis: Diese Technik verbessert gleichzeitig die Einwärtsdrehung im Unterarm bei gestrecktem Ellenbogen (Seite 115), wenn Sie ihn dabei in submaximaler Einwärtsdrehung (Pronation) halten.

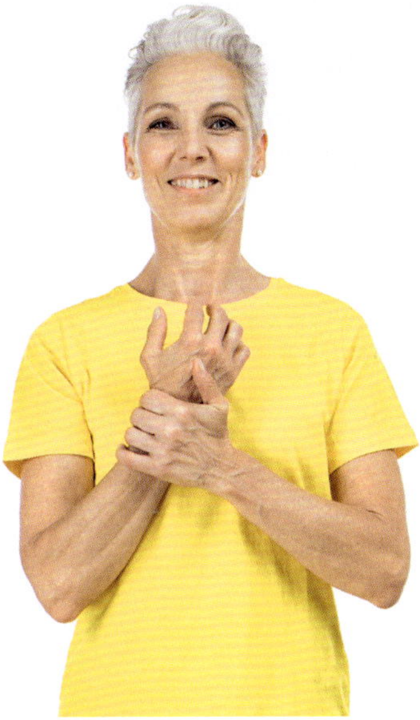

1

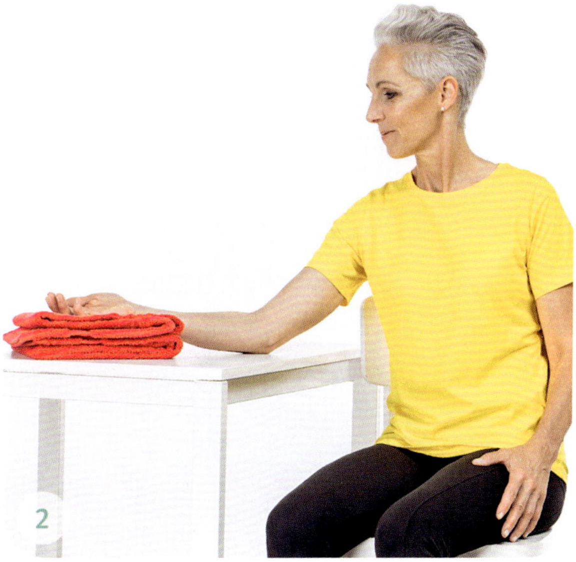

2

Ergänzende Übungen zur besseren Beugung und Streckung

Lagerung: Halten Sie den Ellenbogen mit der anderen Hand in submaximaler Beugung ❶ bzw. Streckung. Alternativ können Sie den Unterarm auch auf ein gefaltetes Handtuch oder ein Kissen ❷ oder Ähnliches legen, sodass der Ellenbogen in submaximaler Position bleibt.

Wiederholtes Bewegen: Beugen und Strecken Sie den Ellenbogen aktiv. Unterstützen Sie den Unterarm gegebenenfalls mit der anderen Hand, um das gesamte verfügbare Bewegungsausmaß auszuschöpfen.

Integration in Alltagsaktivitäten: Benutzen Sie Ihren Ellenbogen bewusst bei Alltagsaktivitäten und im Sport – insbesondere in die eingeschränkte Bewegungsrichtung.

Hinweis: Die Gelenke zwischen Oberarm und Elle sowie Oberarm und Speiche können wir nur gemeinsam bewegen. Daher sind die ergänzenden Maßnahmen wie Lagerung und wiederholtes Bewegen für beide Gelenke gleich.

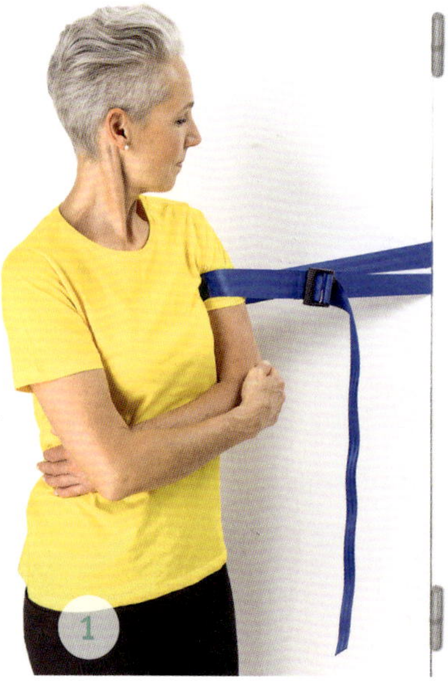

1

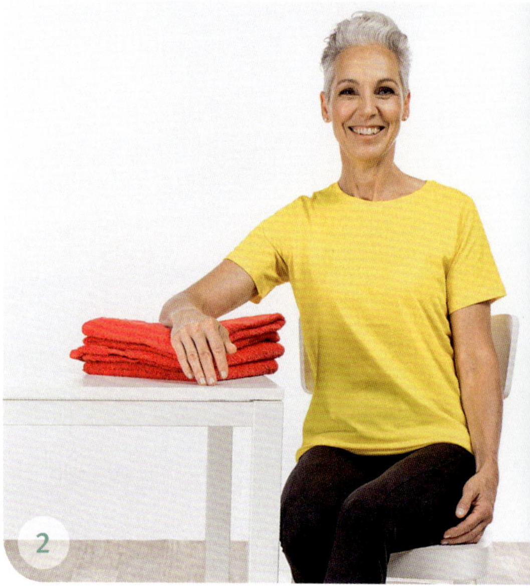

2

Selbstmobilisation zur Schmerzlinderung

Ausgangsstellung: Schieben Sie die Enden eines breiten Gurtes durch den Spalt zwischen Tür und Rahmen auf der Seite der Türscharniere und verknoten Sie sie, sodass sie dort fixiert sind. Auf der anderen Seite der Tür legen Sie die Schlaufe des Gurtes schulternah um den Oberarm, so weit wie möglich in die Achsel. Mit der Hand des anderen Arms halten Sie den Ellenbogen am Rumpf. Drehen Sie sich so zur Tür, dass der Gurt von vorn seitlich zur Schulter zieht.

Durchführung: Lehnen Sie sich mit dem Körper vom Gurt weg. Da der Oberarm im Gurt fixiert ist, entsteht ein leichter Zug in der Schulter. ❶

Dosierung: Halten Sie diesen Zug mit wenig Kraft. Orientieren Sie sich an einer Kraft, die Sie als angenehm und schmerzlindernd empfinden, da der erste Bewegungsstopp schwer zu spüren ist.

Hinweis: Das Schulterblatt ist hier nicht fixiert. Daher können Sie diese Technik nicht zur Dehnung anwenden. Lagern Sie bei (hoch-)akuten Schmerzen Ihr Schultergelenk in einer entspannten Stellung (Schonhaltung), um den Schmerz zu mindern. Die Abbildung zeigt die Stellung, in der anatomisch betrachtet das normale Schultergelenk am entspanntesten ist. Suchen Sie Ihre schmerzarme Schonhaltung um diese Stellung herum. ❷

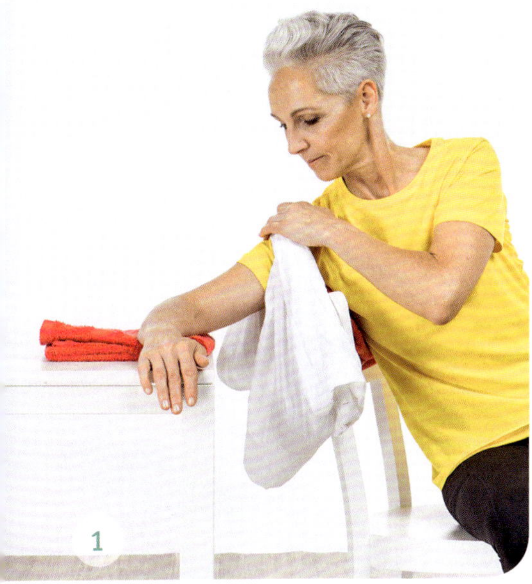

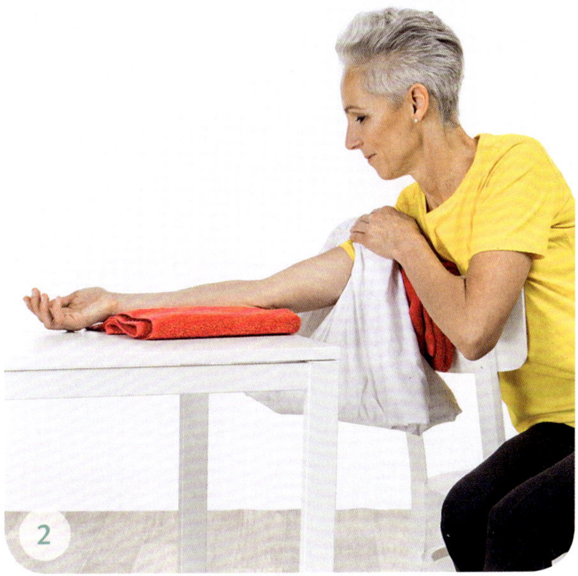

Selbstmobilisation zum besseren Abspreizen und Beugen

Vorbereitung: Stecken Sie in einen Kopfkissenbezug links und rechts je eine große Plastikflasche mit Wasser.

Ausgangsstellung: Setzen Sie sich auf einen Stuhl – seitlich zum Tisch für das Abspreizen ❶ und frontal für die Beugung. ❷ Legen Sie Ihre Achsel auf die hohe Rückenlehne, die Sie mit einem Handtuch gepolstert haben. So fixieren Sie den seitlichen Teil des Schulterblatts tief in der Achsel. Der Unterarm ruht auf dem Tisch. Der Oberarm sollte mindestens ca. 45° bzw. submaximal in der Schulter abgespreizt bzw. gebeugt sein. Legen Sie dafür gegebenenfalls einige gefaltete Handtücher, Bücher oder Kissen unter den Unterarm.

Durchführung: Legen Sie den Kissenbezug von oben auf den Oberarmkopf. Die Gewichte ziehen den Oberarmkopf gegen das fixierte Schulterblatt nach unten.

Dosierung: Halten Sie den Bezug mit der anderen Hand für einige Minuten auf dem Oberarmkopf.

Hinweis: Der Oberarmkopf ragt nur ca. 1–2 cm seitlich an der Schulter hervor. Daher müssen Sie den Bezug so weit wie möglich außen halten. Liegt er zu weit innen, rutscht er zwar nicht ab, liegt aber auf einem Teil des Schulterblatts (Akromion). Damit wäre die Technik nutzlos.

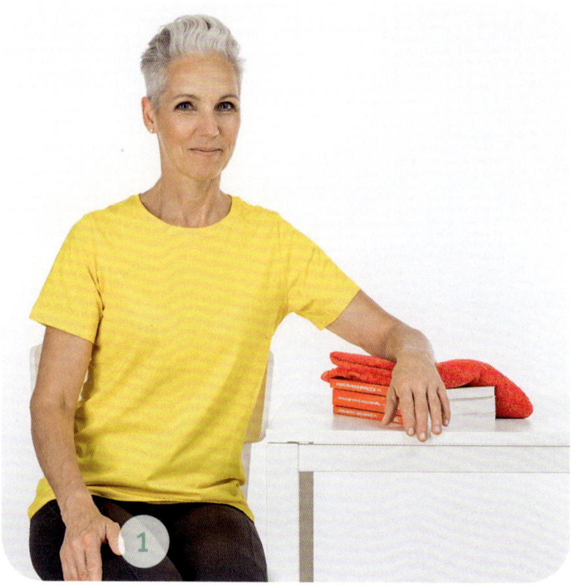

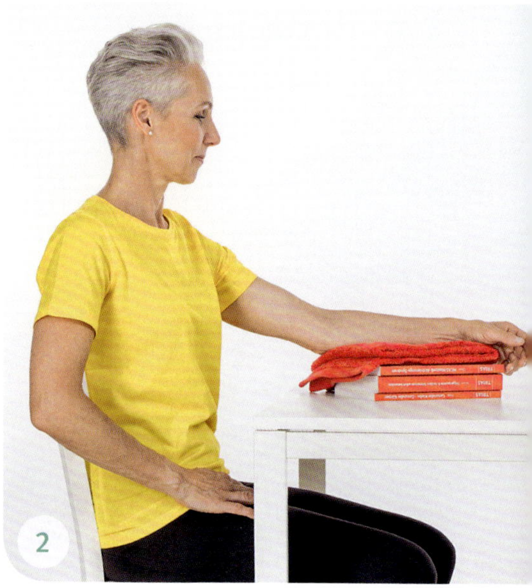

Ergänzende Übungen zum besseren Abspreizen und Beugen

Lagerung: Legen Sie Ihren Arm auf einen Tisch in submaximaler Abspreizung ❶ bzw. Beugung. ❷ Unterlagern Sie gegebenenfalls den Ellenbogen und Unterarm, um die nötige Höhe zu erreichen.

Wiederholtes Bewegen in Richtung seitliches Heben bzw. Beugung: Wenn Sie Schmerzen haben, beginnen Sie die Bewegung, indem Sie in der schmerzarmen Schonhaltung (Seite 122) den Ellenbogen in Verlängerung des Oberarms vom Körper wegschieben und wieder zurückführen. Zur Steigerung heben Sie am Ende der Wegschiebebewegung den Ellenbogen ca. 1 cm ab. Anschließend sollten Sie im Stehen den Arm viele Male seitlich bzw. nach vorn hochheben. Achten Sie darauf, dass Sie die Bewegung im gesamten schmerzfrei verfügbaren Bereich machen. Steigern Sie das Bewegungsausmaß in kleinen Schritten mit Geduld über viele Tage und machen Sie weitere Übungen. Forcieren Sie die Bewegung nicht bis zum Beginn des Schmerzes. Das wäre kontraproduktiv.

Integration in Alltagsaktivitäten: Benutzen Sie Ihren Arm und bewegen Sie die Schulter im schmerzfreien Bereich bei allen möglichen Aktivitäten bei Arbeit und Sport.

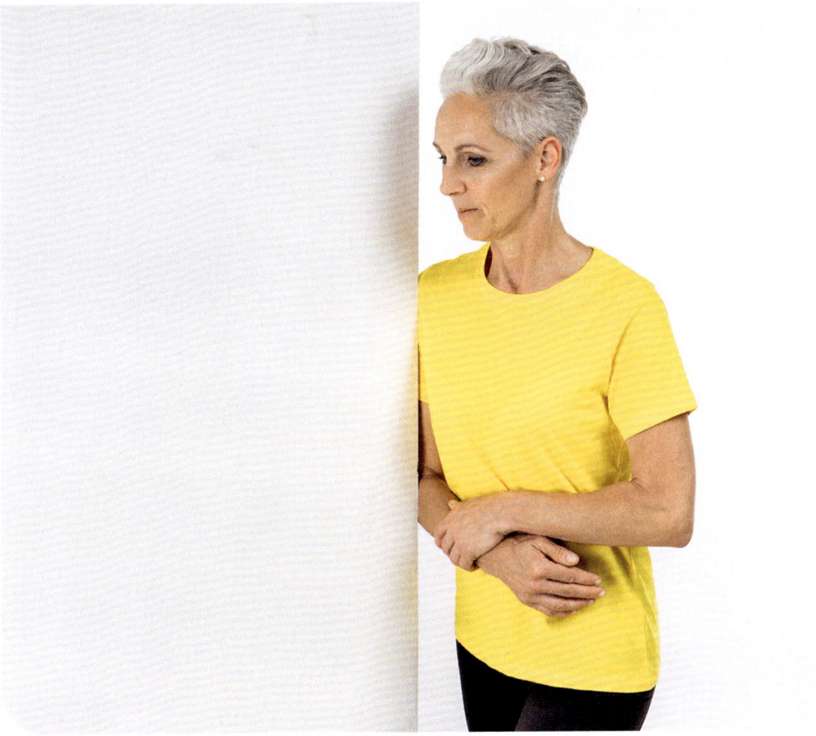

Selbstmobilisation zur besseren Ein- und Auswärtsdrehung

Ausgangsstellung: Lehnen Sie die Vorderseite der Schulter nur mit dem Oberarmkopf an einen Türrahmen oder die Kante einer Wand. Die weiter zum Körper liegenden knöchernen Teile des Schulterblatts (Akromion und Korakoid) liegen frei daneben.

Durchführung: Lehnen Sie sich mit dem Körper leicht nach vorn. Da der Oberarmkopf fixiert ist, drückt das Schulterblatt mit der Gelenkpfanne der Schulter nach vorn. Das entspricht einer relativen Bewegung des Oberarmkopfs nach hinten.

Dosierung: Halten Sie diese Position mit wenig Kraft. Theoretisch sollten Sie vor dem ersten Bewegungsstopp bleiben, der aber nur schwer zu spüren ist. Benutzen Sie daher nur so viel Kraft, wie es Ihnen angenehm ist.

Hinweis: Häufig ist die Ursache der Einschränkung der Drehbewegung nicht eine Verkürzung der Gelenkkapsel, sondern ein zu weit nach vorn stehender Oberarmkopf [235]. Daher schieben Sie ihn hier etwas zurück nach hinten. Das Ausmaß beträgt wenige Millimeter und ist kaum wahrnehmbar. Wahrscheinlich brauchen Sie keine Dehnung! Zusätzlich müssen Sie Übungen vor allem in die Auswärtsdrehung machen, beispielsweise mit einem elastischen Gymnastikband.

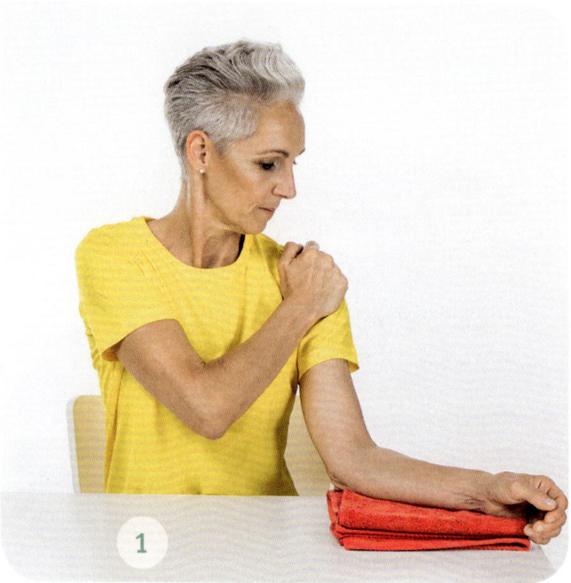

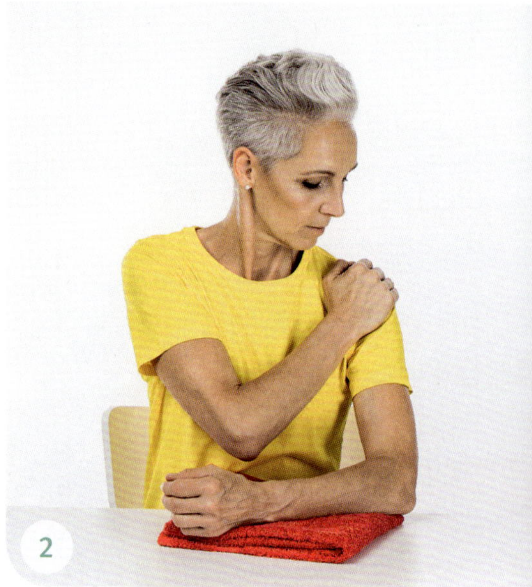

Ergänzende Übungen zum besseren Ein- und Auswärtsdrehen

Lagerung: Legen Sie Ihren Arm bequem auf ein gefaltetes Handtuch auf einen Tisch, sodass er in der Schulter submaximal nach außen ❶ bzw. nach innen ❷ gedreht ist. Drücken Sie dabei mit dem Ballen der anderen Hand den Oberarmkopf leicht nach hinten. Haken Sie sich dazu mit den Fingerspitzen an der hinten liegenden Knochenleiste des Schulterblatts ein (Spina scapulae).

Wiederholtes Bewegen in Außenrotation: Beginnen Sie die Bewegung, indem Sie in der Schonhaltung (Seite 122) bei aufgestütztem Ellenbogen die Hand hochheben (Außenrotation) und wieder senken. Zur Steigerung heben Sie den Ellenbogen 1 cm von der Unterlage ab und halten ihn während diesen Drehbewegungen ruhig. Schließlich nehmen Sie zusätzlich eine Plastikflasche als Gewicht in die Hand. Im Stehen oder Sitzen können Sie gegen den Widerstand elastischer Gymnastikbänder in die Außen- und Innenrotation bewegen.

Integration in Alltagsaktivitäten: Benutzen Sie den Arm bewusst in Alltagsaktivitäten und betonen Sie die Drehbewegungen.

Hinweis: Lassen Sie sich nicht verleiten, den großen Brustmuskel (Pectoralis major) zu dehnen. Er ist selten verkürzt, und seine Dehnung stresst oft das Schultergelenk.

Wirbelsäule

Haltung bewahren! Die aufrechte Wirbelsäule beeinflusst nicht nur viele Bewegungen, sondern auch verschiedene innere Organe sowie unsere Psyche und unser Aussehen.

Unsere Wirbelsäule ist über das Kreuzbein-Darmbein-Gelenk (sakroiliakales oder iliosakrales Gelenk) im Becken verankert. Seine Beweglichkeit ist mit ca. 2° gering [209]. Ein Verlust an Beweglichkeit würde – wenn er aufträte – wohl nicht bemerkt werden. Das Gelenk dient als Stoßdämpfer zur Prophylaxe von Knochenbrüchen bei Stürzen [210]. Als solcher braucht das Gelenk laut den europäischen Leitlinien keine Maßnahmen zur Vergrößerung der Beweglichkeit [211]. Sollten Sie vermuten, in diesem Gelenk Probleme zu haben, benötigen Sie wahrscheinlich kurzzeitig einen entsprechenden Stabilisationsgurt. Fragen Sie dazu Ihren Arzt oder eine Physiotherapeutin Ihres Vertrauens. Wenn Sie selbst etwas tun wollen, raten wir Ihnen, die Techniken dieses Buches für die Hüfte und für die Lendenwirbelsäule auszuprobieren. Sie fördern generell das Wohlbefinden im Beckenbereich und im unteren Rücken.

Die Wirbelsäule beginnt unten mit dem Kreuzbein-Steißbein-Gelenk (sacrococcygeales Gelenk). Während der Geburt nutzt seine geringe Beweglichkeit etwas. Ansonsten benötigen wir sie nicht. Bewegungsvergrößernde Maßnahmen sind daher hier nicht indiziert. Verschiedene bestehende Mobilisationstechniken [6, 212] haben als primäres Ziel die Schmerzlinderung. Dafür waren die Massage und die Dehnung der Beckenbodenmuskeln jedoch fast doppelt so wirksam wie die Mobilisation [213]. Forscher empfehlen daher diese Techniken [214], die Sie im Fall von Beschwerden selbst ausprobieren können. Fragen Sie dazu Ihre Ärztin oder den Physiotherapeuten Ihres Vertrauens.

Die übrige Wirbelsäule ist primär für Beugung und Streckung gebaut. Vor allem in der unteren Brustwirbelsäule und in der Halswirbelsäule kommt die Drehung (Rotation) hinzu. Eine Seitneigung ist mehr oder weniger in fast der ganzen Wirbelsäule möglich. Anatomisch ermöglichen die Bandscheiben zwischen zwei Wirbelkörpern Bewegungen in alle Richtungen. Hinter den Wirbelkörpern liegen auf dem Wirbelbogen zwei Bogengelenke pro Wirbelpaar. Sie führen die Bewegungen in bestimmte Richtungen und begrenzen andere.

Wir können

- in der Lendenwirbelsäule vor allem beugen und strecken und etwas seitneigen, aber kaum rotieren;
- in der Brustwirbelsäule vor allem beugen und strecken und, besonders in der unteren Hälfte, gut rotieren;
- in der Halswirbelsäule vor allem beugen und strecken, aber auch seitneigen und gut rotieren.

Rippen

Eine Sonderstellung nehmen die 12 paarigen Rippen ein, die mit stabilen Gelenken an der Brustwirbelsäule fixiert sind. Vorn enden die oberen fünf Rippen direkt am Brustbein. Daher ist der obere Brustkorb sehr stabil – zum guten Schutz von Herz und Lunge. Die unteren fünf Rippen gelangen über den Rippenknorpel zum Brustbein, weshalb sie beweglicher sind. Die letzten beiden Rippen enden vorne frei – oft auch die zehnte. Das verleiht der unteren Hälfte des Brustkorbs und auch der Brustwirbelsäule mehr Beweglichkeit.

Die Rippen heben sich beim Einatmen und senken sich beim Ausatmen. Der so bewegte Brustkorb sorgt wie ein Blasebalg für den Luftaustausch in den Lungen. Wenn Sie diesen Blasebalg viel bewegen, indem Sie beispielsweise beim Sport tief ein- und ausatmen, erhalten Sie die Beweglichkeit der Rippengelenke. »Steife« Rippengelenke bemerken Sie primär an einer mühsameren Atmung. Nutzen Sie dann die Übungen für die Rippen (ab Seite 144). Behandeln Sie zusätzlich auch Ihre Brustwirbelsäule (ab Seite 138), da sie mit der Rippenbeweglichkeit eng verbunden ist.

Häufig löst ein Druck auf Höhe der Rippen hinten seitlich am Brustkorb Schmerz aus. Typisch ist beispielsweise der Druckschmerz hinten zwischen Schulterblatt und Nacken. Viele halten ihn fälschlicherweise für verspannte Nackenmuskeln (M. trapezius) [173, 215]. Eine Hypothese sagt, der Punkt sei eine druckschmerzhafte verhärtete kleine Stelle im Muskel, ein sogenannter Triggerpunkt [216]. Eine andere Vermutung ist, der Schmerz käme von einer eingeschränkten Beweglichkeit der dort liegenden ersten Rippe [217]. Auch andere schmerzhafte Druckpunkte im hinteren seitlichen Rippenbereich könnten mit den Bewegungen der Rippen zusammenhängen. Allerdings können wir die Bewegung einzelner Rippen nicht messen. Deshalb können wir nicht behaupten, dieser Druckschmerz deute auf eine steife Rippe hin. Doch oft mindert der Druck auf diesen Punkt den Schmerz, wenn Sie bis nahe an die Schmerzgrenze drücken, ohne jedoch den Schmerz unangenehm auszulösen. Die sogenannte Selbstbehandlung der Rippen zielt also vor allem auf eine Verbesserung der Atembewegungen und eine Minderung des Schmerzes.

Bewegungskette Wirbelsäule

Ihre Motivation zur Selbstbehandlung der Wirbelsäule ist wahrscheinlich ein Vorbeugen bzw. Behandeln von Beschwerden. Da wäre es einfach, wenn eine Steifigkeit die Ursache der Schmerzen wäre. Dann könnten Sie mobilisieren und lagern und wären beschwerdefrei. Doch so einfach ist es leider nicht. Bei den meisten Wirbelsäulenschmerzen ist die Ursache immer noch unbekannt, weshalb sie »nicht spezifische« Schmerzen genannt werden [218, 219, 220, 221].

Um die Selbstmobilisation und Lagerung in diesem Rahmen sinnvoll anzuwenden, gehen wir von folgender Vorstellung aus: Wir betrachten die Wirbelsäule als eine Bewegungskette (kinematische Kette), in der jedes gelenkig verbundene Wirbelpaar (Segment) seinen Teil entsprechend seiner Fähigkeiten zur Gesamtbewegung beitragen sollte. Verteilen wir eine Bewegung wie Strecken oder Drehen harmonisch auf die gesamte Bewegungskette, beanspruchen wir jedes Wirbelpaar auf eine ihm entsprechende Weise. Bewegen wir jedoch einige Wirbelpaare weniger, müssen andere mehr arbeiten, denn wir wollen unser Bewegungsziel wie Strecken oder Drehen ja erreichen. Dies führt dann mit der Zeit zu einer Überbeanspruchung einiger Wirbelpaare und ihrer Strukturen wie der Bandscheiben. Sie erleiden Mikro- oder gar Makroverletzungen und »nutzen sich ab« (degenerieren). Dies geschieht beispielsweise häufig in den letzten beiden Segmenten der Lendenwirbelsäule (L4-L5 und L5-S1) und den vorletzten beiden der Halswirbelsäule (C5-C6 und C6-C7).

Doch auch Menschen ohne Schmerzen weisen häufig diese Degeneration auf [222]. Sie allein tut nicht weh! Erst wenn sich die überbeanspruchten Strukturen entzünden oder grob verletzen, können sie Schmerz hervorrufen. Die Überbeanspruchung können wir mindern, indem wir die harmonische Beweglichkeit der Wirbelsäule wiederherstellen. Denn wenn wir die »steifen« Abschnitte der Wirbelsäule wieder mehr bewegen, beanspruchen wir die benachbarten weniger. Natürlich ist das nicht der einzige Grund für eine Überbeanspruchung der Wirbelsäule. Andere wie die Haltung und unser Bewegungsverhalten kommen hinzu. Dieses Denkmodell ist aufgrund der zahlreichen beteiligten Faktoren schwer wissenschaftlich nachzuweisen. Doch es ist die Grundlage vieler Therapieansätze in der Orthopädie und Physiotherapie [223]. Mit diesem Denkmodell schlagen wir Ihnen vor, die »steifen« Abschnitte Ihrer Wirbelsäule etwas beweglicher zu machen.

Eigentlich müssten Sie sich zum Auffinden dieser steifen Bereiche untersuchen lassen. Sie sind in bildgebenden Verfahren wie Röntgen oder Kernspintomographie aber nicht sichtbar. Ein erfahrener Physiotherapeut oder eine Physiotherapeutin kann das jedoch mit seinen Augen und Händen tun und auch messen, um Ihnen anschließend einen Bewegungsstatus Ihrer Wirbelsäule aufzuzeigen. In den meisten Fällen jedoch sind immer wieder die gleichen Abschnitte der Wirbelsäule »steif«.

Häufige Bewegungseinschränkungen sind:

- in der unteren Lendenwirbelsäule die Beugung
- in der mittleren und oberen Lendenwirbelsäule die Streckung
- in der Brustwirbelsäule und im Übergang zwischen Hals- und Brustwirbelsäule die Streckung und Drehung
- in der unteren Brustwirbelsäule und in der oberen Lendenwirbelsäule manchmal die Seitneigung
- in der mittleren Halswirbelsäule die Streckung und damit verbunden die Seitneigung und Drehung (C2 bis C5)
- in der oberen Halswirbelsäule die Beugung (C0 bis C2)

Für diese Bereiche zeigen wir Ihnen Selbstmobilisationen und Lagerungen (ab Seite 132). Sollten Sie das Gefühl haben, diese Übungen reichen für Sie nicht aus oder »passen« nicht, empfehlen wir Ihnen, eine erfahrene Physiotherapeutin oder einen Physiotherapeuten zu konsultieren. Sie können Ihnen individuell auf Sie zugeschnittene Techniken bzw. Variationen zeigen.

Lendenwirbelsäule

Die meisten sogenannten nicht-spezifischen unteren Rückenschmerzen (low back pain) sind in der unteren Lendenwirbelsäule lokalisiert. Hier finden wir viele Abnutzungserscheinungen an Bandscheiben, Gelenken und anderen Strukturen, was auf eine hohe Beanspruchung dieses Bereichs hindeutet. Diese Beanspruchung könnten wir theoretisch zum Teil reduzieren, indem wir unsere äußere Belastung verringern. Doch die ist in unserer wohlhabenden Gesellschaft kaum zu hoch. Im Gegenteil fordern uns alle Leitlinien zu mehr Belastung im Sinne von Training auf, um die Strukturen der Wirbelsäule widerstandsfähiger zu machen. Die hohe Beanspruchung der unteren Lendenwirbelsäule können wir jedoch mindern, indem wir die harmonische Verteilung der Bewegung auf die Bewegungskette der Wirbelsäule wiederherstellen (Seite 128).

Brustwirbelsäule

Eine Schlüsselrolle für Wirbelsäulenschmerzen spielt die Brustwirbelsäule. Ihre Einschränkung in Streckung und Drehung ist weit verbreitet und führt häufig zu einer kompensatorischen Mehrbewegung in der unteren Lendenwirbelsäule und der unteren Halswirbelsäule. Diese werden dadurch vermehrt beansprucht. Daher sollten Sie bei Schmerzen im unteren Rücken und Nacken immer auch die Brustwirbelsäule mobilisieren. Da sie sehr stabil ist, können Sie dabei kaum etwas falsch machen.

Zervikothorakaler Übergang

Der Übergang zwischen der Brust- und Halswirbelsäule wird zervikothorakaler Übergang genannt. Seine Beweglichkeit ist besonders oft eingeschränkt, vor allem in Streckung und Drehung. Oft fällt seine Rundung (Hyperkyphose) als (Witwen-)Buckel auf.

Für die Selbstmobilisation der Brustwirbelsäule und in einigen Fällen auch für die Lendenwirbelsäule und die Rippen verwenden wir einen sogenannten Mobilisationskeil. Den finden Sie als »großen Mobilisationskeil« aus der Physiotherapie im Internet. Alternativ können Sie ein unter Zug fest zusammengerolltes Frotteehandtuch oder eine ähnliche feste Rolle benutzen.

Halswirbelsäule

Besondere Aufmerksamkeit sollten Sie der Halswirbelsäule schenken. Hier verlaufen viele Nerven und Blutgefäße zwischen dem Rumpf und dem Kopf. Entsprechende Vorsicht ist daher vor allem am Ende des Bewegungsausmaßes empfohlen, besonders in Streckung und Drehung [224, 225]. Unser Gehirn bemerkt wahrscheinlich früh, wenn etwas nicht ganz in Ordnung ist, meist lange, bevor wir es bewusst wahrnehmen. Es vermeidet dann einfach die störende Bewegung. Um sicherzugehen, bewegen Sie daher zuerst immer aktiv Ihre Halswirbelsäule in die Richtung, in die Sie beweglicher werden möchten. Merken Sie sich das aktive Bewegungsausmaß, das Sie angstfrei und ohne Beschwerden erreichen. Führen Sie dann alle

Selbstmobilisationen und Lagerungen nur in diesem angst- und beschwerdefreien Bewegungsausmaß durch und gehen Sie nicht mit passiven oder gar forcierten Bewegungen darüber hinaus. Dies gilt besonders für die Streckung und die Drehbewegung.

In der mittleren Halswirbelsäule sollten Sie zur aus Vorsicht nur betont hin und her bewegen. In der oberen Halswirbelsäule können Sie in der Beugung etwas Kraft anwenden. Sollten Sie trotz dieser Vorsicht Beschwerden oder Symptome verspüren, konsultieren Sie bitte eine Ärztin oder einen Physiotherapeuten. Tun Sie dies sofort, wenn die Symptome irgendwie »komisch« sind und möglicherweise mit den Nerven oder Blutgefäßen zusammenhängen könnten.

Selbstbehandlung an der Wirbelsäule

Die Selbstmobilisationen an der Wirbelsäule werden Sie wahrscheinlich als angenehm empfinden. Besonders bei beginnenden Beschwerden bieten sie oft eine rasche Hilfe. Schwerer wird Ihnen voraussichtlich die Lagerung fallen. An den Beinen und Armen ist sie meist leicht: Sie bringen das Gelenk in eine bestimmte Stellung und belassen es dort. Dieses Prinzip gilt ebenso für die Wirbelsäule. Die Stellung, die Sie hier einnehmen müssen, ist jedoch fast immer die aufrechte »gerade« Haltung, manchmal mit kleinen Varianten. Und wer schafft es schon, egal ob jung oder alt, den ganzen Tag gerade zu sitzen und zu stehen?

> **Vorsicht!**
>
> **Mobilisieren und lagern Sie Ihre Halswirbelsäule nur in dem Bewegungsausmaß, das Sie angstfrei und ohne Beschwerden *aktiv* erreichen!**

Doch diese aufrechte Haltung ist aus mechanischer Sicht für die Wirbelsäule optimal [226, 227] und verlangt kaum Muskelaktivität [63]. Verschiedene Studien zeigten, dass die Muskelanspannung im Bereich der Lendenwirbelsäule [68], der Brustwirbelsäule [67] und der Halswirbelsäule [64, 65, 66] weniger als elf Prozent der maximalen Muskelkraft beträgt. Das ist wahrscheinlich nicht ermüdend [64, 93]. Warum also fällt uns das gerade Sitzen und Stehen oft so schwer? Objektiv wissen wir das nicht. Eine mögliche Erklärung wäre, dass eine eingeschränkte Beweglichkeit unserer Wirbelsäule und der Hüftgelenke uns zwingt, die Wirbelsäule an ihrem aktuellen maximalen Bewegungsende zu halten, wenn wir aufrecht sein wollen. Und natürlich ist es anstrengend, ein Gelenk aktiv am maximalen Bewegungsende zu halten. Selbstmobilisation und Lagerung helfen Ihnen, die Wirbelsäule und die Hüftgelenke beweglicher zu machen. Damit erreichen Sie die aufrechte Haltung leichter und ihr Beibehalten wird einfacher.

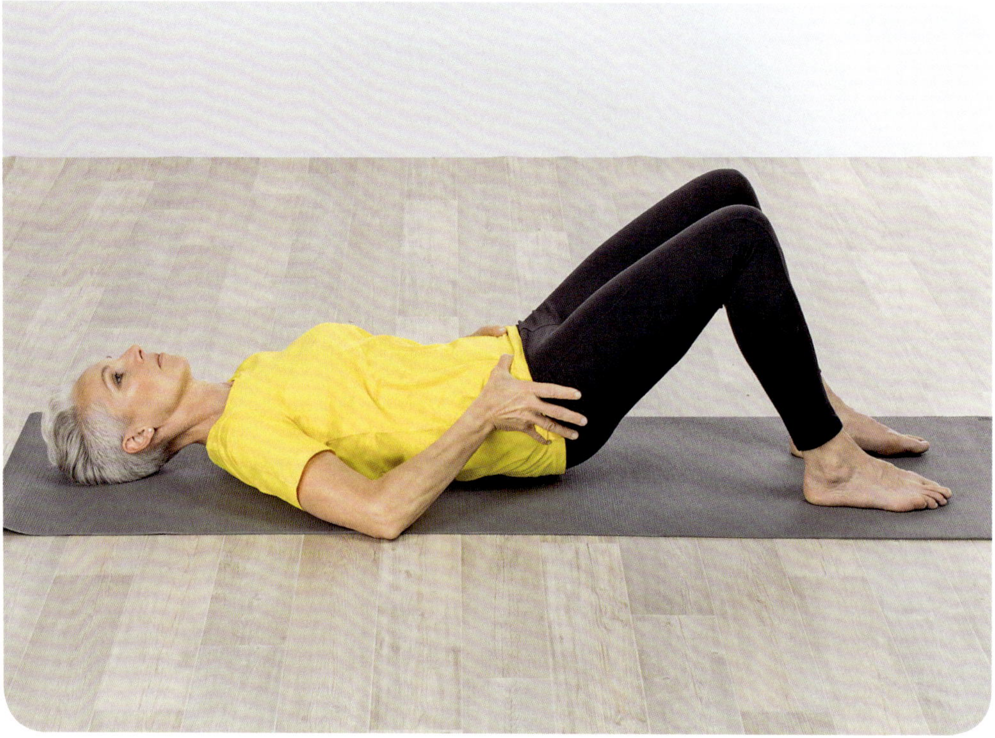

Selbstmobilisation und Lagerung bei Schmerzen

Ausgangsstellung: Legen Sie sich auf den Boden oder noch besser auf Ihr Bett. Stellen Sie die Beine an, sodass die Knie ungefähr 90° und die Hüften 45° oder mehr gebeugt sind. Legen Sie die Ballen beider Hände auf beide Beckenkämme.

Durchführung: Ziehen Sie den unteren Bauch ein und kippen Sie das Becken etwas nach hinten, indem Sie die Lendenwirbelsäule zur Unterlage drücken. Heben Sie nun das Becken ca. 1 cm ab, indem Sie sich auf Ihre Füße stützen. Spannen Sie die Knie leicht in Beugung an. Da Ihre Füße fest auf der Unterlage stehen, ziehen Sie so das Becken etwas in Richtung Füße. Drücken Sie es dabei mit beiden Händen in dieselbe Richtung und legen es dann auf der Unterlage ab. Das Ganze dauert nur ca. 1–2 Sekunden.

Dosierung: Bleiben Sie so mit einem leichten Zuggefühl im unteren Rücken liegen, solange es Ihnen guttut. Die Reibung auf der Unterlage bremst die Rückkehr in die Ausgangsstellung, sodass der leichte Zug eine Weile bleibt. Wenn das wohltuende Gefühl nachlässt, wiederholen Sie die Übung.

Hinweis: Sie erreichen so eine leichte Beugung, besonders in der unteren Lendenwirbelsäule. Mit etwas Übung schaffen Sie es auch ohne den Schub der Hände.

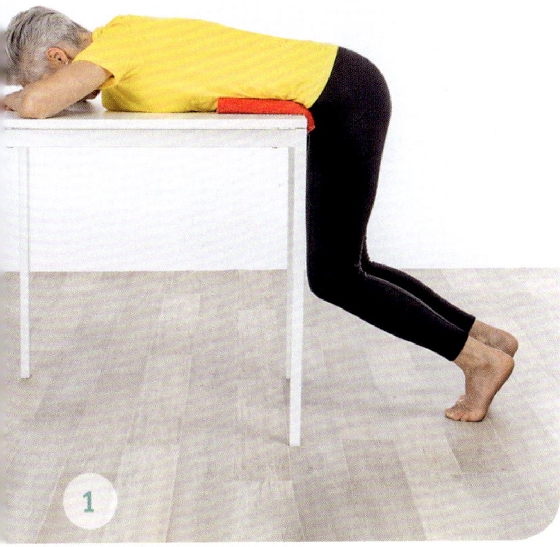

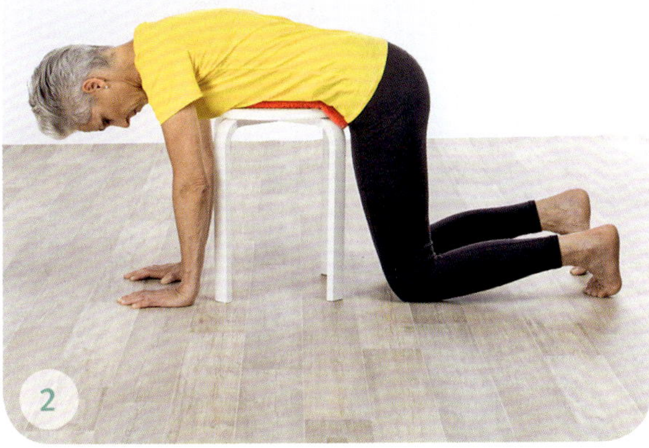

Selbstmobilisation zur besseren Beugung

Ausgangsstellung: Legen Sie sich mit dem Bauch auf einen Tisch, sodass die oberen vorderen Beckenknochen (Darmbeinstacheln, Spinae iliacae anteriores superiores) auf der Kante liegen. Polstern Sie diese mit einem gefalteten Handtuch oder einem Kissen. Stellen Sie beide Füße mit dem gesamten Gewicht der Beine auf dem Boden ab. ❶

Durchführung: Lassen Sie das Gewicht der Beine und des Beckens nach unten in Richtung Fußboden ziehen. Dabei sehen und spüren Sie keine Bewegung. Doch Sie sollten ein wohltuendes Zuggefühl im unteren Rücken empfinden.

Dosierung: Bleiben Sie in dieser Stellung mit dem angenehmen Zuggefühl so lange liegen, wie es Ihnen guttut.

Variante: Legen Sie sich statt auf einen Tisch auf einen Hocker. Achten Sie darauf, dass die Knie frei in der Luft hängen. ❷

Hinweis: In beiden Fällen ist das Ziel eine betonte Beugung in der unteren Lendenwirbelsäule.

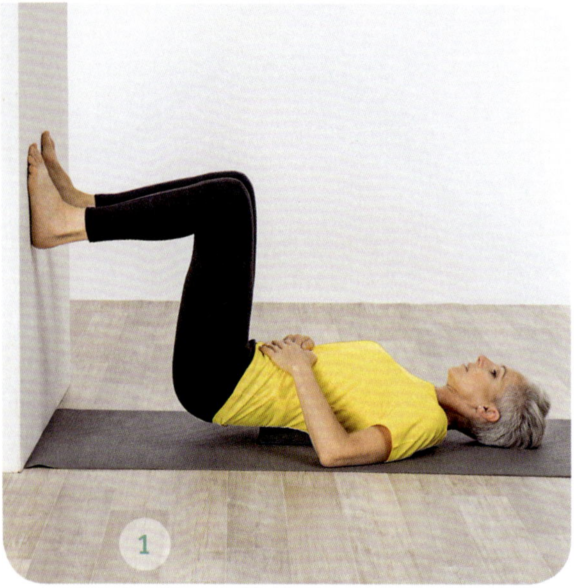
1

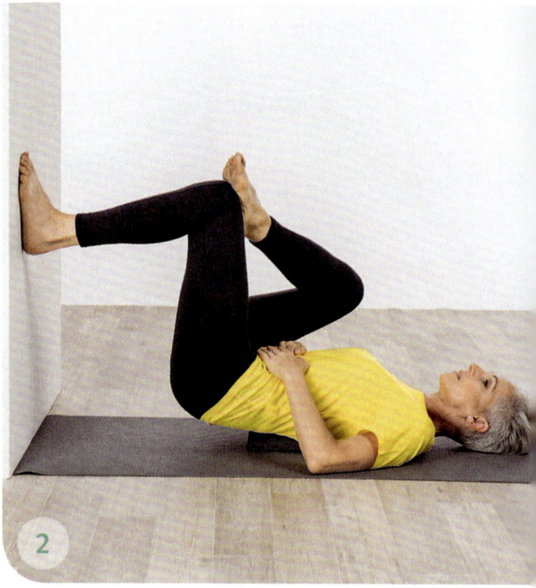
2

Selbstmobilisation zur besseren Beugung (intensiv)

Ausgangsstellung: Legen Sie sich auf den Boden vor eine Wand. Stützen Sie die Füße dagegen, sodass Knie und Hüften über 90° gebeugt sind. Drücken Sie mit den Füßen gegen die Wand, um das Becken anzuheben. Legen Sie ein fest zusammengerolltes Handtuch oder einen Mobilisationskeil unter Ihre obere Lendenwirbelsäule.

Durchführung: Lassen Sie das Becken langsam absinken. ❶ Die Handtuchrolle bzw. der Mobilisationskeil drücken Ihre obere Lendenwirbelsäule in Streckung. Da Ihr Becken aufgrund der maximalen Hüftbeugung nicht weiter nach vorn kippen kann, entsteht während des Absenkens eine Beugung in der unteren Lendenwirbelsäule.

Dosierung: Halten Sie diese Stellung für 1–2 Minuten mit einem angenehmen Dehngefühl.

Variante: Legen Sie einen Fuß auf das andere Knie, um das Becken über mehr Beugung im Hüftgelenk noch mehr nach hinten zu kippen. ❷

Hinweis: Die Technik ist schwierig, aber intensiv. Bei akutem Schmerz ist sie ungeeignet. Benutzen Sie dann die Selbstmobilisation in halber Bauchlage (Seite 133) und verlängern Sie zur Intensivierung die Zeit.

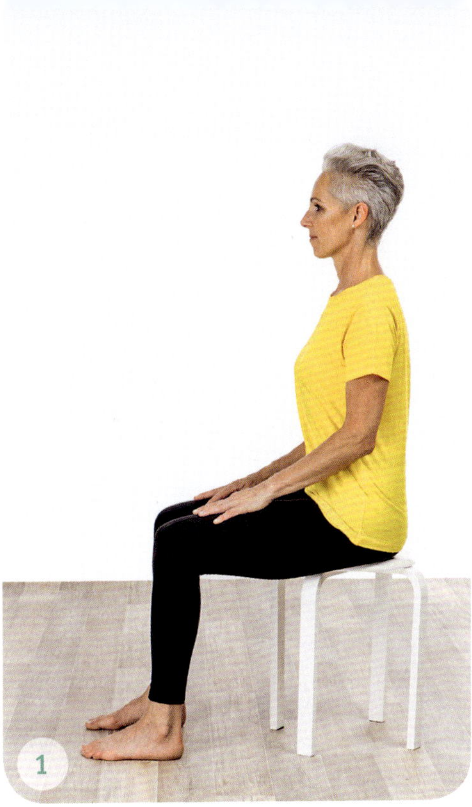

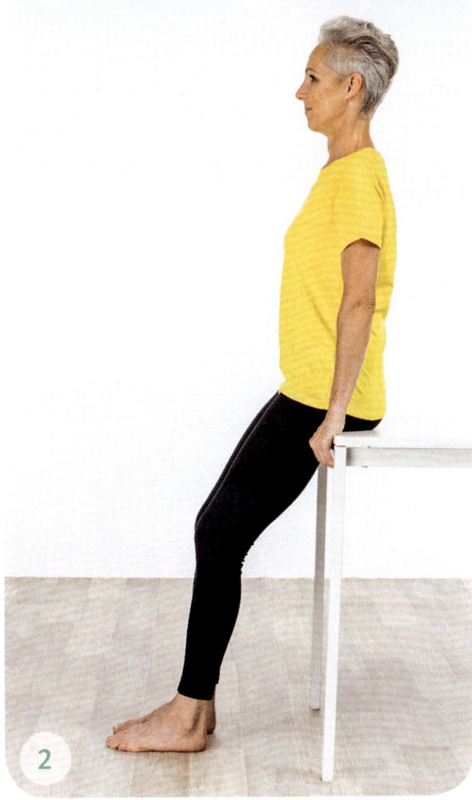

Ergänzende Übungen zur besseren Beugung

Lagerung: Setzen oder stellen Sie sich gerade hin und betonen Sie die Beugung in der unteren Lendenwirbelsäule, indem Sie das Becken nach hinten kippen und das Hohlkreuz abflachen. Schieben Sie dabei das Brustbein nach vorn oben. ❶ Nur so wird die Beugung in der unteren Lendenwirbelsäule betont, die sonst in der gesamten Lendenwirbelsäule stattfindet.

Wiederholtes Bewegen: Kippen Sie das Becken wiederholt nach hinten und nach vorn. Im Stehen erschwert eine eingeschränkte Hüftstreckung die Beckenkippe nach hinten. Mobilisieren Sie diese gegebenenfalls (Seite 76). Wenn Sie das Becken im Sitzen nach hinten kippen, bewegt die obere Lendenwirbelsäule leichter in die Beugung als die untere. Schieben Sie daher während der Beckenkippe nach hinten das Brustbein nach vorn oben, um die Beugung in der unteren Lendenwirbelsäule zu betonen. Setzen Sie sich anfangs an eine hohe Tischkante, was die Übung erleichtert. ❷

Integration in Alltagsaktivitäten: Machen Sie die Beckenkippe nach hinten, wann immer Sie im Stehen oder Sitzen einen Augenblick Zeit haben.

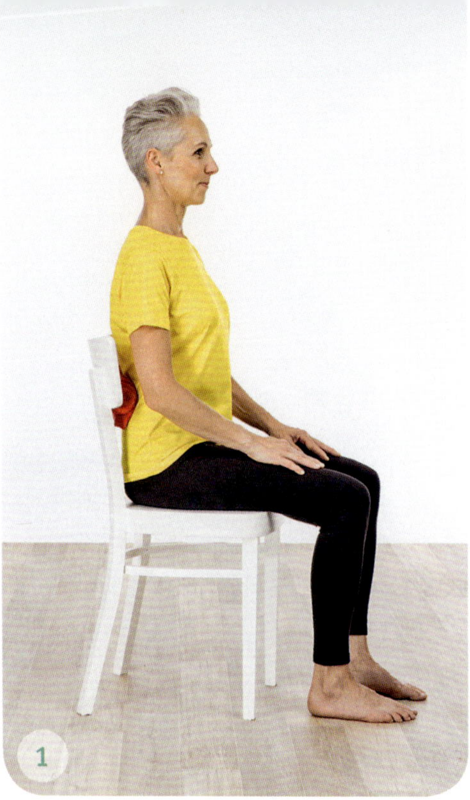

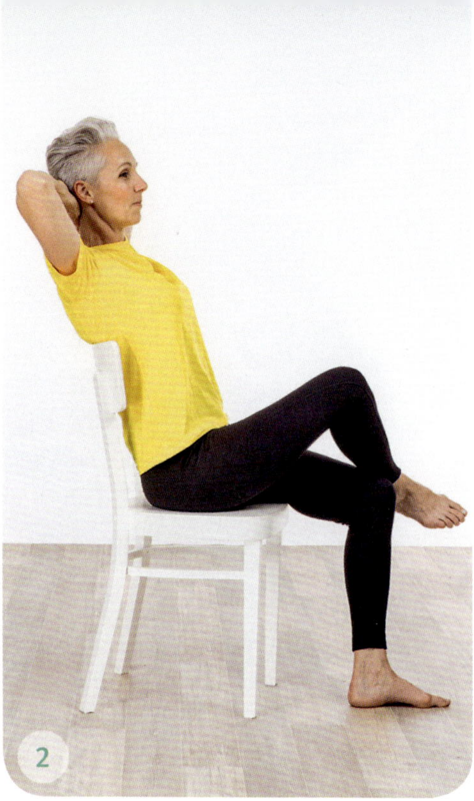

Selbstmobilisation zur besseren Streckung

Ausgangsstellung: Setzen Sie sich auf einen Stuhl mit einer stabilen Rückenlehne. Legen Sie einen Mobilisationskeil oder ein fest zusammengerolltes Frotteehandtuch horizontal zwischen die obere Lendenwirbelsäule und die Rückenlehne. Stützen Sie sich mit beiden Händen auf den Oberschenkeln ab und halten Sie die Ellenbogen leicht gebeugt. ❶

Durchführung: Lehnen Sie sich gegen die Handtuchrolle bzw. gegen den Mobilisationskeil. Verstärken Sie den Druck, indem Sie die Ellenbogen strecken.

Dosierung: Halten Sie diese Position einige Minuten. Sie können auch wiederholt hin und her in die Streckung bewegen.

Variante: Strecken Sie sich über die Kante der Stuhllehne. ❷ Liegt diese höher als die obere Lendenwirbelsäule, mobilisieren Sie die untere Brustwirbelsäule, was auch guttut.

Hinweis: Mit der Selbstmobilisation zur besseren Beugung in der unteren Lendenwirbelsäule (Seite 134) strecken Sie gleichzeitig die obere Lendenwirbelsäule intensiv. Im Stand an der Wand können Sie die Selbstmobilisation zur besseren Streckung in der Brustwirbelsäule (Seite 140) auch für die obere Lendenwirbelsäule nutzen, indem Sie den Mobilisationskeil bzw. die Handtuchrolle auf Höhe der oberen Lendenwirbelsäule legen.

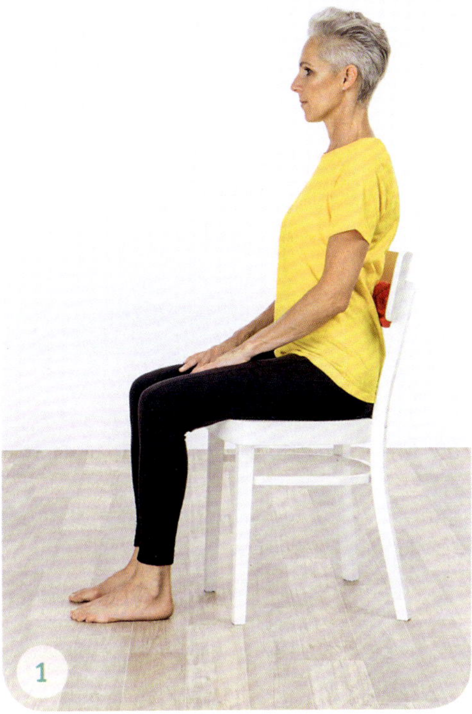
1

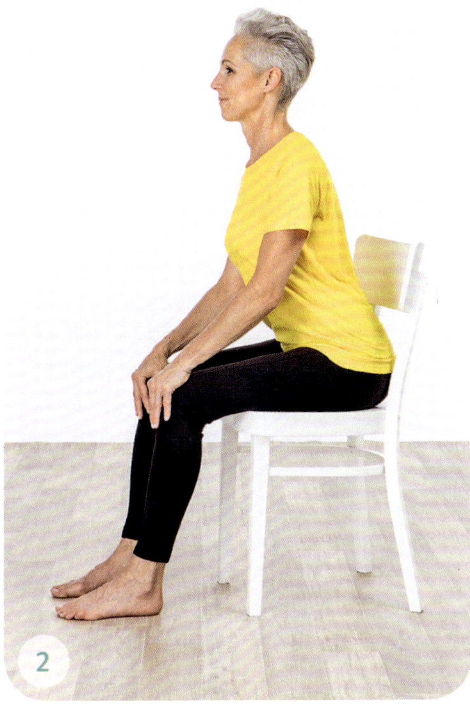
2

Ergänzende Übungen zur besseren Streckung

Lagerung: Sitzen Sie aufrecht und legen Sie ein fest zusammengerolltes Handtuch quer zwischen die Rückenlehne und Ihre obere Lendenwirbelsäule. Diese bleibt so in leichter Streckung. ❶ Alternativ können Sie den Mobilisationskeil benutzen.

Hinweis: Diese Lagerung ähnelt der Selbstmobilisation (Seite 136). Bei der Lagerung benutzen Sie wenig Kraft und viel Zeit in submaximaler Streckung, während Sie bei der Selbstmobilisation mehr Kraft und weniger Zeit jenseits des ersten Bewegungsstopps aufwenden.

Wiederholtes Bewegen: Stützen Sie sich im Sitzen mit den Händen auf den Oberschenkeln ab und strecken Sie die Ellenbogen. Schieben Sie nun das Brustbein maximal nach vorn oben ❷ und anschließend in die Gegenrichtung nach hinten. Wiederholen Sie das abwechselnd und betonen Sie die Richtung nach vorn oben. Dabei strecken Sie betont die obere Lendenwirbelsäule und auch die untere Brustwirbelsäule – beides ist sinnvoll. Wenn Sie sich mit beiden Ellenbogen auf Ihren Knien abstützen, geschieht die Streckung mehr in der Brustwirbelsäule (Seite 141).

Integration in Alltagsaktivitäten: Bemühen Sie sich, »gerade« zu stehen und zu sitzen, und schieben Sie dabei das Brustbein betont nach vorn oben.

Selbstmobilisation im Liegen zur besseren Streckung und Rotation

Ausgangsstellung: Legen Sie einen Mobilisationskeil oder ein fest zusammengerolltes Frotteehandtuch auf den Fußboden. Setzen Sie sich davor hin. Stützen Sie sich auf einen Unterarm und dann auf den anderen, sodass Sie mit der Brustwirbelsäule auf Höhe der Handtuchrolle bzw. des Mobilisationskeils sind. Senken Sie langsam den Rücken ab, bis er auf der quer liegenden Handtuchrolle bzw. dem Mobilisationskeil liegt. Halten Sie Ihre Brustwirbelsäule in leichter Beugung mithilfe der Bauchmuskeln. Unterstützen Sie den Kopf bzw. Nacken mit einer Hand oder beiden Händen, da die vorderen Halsmuskeln rasch ermüden. ❶

Durchführung: Bleiben Sie so entspannt wie möglich liegen. Ihr Oberkörpergewicht, das über die Handtuchrolle bzw. den Mobilisationskeil hinausragt, übt die Schubkraft der Mobilisation aus. Sie müssen nichts zusätzlich tun, außer loszulassen. Gerne können Sie dabei lesen oder fernsehen, da die Übung ansonsten rasch langweilig werden kann.

Dosierung: Beginnen Sie am besten in der unteren Brustwirbelsäule. Bleiben Sie für gut 1–2 Minuten so liegen. Stützen Sie sich dann wieder auf den Unterarmen ab, rutschen Sie ein paar Zentimeter in Richtung Füße und legen Sie sich wieder ab. Nun liegt die Handtuchrolle bzw. der Keil einige Zentimeter höher unter Ihrem Rücken als zuvor. So können über die gesamte Brustwirbelsäule in ca. 12 Schritten während ungefähr 15–20 Minuten mobilisieren.

Hinweise:

1. Wenn Sie Schmerz im Bereich der Handtuchrolle bzw. des Mobilisationskeils spüren, beugen Sie Ihre Brustwirbelsäule etwas mehr, indem Sie den Oberkörper etwas mehr einrollen. In den meisten Fällen entsteht Schmerz während der Selbstmobilisation durch zu viel Streckung. Sollte es weiterhin wehtun, wählen Sie zuerst die Selbstmobilisation im Stehen (Seite 140).
2. Während dieser Übung könnten Sie in eine Überstreckung der Lendenwirbelsäule kommen, wo es dann unangenehm oder gar schmerzhaft werden kann. Stellen Sie in diesem Fall einen Fuß auf das andere Knie. Dadurch erreichen Sie mehr Hüftbeugung und folglich weniger Überstreckung der Lendenwirbelsäule. ❷
3. Wenn Sie den Mobilisationsschub intensivieren wollen, heben Sie das Becken etwas ab, indem Sie mit den Füßen auf den Boden drücken. ❸
4. Eine gute Beweglichkeit der Brustwirbelsäule ermöglicht, die (untere) Lenden- und Halswirbelsäule weniger zu beanspruchen, wo häufig Beschwerden wegen Überbeweglichkeit auftreten.
5. Mit dieser Technik verbessern Sie alle Bewegungen in der Brustwirbelsäule, auch die Drehung und besonders die Streckung.
6. Da die Brustwirbelsäule häufig seit Langem, oft seit vielen Jahren, »steif« ist, brauchen Sie Geduld. Ein Wohlbefinden nach der Selbstmobilisation stellt sich rasch ein. Ein Gewinn an Beweglichkeit erfordert gewöhnlich viel Zeit!

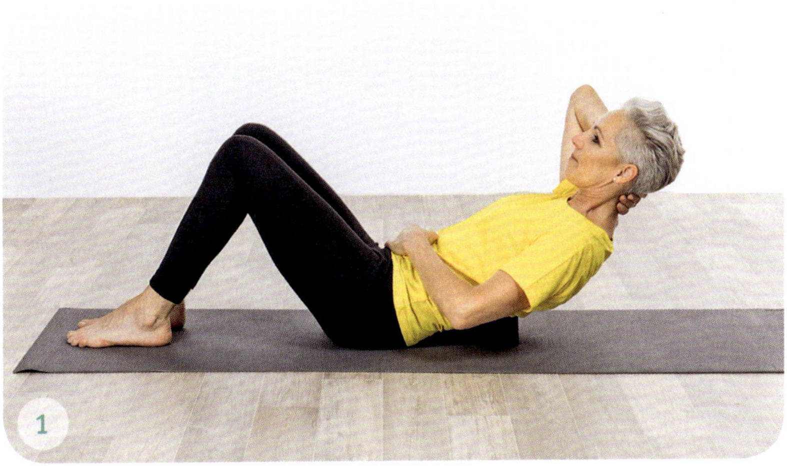

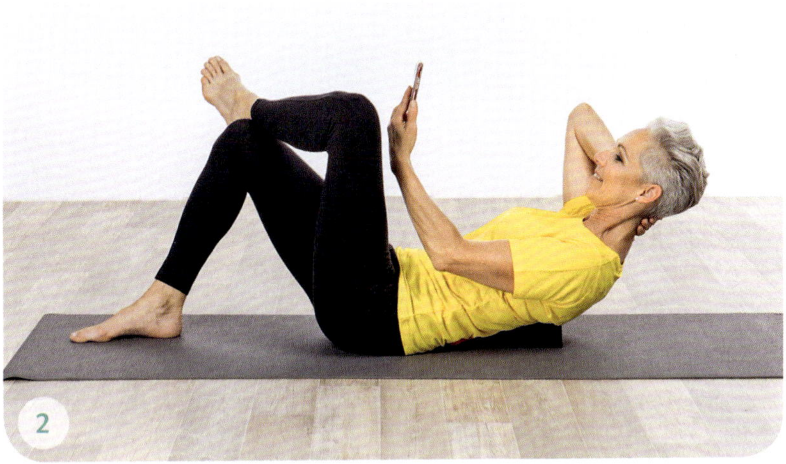

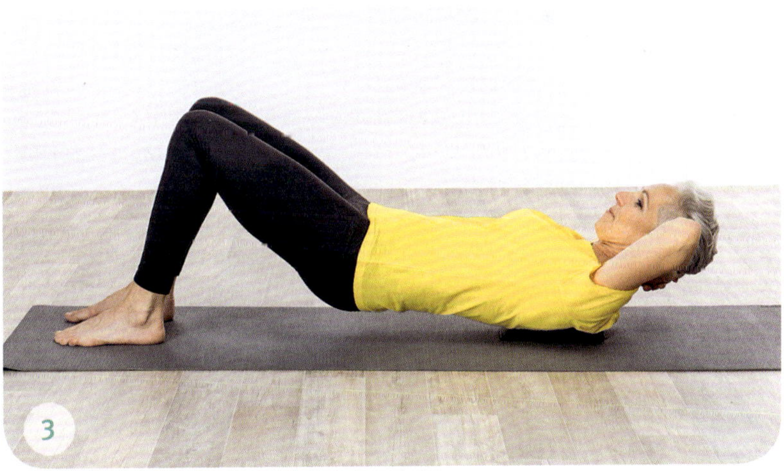

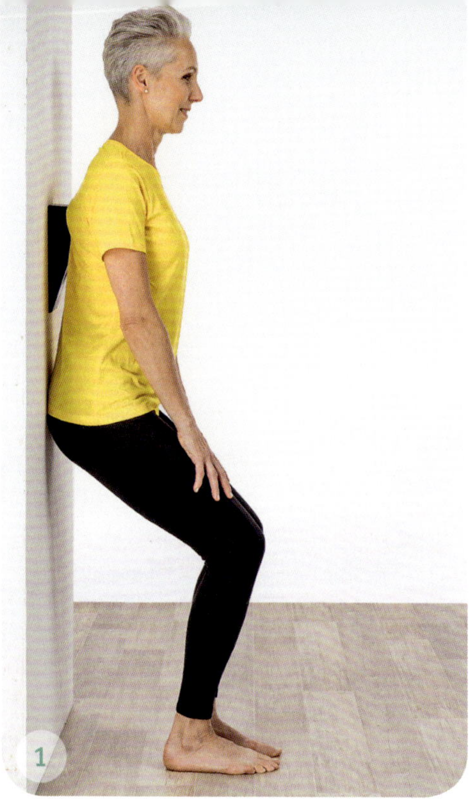

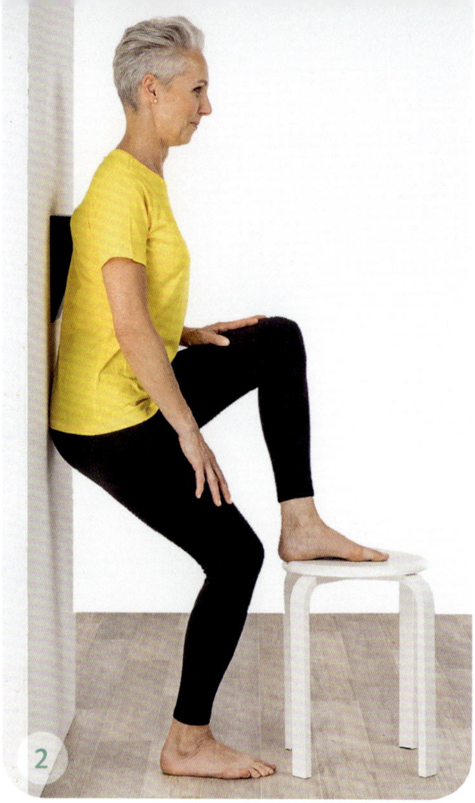

Selbstmobilisation im Stehen zur besseren Streckung

Ausgangsstellung: Stellen Sie sich an eine Wand. Legen Sie zwischen Wand und Rücken einen Mobilisationskeil oder horizontal ein fest zusammengerolltes Handtuch.

Durchführung: Lehnen Sie sich gegen die Handtuchrolle bzw. den Mobilisationskeil. Je weiter Sie die Füße von der Wand entfernt stellen, desto stärker wird der Mobilisationsschub. ❶ Um Ihre Lendenwirbelsäule vor Überstreckung zu schützen, können Sie ein Hüftgelenk mehr beugen als das andere. Stellen Sie dazu einen Fuß auf einen Hocker vor sich. ❷

Dosierung: Bleiben Sie in dieser Dehnposition für 1–2 Minuten. Verschieben Sie dann die Handtuchrolle bzw. den Mobilisationskeil um wenige Zentimeter nach oben oder rutschen Sie mit dem Rücken etwas nach unten und wiederholen Sie die Selbstmobilisation.

Hinweis: In dieser Ausgangsstellung können Sie die Streckung der Brustwirbelsäule an der Kante des Mobilisationskeils bzw. der Handtuchrolle dynamisch betonen, indem Sie in die Streckung hin- und herbewegen. Schauen Sie dabei vor sich auf den Fußboden, um Mitbewegungen der Halswirbelsäule zu reduzieren. Wenn Sie den Mobilisationskeil bzw. die Handtuchrolle in die obere Lendenwirbelsäule legen, können Sie so auch diesen Bereich mobilisieren (Seite 136).

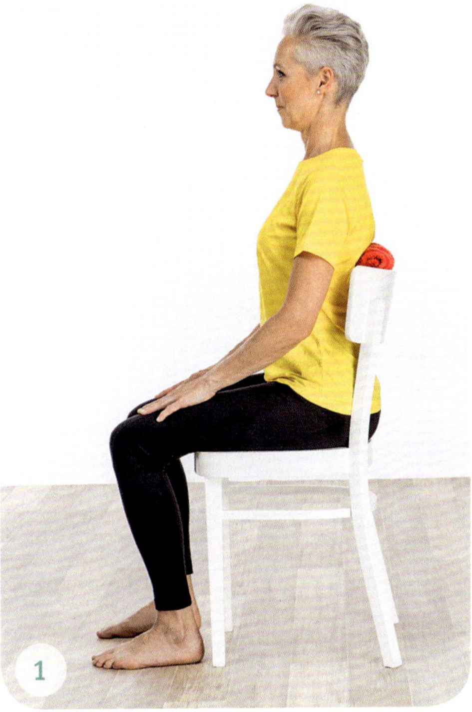

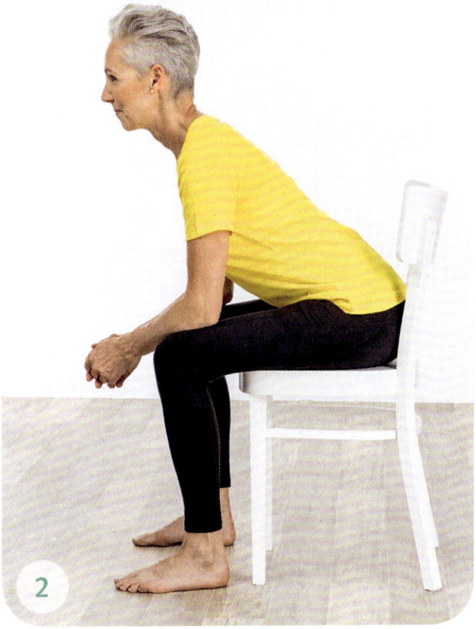

Ergänzende Übungen zur besseren Streckung

Lagerung: Die Grundposition für die Lagerung der gesamten Wirbelsäule ist die aufrechte Haltung, von der aus Sie einzelne Richtungen betonen können. Legen Sie für die Streckung im Sitzen zusätzlich ein zusammengerolltes Handtuch oder einen Mobilisationskeil zwischen Rückenlehne und Brustwirbelsäule. ❶ Diese Lagerung ähnelt der Lagerung zur besseren Streckung der oberen Lendenwirbelsäule (Seite 137), hat jedoch die Handtuchrolle bzw. den Mobilisationskeil etwas höher im Rücken. Im Liegen können Sie ein leicht zusammengerolltes Handtuch quer zwischen die Brustwirbelsäule und die Unterlage platzieren. Um Ihre Lendenwirbelsäule zu schützen, sollten Sie die Hüften gebeugt halten.

Wiederholtes Bewegen in Streckung: Stützen Sie sich im Sitzen mit den Ellenbogen auf Ihren Knien ab. Schieben Sie nun das Brustbein so weit wie möglich nach vorn und leicht nach oben. ❷ Bewegen Sie es zurück nach hinten und wiederholen Sie dies mehrmals mit Betonung der Bewegung nach vorn oben. Wenn Sie sich mit den Ellenbogen aufstützen, strecken Sie mehr die Brustwirbelsäule. Stützen Sie sich hingegen mit den Händen auf den Knien ab, strecken Sie mehr die obere Lendenwirbelsäule (Seite 137).

Integration in Alltagsaktivitäten: Halten Sie sich bewusst aufrecht und schieben Sie Ihr Brustbein immer wieder mal betont nach vorn oben.

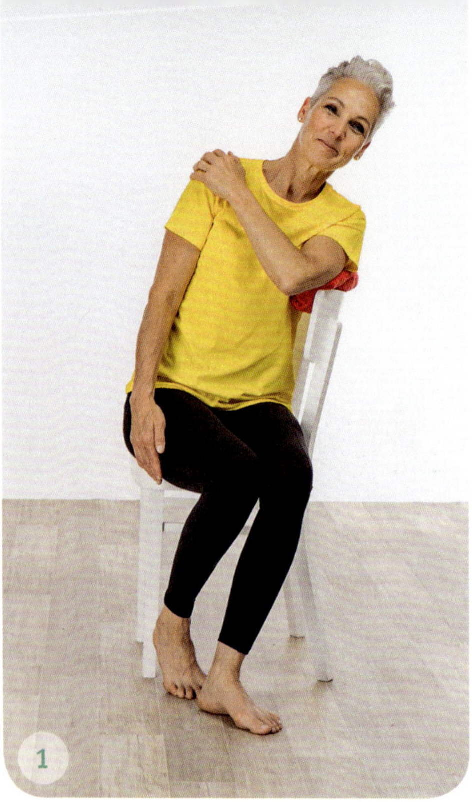

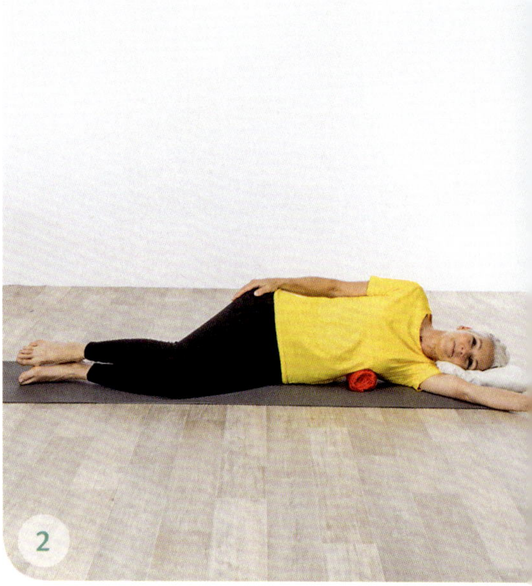

Ergänzende Übungen zur besseren Seitneigung

Lagerung: Legen Sie, seitlich auf einem Stuhl sitzend, ein dick zusammengerolltes Frotteehandtuch zwischen Ihren Rumpf und die Rückenlehne. Neigen Sie sich über die Handtuchrolle und bleiben Sie so. ❶ Sie können sich auch auf den Boden legen und die Handtuchrolle seitlich unter den Rumpf schieben. ❷ Die Seitneigung findet betont dort statt, wo die Handtuchrolle liegt.

Wiederholtes Bewegen: Bewegen Sie sich in der Ausgangsstellung zur Lagerung im Sitzen in die Seitneigung hin und her. Im Stand und freiem Sitzen betonen Sie die Seitneigung in der Brustwirbelsäule, wenn Sie den herabhängenden Arm senkrecht zum Boden schieben.

Integration in Alltagsaktivitäten: Bewegen Sie Ihren Rumpf ab und zu bewusst in die Seitneigung, beispielsweise beim Aufheben einer Tasche.

Hinweis: Bei der Seitneigung bewegen die Bogengelenke der Brustwirbelsäule auf der einen Seite ähnlich wie bei der Streckung und auf der anderen Seite ähnlich wie bei der Beugung. Zum Verbessern der Seitneigung können Sie folglich die Selbstmobilisation zur besseren Streckung im Liegen (Seite 138) oder im Stehen (Seite 140) anwenden, da die Beugung selten eingeschränkt ist.

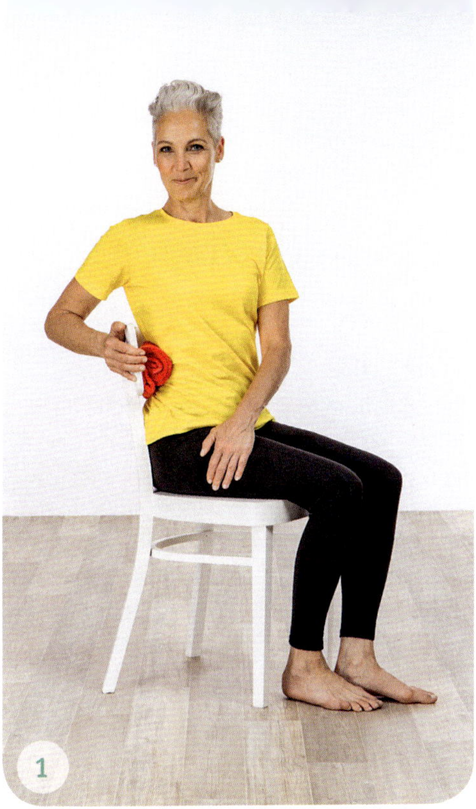

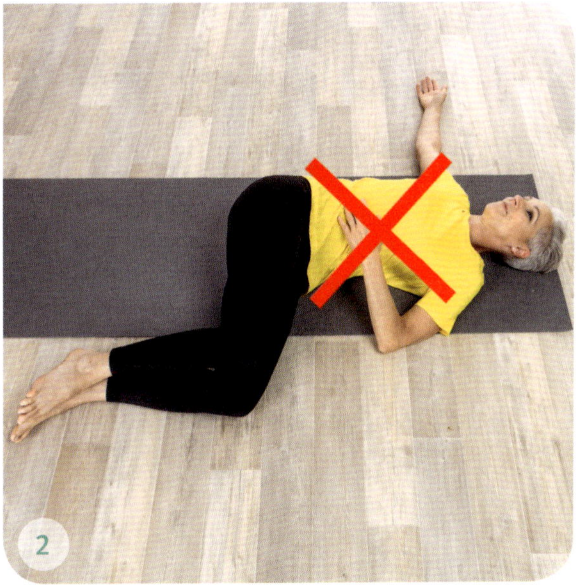

Ergänzende Übungen zur besseren Drehung

Lagerung: Setzen Sie sich auf einen Stuhl. Legen Sie eine Handtuchrolle zwischen die Rückenlehne und die obere Lendenwirbelsäule. Lehnen Sie sich fest gegen die Handtuchrolle und drehen Sie Ihren Oberkörper submaximal, bis Sie spüren, dass die Handtuchrolle die Drehbewegung oberhalb der Lendenwirbelsäule stoppt. Legen Sie beide Hände auf die Seite, zu der Sie sich gedreht haben. ❶ Nach ca. 15–30 Minuten sollten Sie eine deutliche Verbesserung der Drehbewegung spüren.

Wiederholtes Bewegen: In der oben beschriebenen Ausgangsstellung zur Lagerung können Sie wiederholt Ihre Brustwirbelsäule hin- und herdrehen. Achten Sie darauf, stets den Druck gegen die Handtuchrolle deutlich zu spüren, damit Sie nicht so viel in der Lendenwirbelsäule rotieren.

Integration in Alltagsaktivitäten: Nutzen Sie bewusst die Drehbewegung Ihres Rumpfes im submaximalen Bewegungsausmaß, ohne die Lendenwirbelsäule zu sehr mitzudrehen.

Hinweis: Vermeiden Sie die sogenannte »Drehdehnlagerung«, ❷ die eine Drehung der Brustwirbelsäule und auch der Lendenwirbelsäule bewirkt. Letztere ist nicht für viel Drehung gebaut.

Selbstmobilisation bei Schmerz an den Rippen und für besseres Atmen

Ausgangsstellung: Legen Sie sich mit angestellten Beinen auf den Boden. Unter die zu mobilisierenden Rippen legen Sie hinten seitlich zwei volle Päckchen Papiertaschentücher ❶ oder ein fest zusammengerolltes Handtuch. ❷ Sehr intensiv wird es, wenn Sie den mit einem Handtuch gepolsterten Mobilisationskeil oder einen anderen Gegenstand, wie einen Tennisball, darunterlegen.

Durchführung: Rollen Sie Ihren Rumpf langsam auf diesen Gegenstand. Er blockiert die Rippen, während die Brustwirbelsäule weiter zum Boden bewegen kann. Das erhöht die Spannung zwischen Rippen und Brustwirbelsäule.

Dosierung: Sie sollten bei intensivem Druck ein »wohltuend unangenehmes« Gefühl spüren, fast eine Art »Wohlfühlschmerz«. Wiederholen Sie die 1–2 Minuten dauernde Mobilisation nach einer kurzen Pause mehrmals.

Variante: Lehnen Sie sich mit dem hinteren seitlichen Rippenteil, dort wo Sie Ihren Schmerz oder Ihre Steifigkeit spüren, gegen die Kante einer Wand ❸ oder eines Türrahmens oder gegen die Spitze eines an die Wand gelegten Mobilisationskeils, ❹ bis Sie einen intensiven Druck im Rippenbereich fühlen. Je mehr Sie die Füße von der Kante bzw. der Wand entfernen, desto stärker wird der Druck.

Hinweis: Oft wirkt diese Mobilisation der Rippen auf Höhe des Schulterblatts positiv. Legen Sie dazu die Hand des gleichseitigen Arms von vorn auf die gegenüberliegende Schulter. So bewegen Sie das Schulterblatt zur Seite und legen die hinteren Rippenanteile frei. Intensiver Druck auf diese oberen Rippen führt auch oft zu einem verbesserten Armheben in der Schulter.

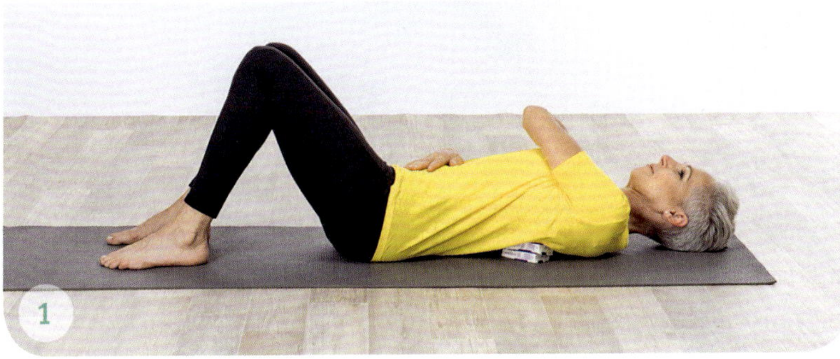
1

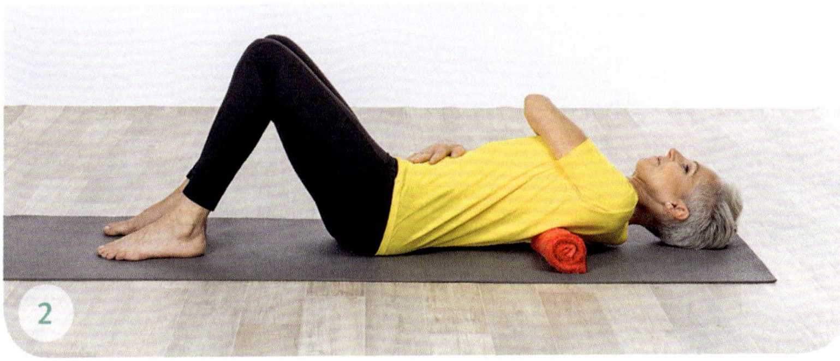
2

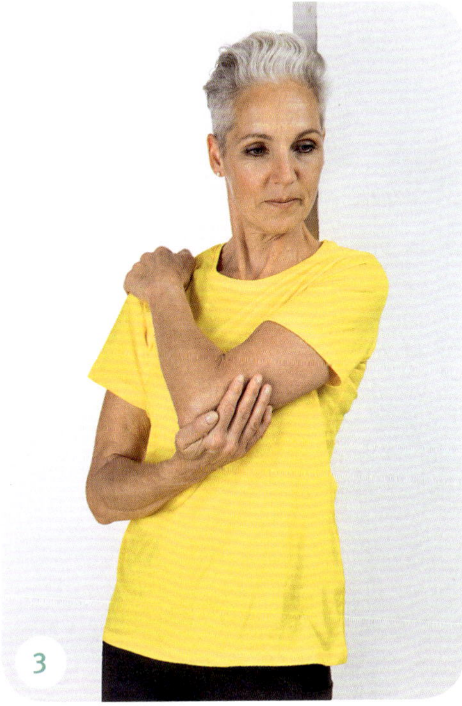
3

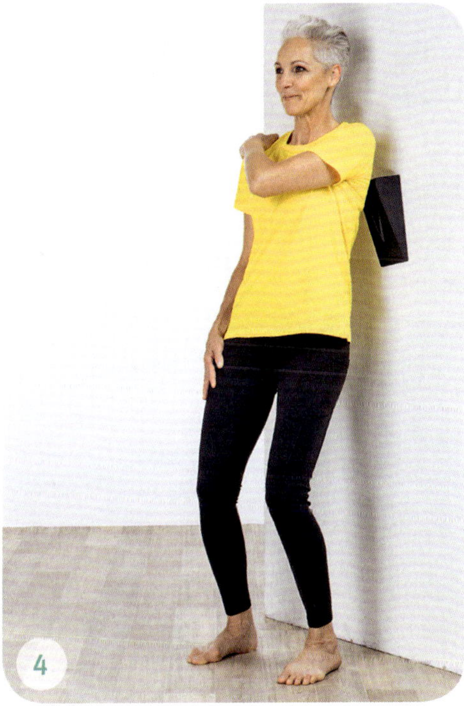
4

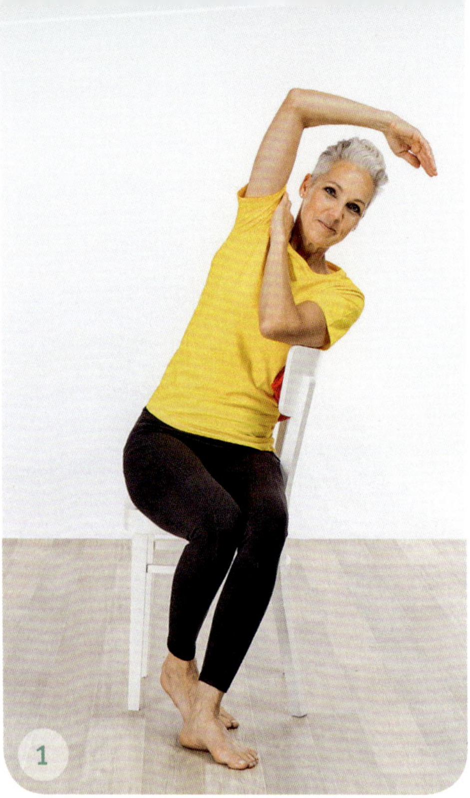

1

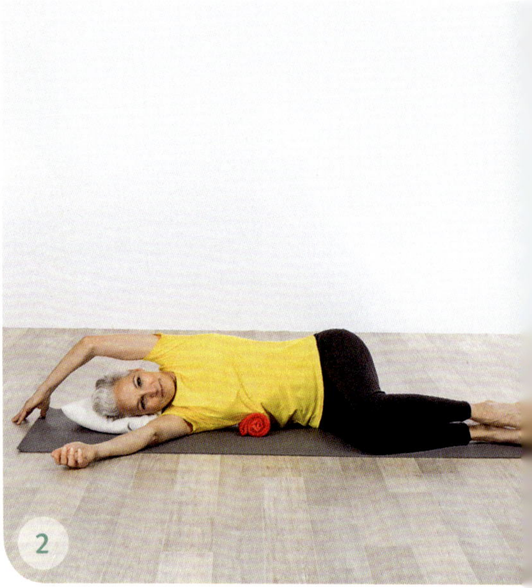

2

Ergänzende Übungen zur besseren Rippenbeweglichkeit

Lagerung: Setzen Sie sich seitlich auf einen Stuhl und legen Sie eine dicke Handtuchrolle zwischen den Rumpf und die Rückenlehne auf der anderen Seite der zu mobilisierenden Rippen. Neigen Sie sich über die Handtuchrolle und halten Sie zusätzlich den Arm mit gestrecktem oder gebeugtem Ellenbogen maximal in die Höhe. ❶ Das sieht nicht bequem aus, wirkt aber. Schon nach 10–15 Minuten werden Sie wahrscheinlich das Gefühl haben, als würde die Luft auf der mobilisierten Seite leichter in die Lungen strömen. Alternativ legen Sie sich auf die Seite mit einer festen Handtuchrolle unter dem Brustkorb. Wenn es bequemer für Sie ist, legen Sie Ihren Kopf auf ein Kissen. Heben Sie den oben liegenden Arm hoch und strecken Sie ihn über den Kopf hinaus. ❷

Wiederholtes Bewegen: Intensive Atembewegungen in Ruhe können durch zu starkes Abatmen von Kohlendioxid zum Hyperventilationssyndrom mit Kribbeln in den Fingern bis hin zu Schwindelgefühlen führen. Treiben Sie stattdessen anstrengenden Sport, der die Atembewegungen intensiviert, ohne eine Hyperventilation hervorzurufen.

Integration in Alltagsaktivitäten: Atmen Sie bewusst tief und betont mit dem Brustkorb. Atmen Sie langsam und somit weniger oft als gewohnt, um ein Hyperventilieren zu vermeiden.

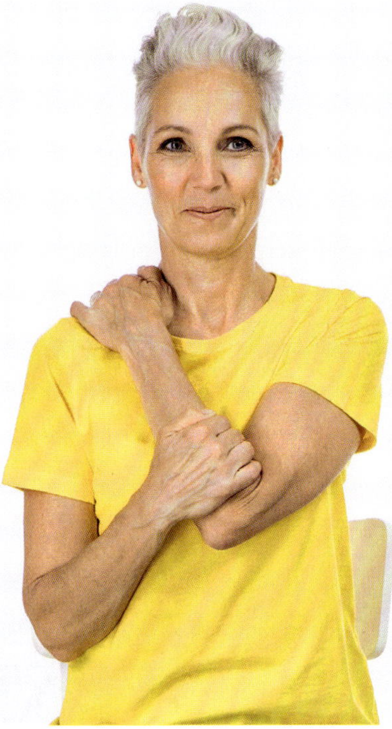

Selbstmobilisation der ersten Rippe

Ausgangsstellung: Legen Sie im Sitzen die Finger der gegenseitigen Hand auf den Punkt hinten im Winkel zwischen Schulter und Nacken, wo wir fast alle bei mehr oder weniger starkem Druck etwas Schmerz hervorrufen können.

Durchführung: Halten Sie die Finger leicht gebeugt und ziehen Sie diese nach vorn unten. Greifen Sie mit der anderen Hand um den Unterarm der mobilisierenden Hand und unterstützen Sie deren Kraft. Meist reicht das Gewicht beider Arme für den Mobilisationszug aus.

Dosierung: Sie können mit dieser Fassung den druckschmerzhaften Punkt einfach massieren oder nach vorn unten hin- und herziehen. Um die Technik zu intensivieren, ziehen Sie mit mehr Kraft und halten diesen Zug. Benutzen Sie so viel Kraft und Zeit, wie es Ihnen angenehm ist. Ein Risiko, zu viel zu machen, besteht hier kaum.

Hinweis: Ob Sie die Rippe bei der Selbstmobilisation wirklich bewegen oder »nur« im Gewebe wohltuenden Druck ausüben, ist unklar. Doch ein langer, intensiver Druck auf diesen Punkt lindert häufig die Beschwerden in diesem Bereich und tut gut.

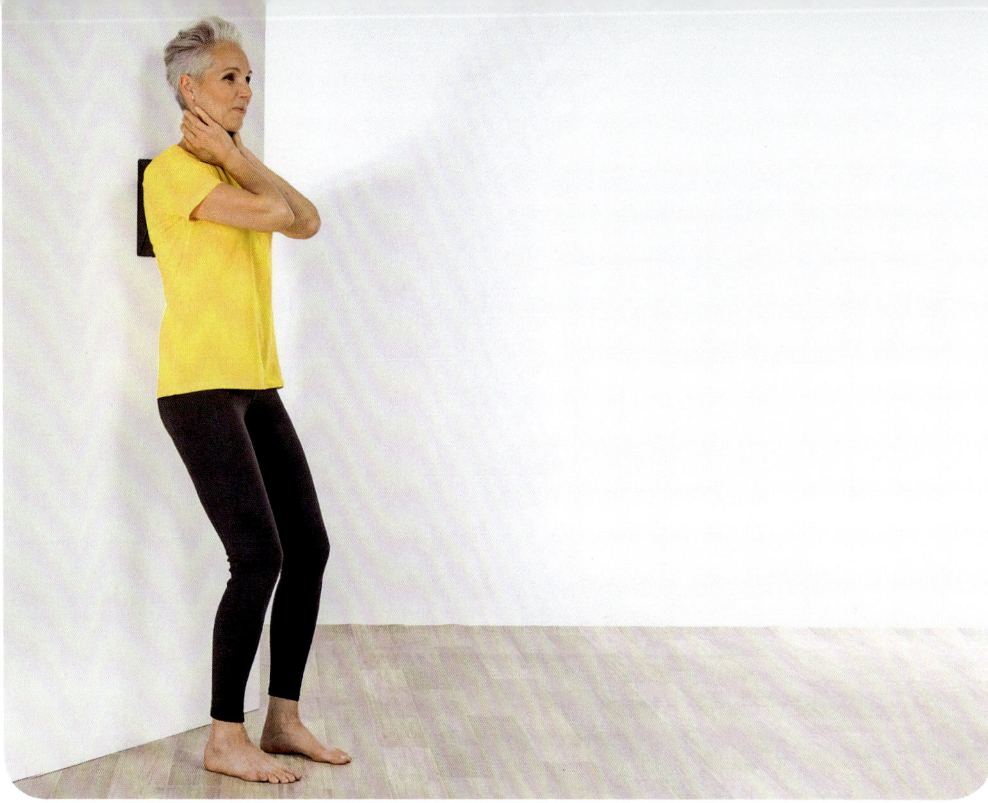

Selbstmobilisation zur besseren Streckung und Drehung

Ausgangsstellung: Legen Sie einen Mobilisationskeil zwischen Wand und obere Brustwirbelsäule. Stellen Sie beide Füße so weit nach vorn, dass Sie den Druck der Kante des Mobilisationskeils deutlich spüren. Legen Sie beide Hände von vorn kommend mit den Daumenballen seitlich vorn auf Ihren Hals, direkt oberhalb der Schlüsselbeine. Dort sollten Sie nach hinten drücken können, ohne dass es wehtut. In der Tiefe liegen dort die Querfortsätze der unteren Halswirbelsäule, die Sie kaum spüren können. Drücken Sie nicht auf die dort verlaufenden großen Blutgefäße!

Durchführung: Drücken Sie mit den Daumenballen nach hinten in Richtung Wand, während Sie gleichzeitig Kopf und Nacken aktiv etwas in Richtung Wand bewegen. Umfassen Sie dabei mit den Fingern den Nacken von hinten und stabilisieren Sie ihn. Schauen Sie während der ganzen Übung nach vorn auf den Boden, um eine Streckung der Halswirbelsäule zu vermeiden.

Dosierung: Bewegen Sie langsam wiederholt in Richtung Streckung. Sie können den Mobilisationsschub auch 1–2 Minuten halten, was aber anstrengend ist.

Hinweis: Legen Sie den Mobilisationskeil lieber zu tief als zu hoch. Mobilisieren Sie zusätzlich die obere Brustwirbelsäule (Seite 139 ❸).

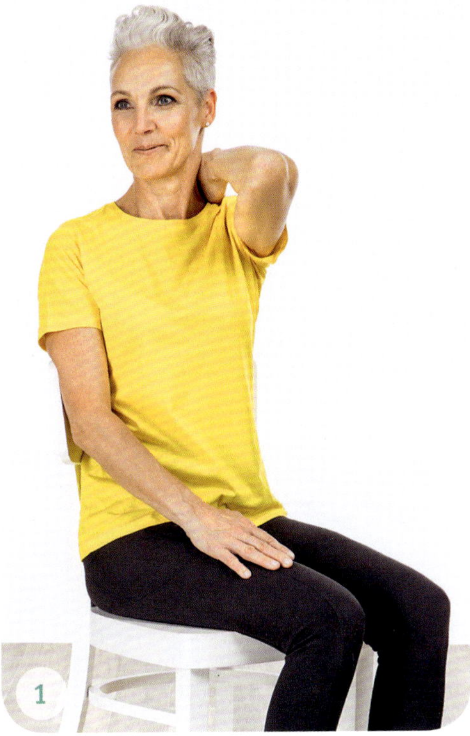

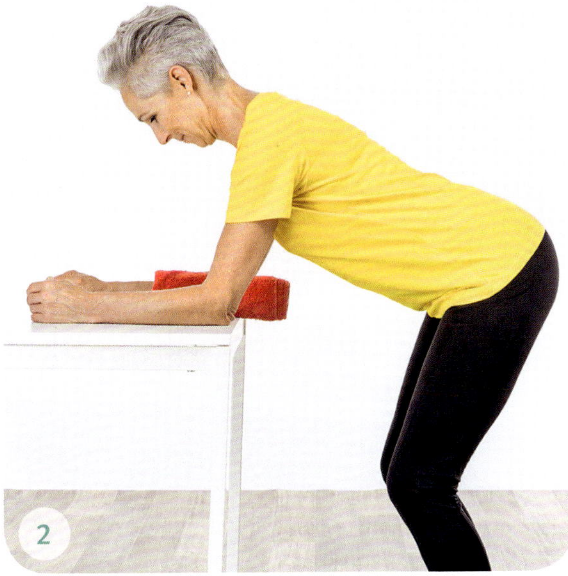

Ergänzende Übungen zur besseren Streckung und Drehung

Lagerung: Für die Streckung sitzen Sie aufrecht, schieben den Kopf leicht nach hinten und das Kinn leicht zum Boden (Seite 152). Für die Drehung testen Sie zuerst, wie weit Sie aktiv ohne Beschwerden und ohne Symptome nach rechts oder links drehen können. Dann fassen Sie für die Drehung nach rechts mit der linken Hand so tief wie möglich links um die untere Halswirbelsäule und ziehen sie vor allem mit dem Zeigefinger etwas nach vorn. Sie können auch die rechte Hand benutzen und müssen dann vor allem mit dem Kleinfinger nach vorn ziehen. Drehen Sie dabei aktiv Ihren Kopf nach rechts – nicht weiter, als Sie zuvor aktiv gekommen sind. ❶

Wiederholtes Bewegen: Stützen Sie sich für die Streckung mit den Unterarmen auf einen Tisch. Bewegen Sie den Kopf nach oben zur Decke. Fixieren Sie dabei mit dem Blick einen zwischen Ihren Ellenbogen liegenden Gegenstand, um die Streckung im Übergang von der Hals- zur Brustwirbelsäule zu betonen. ❷ Für die Drehung rotieren Sie den Kopf wiederholt wie bei der Lagerung, so weit, wie Sie aktiv kommen.

Integration in Alltagsaktivitäten: Strecken und drehen Sie immer wieder mal bewusst diesen Bereich Ihrer Wirbelsäule.

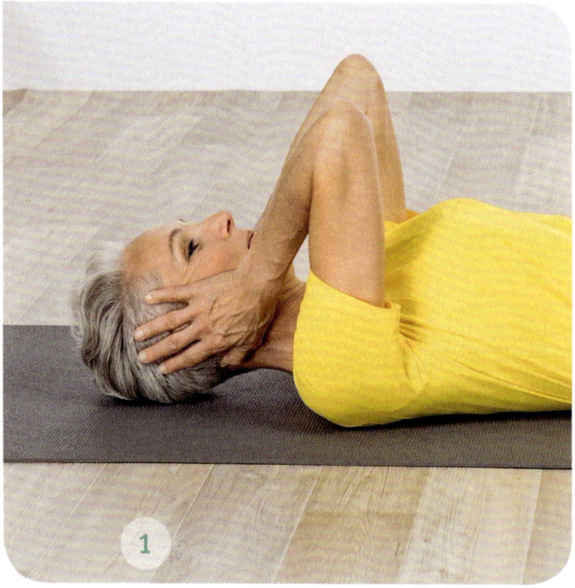

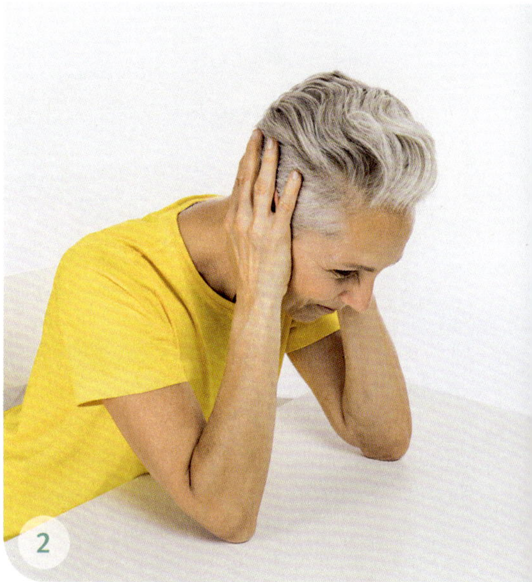

Selbstmobilisation zum Verringern von Schmerzen

Ausgangsstellung: Legen Sie sich auf den Boden oder noch besser Ihr Bett. Umfassen Sie mit beiden Händen den Kopf, sodass die Ohren in der Hohlhand liegen und die Handballen unter den Ohren. ❶

Durchführung: Schieben Sie Ihr Kinn leicht nach unten. Heben Sie den Kopf ca. 1 cm ab, drücken Sie ihn mit beiden Händen leicht nach oben in Verlängerung der Körperlängsachse und legen Sie ihn dann dort ab. Die Übung dauert nicht länger als 2–3 Sekunden und endet vor dem ersten Bewegungsstopp.

Dosierung: Dank der Reibung auf der Unterlage bleibt Ihr Kopf in einer leichten Beugestellung liegen, ohne dass Sie ihn dort weiter halten müssen. Die natürliche Krümmung Ihrer Halswirbelsäule (Lordose) wird dadurch etwas abgeflacht. Wiederholen Sie die Technik, wenn das angenehme Zuggefühl nachlässt.

Variante: Setzen Sie sich vor einen Tisch und stützen Sie beide Ellenbogen auf. Umfassen Sie mit beiden Händen Ihren Kopf, sodass die Ohren in der Hohlhand liegen und der Handballen direkt darunter. Halten Sie den Kopf ruhig und lassen Sie Ihren Körper leicht nach unten und hinten absinken. So ziehen Sie den Körper vom Kopf weg, was ein wohltuendes Zuggefühl ergibt. ❷

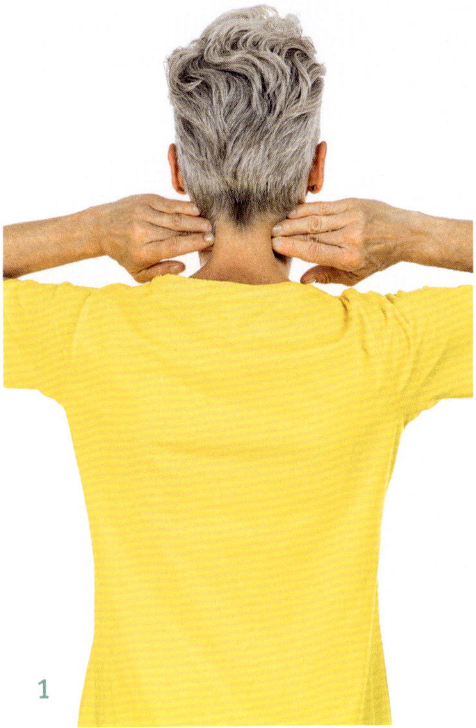
1

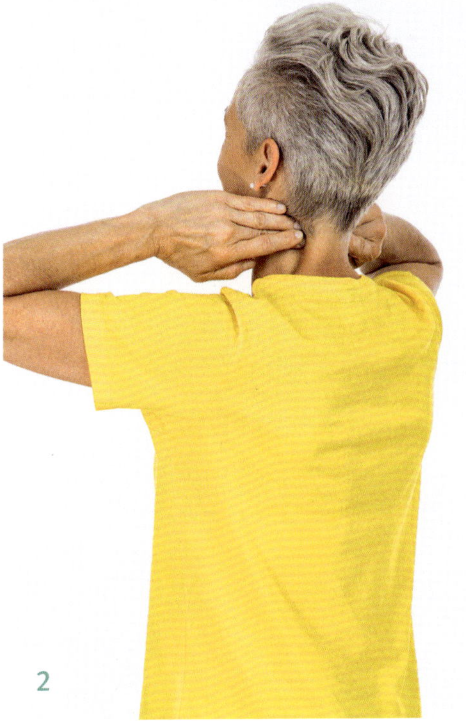
2

Selbstmobilisation zur besseren Streckung

Ausgangsstellung: Legen Sie im Sitzen oder Stehen beide Zeige- oder Mittelfinger in den mittleren Nacken. Die Fingerspitzen sollten ungefähr 45° von hinten und seitlich auf den Nacken kommen. Dort liegen unter gut 5–6 cm Muskeln die Bogengelenke, die Sie kaum spüren können. ❶

Durchführung: Drücken Sie mit beiden Fingern leicht nach vorn und oben (ca. 45°) und halten Sie diesen Druck, der nicht stärker als ca. 100–200 g sein sollte. Strecken Sie aktiv die Halswirbelsäule, indem Sie nach oben zur Decke schauen. ❷ Stoppen Sie die Bewegung, sobald Sie mit den Fingern oder im Nacken einen ersten Widerstand spüren.

Dosierung: Bewegen Sie im angst- und symptomfreien Ausmaß hin und her, solange es Ihnen guttut. Dort, wo die Finger liegen, findet die Bewegung betont statt. Legen Sie die Finger 1–2 cm höher und tiefer und wiederholen Sie die Technik an der Stelle, wo sie für Sie am angenehmsten wirkt. Das sollte dort sein, wo Ihnen die Bewegung am schwersten fällt, also wo Sie am »steifsten« sind. Benutzen Sie nicht mehr Kraft, da die Bewegung dann zwar weiter geht, aber nicht mehr betont im »steifen« Bereich unter Ihren Fingern geschieht.

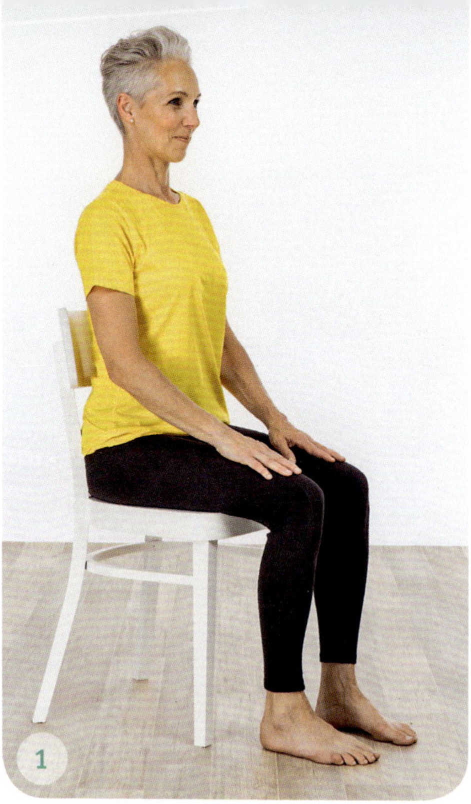

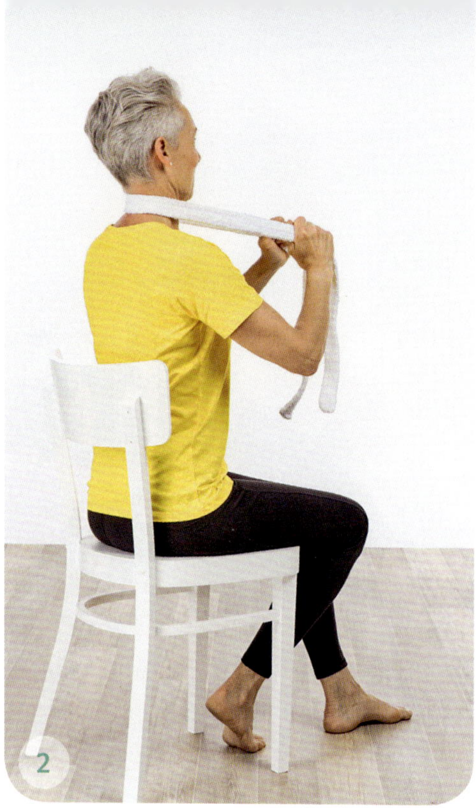

Ergänzende Übungen zur besseren Streckung

Lagerung: Setzen Sie sich aufrecht hin und schieben Sie den Kopf leicht nach oben. Stellen Sie sich einen Faden wie bei einer Marionette vor, der den Kopf zur Decke zieht. Schauen Sie dabei immer geradeaus oder auch leicht nach vorn-unten bzw. halten Sie die Kinnspitze leicht nach unten. ❶ So vermeiden Sie eine Streckung in der oberen Halswirbelsäule, die wahrscheinlich nicht in Streckung eingeschränkt ist. Wenn Sie die mittlere Halswirbelsäule betont in Streckung halten wollen, müssen Sie wie bei der Selbstmobilisation (Seite 151) die mittlere Halswirbelsäule betont in Streckung bewegen und in dieser Position bleiben.

Wiederholtes Bewegen: Benutzen Sie die Technik der Selbstmobilisation (Seite 151), um die mittlere Halswirbelsäule betont in Streckung zu bewegen. Dabei können Sie die Finger auch durch den Gürtel eines Bademantels oder Ähnliches ersetzen. ❷ Drücken bzw. ziehen Sie nur mit wenig Kraft. Die Finger bzw. der Gurt mobilisieren nicht, sondern zeigen den Drehpunkt an. Ohne diese Betonung in der mittleren Halswirbelsäule werden Sie wahrscheinlich mehr unter und über dem »steifen« Bereich bewegen.

Integration in Alltagsaktivitäten: Achten Sie auf eine bewusst aufrechte Haltung und bewegen Sie kontrolliert Ihre Halswirbelsäule.

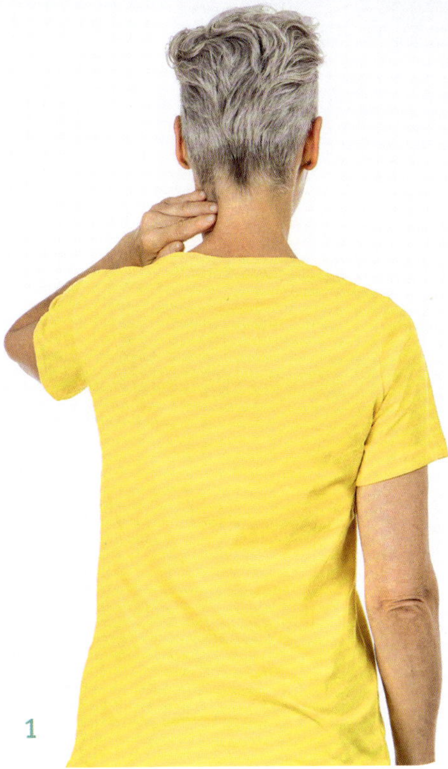
1

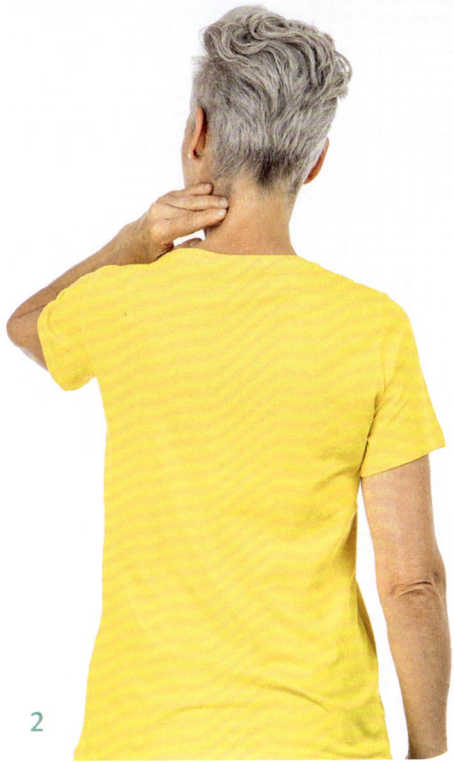
2

Selbstmobilisation zur besseren Seitneigung und Drehung

Ausgangsstellung: Legen Sie im Sitzen oder Stehen den Zeige- oder Mittelfinger der Seite, zu der Sie drehen bzw. neigen möchten, ungefähr 45° von hinten seitlich kommend in den mittleren Nacken. ❶ Drücken Sie mit dem Finger leicht ca. 45° nach vorn und oben und halten Sie diesen Druck. Benutzen Sie wenig Kraft, nicht mehr als ca. 100–200 g. Es soll sich angenehm leicht anfühlen.

Durchführung: Drehen und neigen Sie Ihren Kopf zur Seite der fixierenden Hand, indem Sie hinter die Schulter schauen. Stoppen Sie die Bewegung, sobald Sie mit den Fingern oder im Nacken einen ersten Widerstand spüren. ❷

Dosierung: Bewegen Sie im angst- und symptomfreien Bereich wiederholt hin und her. Steigern Sie auch hierbei nicht durch ein Erhöhen der Kraft, sondern durch Geduld und Wiederholung. Legen Sie Ihren Finger 1–2 cm höher und tiefer, um betont verschiedene Teile der mittleren Halswirbelsäule zu bewegen.

Hinweis: Diese Technik ähnelt der zur betonten Streckung in der mittleren Halswirbelsäule (Seite 151). Sie geschieht jedoch nur auf einer Seite. Machen Sie die Seitneigung und die Drehung gemeinsam, wobei Sie die eine oder die andere Komponente auch jeweils betonen können.

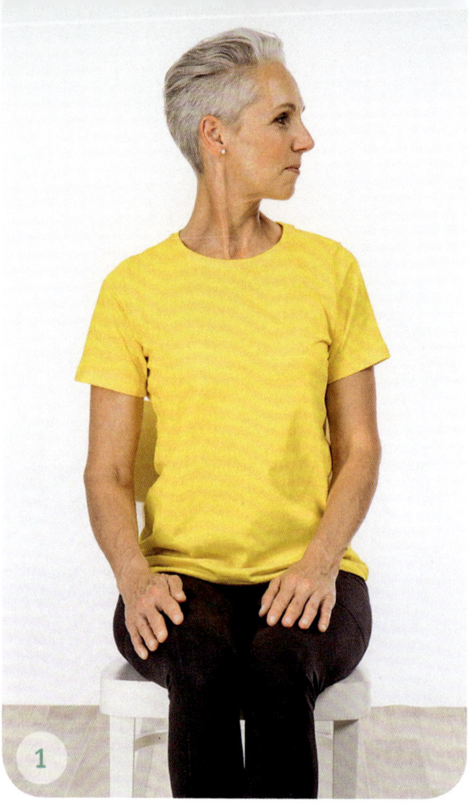

1

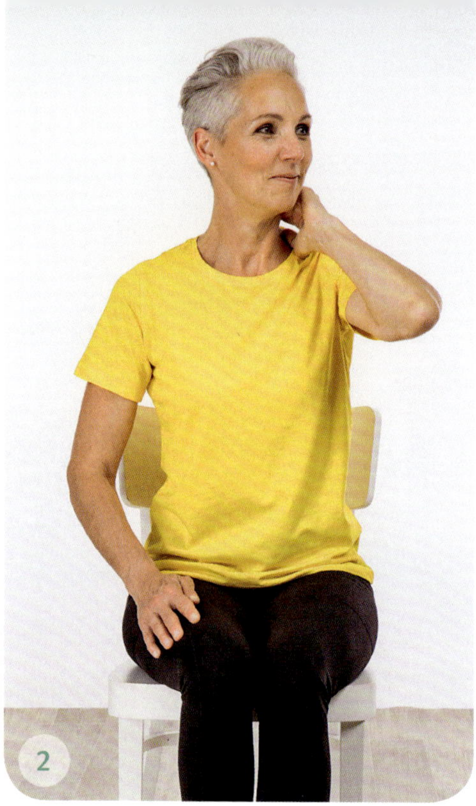

2

Ergänzende Übungen zur besseren Seitneigung und Drehung

Lagerung: Blicken Sie aktiv hinter die Schulter im angst- und symptomfreien Bewegungsausmaß und bleiben Sie dort. ❶ Sie können die Seitneigung oder die Rotation betonen oder beide Bewegungen gemeinsam machen. Benutzen Sie keine Kraft. Schauen Sie beispielsweise 10–15 Minuten in dieser Position fern und testen Sie anschließend die Drehbewegung. Wahrscheinlich werden Sie überrascht sein, wie viel besser sie nun geht. Noch mehr Drehung erreichen Sie, wenn Sie dabei wie bei der Selbstmobilisation (Seite 153) die Bewegung mit einem Finger in der mittleren Halswirbelsäule betonen. ❷

Wiederholtes Bewegen: Führen Sie die Selbstmobilisation (Seite 153) mehrmals durch.

Integration in Alltagsaktivitäten: Halten Sie sich aufrecht und bewegen Sie Ihren Kopf bewusst in die Drehung.

Hinweis: Bei dieser submaximalen Drehung der Halswirbelsäule werden auch Blutgefäße und Nerven bewegt. Machen Sie die Bewegung aktiv und brechen Sie sie ab, sobald Sie Symptome jeglicher Art bemerken. In diesem Fall sollten Sie einen Arzt oder eine Physiotherapeutin dazu konsultieren. Machen Sie das sofort, sollten die Beschwerden heftig oder »komisch« sein.

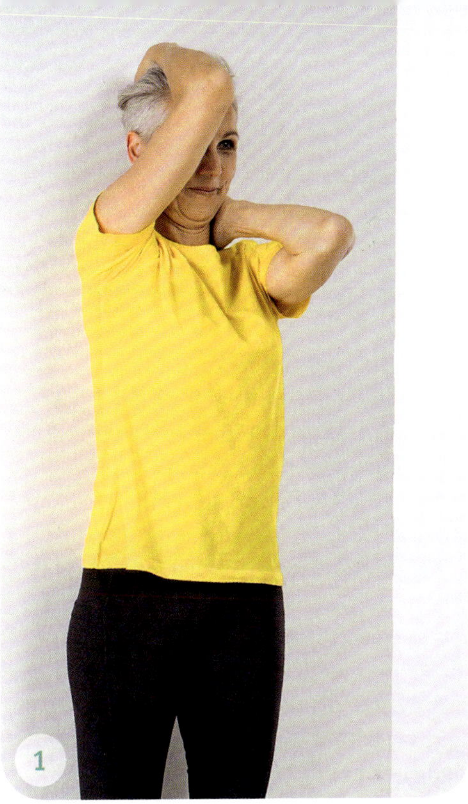

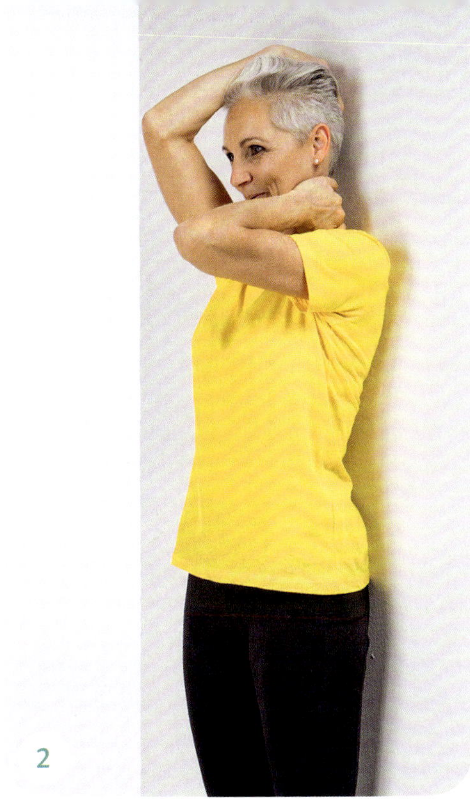

Selbstmobilisation zur besseren Beugung

Ausgangsstellung: Umfassen Sie im aufrechten Stehen oder Sitzen mit einer Hand von hinten flächig den gesamten Nacken, um ihn zu stabilisieren. Mit der anderen Hand greifen Sie von vorn oben um den Kopf. ❶

Durchführung: Führen Sie aktiv eine Nickbewegung wie beim Jasagen aus, indem Sie das Kinn senkrecht nach unten in Richtung Boden schieben. Die von oben kommende Hand unterstützt diese aktive Beugebewegung, ohne den Kopf nach vorn zu ziehen. Drücken Sie dabei den gesamten Nacken leicht nach hinten gegen die Hand, die ihn stabilisiert. ❷

Dosierung: Bewegen Sie so wiederholt in die Beugung. Alternativ halten Sie die Endstellung für 1–2 Minuten, was Sie nach einer kurzen Pause mehrmals wiederholen können. Da Sie hierbei Nerven und Blutgefäße kaum stressen, ist das risikoarm.

Hinweis: Wenn Sie während dieser Nickbewegung das Kinn senkrecht nach unten bewegen und dabei aufrecht bleiben, betonen Sie die Beugung in der oberen Halswirbelsäule. Zur Kontrolle können Sie Ihren Kopf auch in Kontakt mit der Wand halten. Sobald Sie den Hinterkopf von der Wand entfernen, beginnt die Bewegung in der mittleren und unteren Halswirbelsäule.

Ergänzende Übungen zur besseren Beugung

Lagerung: Setzen oder stellen Sie sich aufrecht hin, schieben Sie den Kopf leicht nach oben zur Decke und leicht nach hinten. Drücken Sie das Kinn leicht nach unten zum Boden. ❶ Bleiben Sie so.

Wiederholtes Bewegen: Die Nickbewegung des Jasagens ist als sogenannte »kraniozervikale Flexionsübung« bei unspezifischen Nackenschmerzen häufig wirksam [228]. Schieben Sie dazu im Stehen oder Sitzen das Kinn senkrecht nach oben ❷ und unten ❸ hin und her und betonen Sie die Bewegung des Kinns nach unten. Halten Sie dabei anfangs den Kopf in Kontakt mit der Wand. Dann geschieht die Bewegung betont in der oberen Halswirbelsäule. Mit einiger Übung können Sie die Nickbewegung auch in aufrechter Haltung mit ruhig stehendem Kopf frei durchführen. Bewegen Sie den Kopf nicht nach vorn, weil Sie dann in der mittleren und unteren Halswirbelsäule beugen würden. Sie können diese »kraniozervikale Flexion« auch im Liegen durchführen, was gerade am Anfang leichter sein kann. ❹ Bewegen Sie das Kinn wieder auf einer fast geraden Linie nach oben und nach unten, als ob Sie Ja sagen würden. Lassen Sie den Kopf dabei auf der Unterlage liegen, damit die Bewegung betont in der oberen Halswirbelsäule geschieht.

Integration in Alltagsaktivitäten: Halten Sie sich bewusst aufrecht und betonen Sie die Nickbewegung wie beim Jasagen.

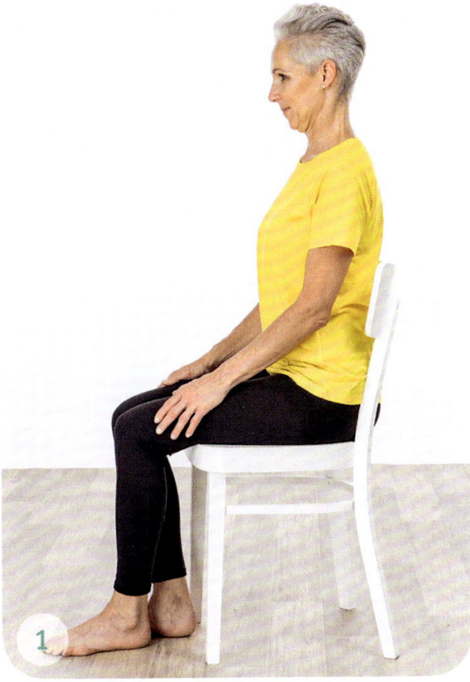

1

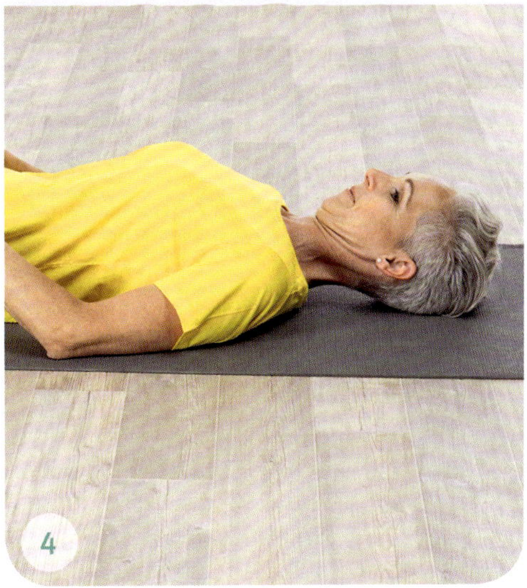

4

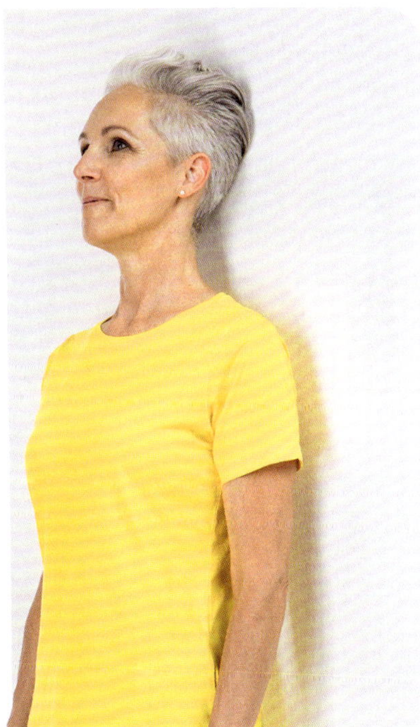

2

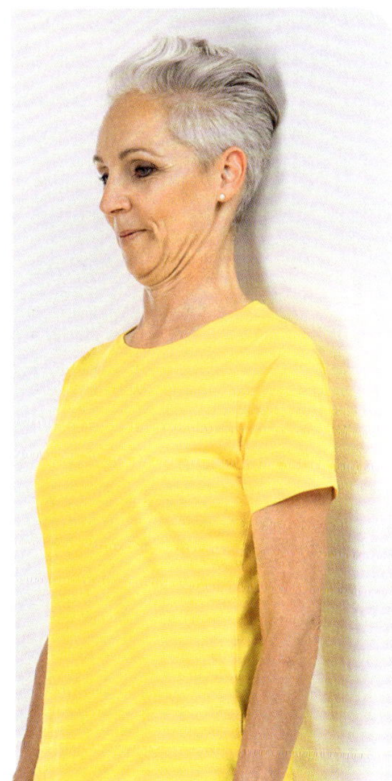

3

Kiefergelenk

Oft ist die Funktion in einem der beiden Kiefergelenke gestört, ohne dass wir es merken. Manchmal tut es weh. Früh vorbeugen bzw. behandeln lohnt sich.

Legen Sie einmal die Spitzen der mittleren drei Finger beider Hände vor Ihre Ohren und öffnen und schließen Sie den Mund wiederholt maximal. Unter den Fingern spüren Sie links und rechts die Bewegungen des Unterkieferknochens bzw. seiner Gelenkköpfchen (Caput mandibulae). Bewegen sie sich ganz symmetrisch? Das sollten sie im Idealfall, tun es aber nur selten. Seien Sie nicht unnötig besorgt, wenn Sie eine Asymmetrie fühlen. Sie haben eine, ich habe eine und wahrscheinlich werden wir deshalb keine Schmerzen bekommen. Wenn die Asymmetrie jedoch groß ist, Sie Ihre Kiefergelenke durch Sprechen, Singen und Ähnliches viel beanspruchen oder Sie gar Beschwerden im Kiefergelenksbereich haben, könnte eine Selbstbehandlung sinnvoll sein.

Die Selbstmobilisation mit der manuellen Technik (Seite 160) und der Korkentechnik (Seite 161) können Sie bis zum ersten Bewegungsstopp als Schmerzlinderung immer anwenden, denn sie erzeugt ein angenehmes Gefühl ohne Risiko. Vor der dehnenden Selbstmobilisation über den ersten Bewegungsstopp hinaus aber sollten Sie sicher sein, dass das Gelenk wirklich eingeschränkt ist. Denn häufig ist ein Kiefergelenk oder sind gar beide überbeweglich, besonders, wenn Sie dort ein Knacken wahrnehmen. Fragen Sie sich, ob eine der drei Ursachen für eine Gelenkkontraktur auf Ihre Kiefergelenke zutreffen könnte (Seite 20): Erkrankungen, die das Kiefergelenk direkt steif machen, sind dem Autor nicht bekannt. Längere Ruhigstellungen kommen nach Verletzungen und Operationen vor. Die häufigste Ursache für ein steifes Kiefergelenk ist aber wahrscheinlich ein langes Vermeiden der maximalen Bewegungen. Das kann leicht und unbemerkt geschehen, da wir sprechen, essen, gähnen usw. können, auch ohne den Mund ganz zu öffnen.

Untersuchen Sie anschließend die Beweglichkeit Ihrer Kiefergelenke. Die normale Mundöffnung beträgt etwa 5 cm [229, 230]. Testen Sie, wie viele Ihrer Finger quer übereinandergelegt Sie bei maximaler Mundöffnung zwischen die Schneidezähne legen können. Drei Finger sind »normal«. Wenn sie oder sogar mehr Finger hineinpassen, sollten Sie nur die schmerzlindernde Dosierung der Selbstmobilisation anwenden. Wenn weniger als drei Finger übereinandergelegt zwischen Ihre Schneidezähne passen, deutet das auf eine Einschränkung hin. Fühlen Sie wieder mit den mittleren drei Fingern die Bewegung der Gelenkköpfchen vor den Ohren und spüren Sie, auf welcher Seite sie weniger bewegen. Hier können Sie dann die dehnende Selbstmobilisation ausprobieren. Testen Sie nach ungefähr drei Selbstmobilisationen von je ein bis zwei Minuten, wie sich Ihre Kieferbewegungen im Vergleich zu vorher anfühlen. Ist das Ergebnis positiv, fahren Sie mit der Selbstbehandlung fort. Ansonsten beschränken Sie sich auf die schmerzlindernde Dosierung oder fragen Sie die Physiotherapeutin oder den Physiotherapeuten Ihres Vertrauens.

Sie können den Unterkiefer auch zur Seite schieben (Laterotrusion) und nach vorn bewegen (Protrusion). Das Ausmaß dieser Bewegungen beträgt nur ca. 1 cm und ist schwierig zu beurteilen. Orientieren Sie sich daher vor allem an der Mundöffnung, bei der Abweichungen vom »normalen« Bewegungsausmaß leichter zu erkennen sind. Mit der Traktion in den folgenden zwei Selbstmobilisationen können Sie Schmerz lindern und die passive Beweglichkeit im Kiefergelenk verbessern, indem Sie die Gelenkkapsel unter Spannung setzen – Sie spüren dann ein Spannungsgefühl.

Damit Sie Ihr Kiefergelenk wieder gut bewegen können, müssen Sie zusätzlich vor allem die Koordination Ihrer Muskeln verbessern. Sie steuern das Gelenkköpfchen des Unterkiefers, das bei fast allen Bewegungen im Kiefergelenk nach vorn gleitet. Daher ist das aktive Nach-vorn-Schieben des Unterkiefers (Protrusion) eine der wichtigsten aktiven Übungen, die Sie für Ihr Kiefergelenk machen sollten, weil dabei beide Gelenkköpfchen nach vorn gleiten. Nur bei der kleinen Mundöffnung bis ca. 3 cm dreht sich das Gelenkköpfchen im Kiefergelenk, ohne viel nach vorn zu rutschen. Diese kleine Mundöffnung ist daher die schonendste Bewegung. Wiederholen Sie diese zur Schmerzlinderung und zum Aufwärmen des Gelenks vor einer dehnenden Mobilisation.

Stellen Sie sich für die aktiven Übungen beispielsweise vor einen Spiegel, auf den Sie vertikal und horizontal je einen farbigen Faden geklebt haben. Folgen Sie nun beim Bewegen des Kiefers mit dem Kinn oder einem zwischen die mittleren unteren Schneidezähne gesteckten Zahnstocher diesen Linien.

Zusätzlich zu diesen Koordinationsübungen ist auch die Muskelkräftigung sinnvoll. Geben Sie sich beispielsweise bei leicht geöffnetem Mund statische Widerstände in verschiedene Richtungen am Kinn oder bewegen Sie dynamisch gegen diese Widerstände. Halten Sie bei allen aktiven Übungen die Zunge am Gaumen. Auf diese Weise begrenzen Sie die Bewegung auf die »kleine Mundöffnung« und vermeiden exzessiven Stress auf die Kiefergelenke. Wenn Sie die Zunge vom Gaumen lösen, können Sie die darüber hinausgehende »große Mundöffnung« langsam und kontrolliert durchführen.

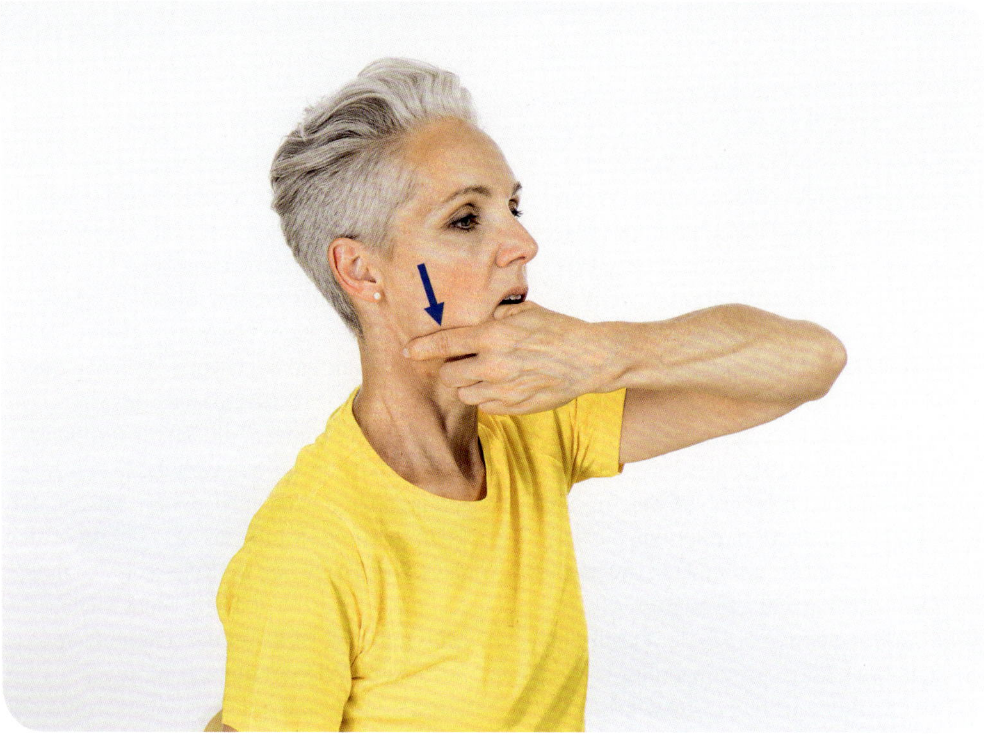

Selbstmobilisation zur besseren Kieferbewegung (manuelle Technik)

Ausgangsstellung: Legen Sie bei leicht geöffnetem Mund den Daumen der gegenseitigen Hand auf die hintersten unteren Backenzähne der zu mobilisierenden Seite. Die Finger derselben Hand umfassen den Unterkiefer von außen und unten. Mit der anderen Hand können Sie den Unterarm der mobilisierenden Hand unterstützen.

Durchführung: Drücken Sie mit dem Daumen die hintersten Backenzähne nach unten in Richtung Boden. Unterstützen Sie dabei mit den Fingern von außen den Unterkiefer, sodass keine hebelnde Mundöffnung entsteht, sondern nur ein Druck auf die hintersten Backenzähne nach unten.

Dosierung: Zur Schmerzlinderung drücken Sie bis vor den ersten Bewegungsstopp und lassen locker. Wiederholen Sie das mehrmals. Zur Dehnung gehen Sie etwas über diesen Stopp hinaus und halten den Druck. Allerdings ist der erste Bewegungsstopp schwer zu spüren. Wählen Sie eine Intensität, die Sie als angenehm empfinden. Vermeiden Sie Gewalt.

Hinweis: Im Kiefergelenk können Sie eine Spannungszunahme wahrnehmen. Drücken Sie nicht auf die Schneidezähne in Richtung Mundöffnung. Das täte dem Gelenk wahrscheinlich weniger gut.

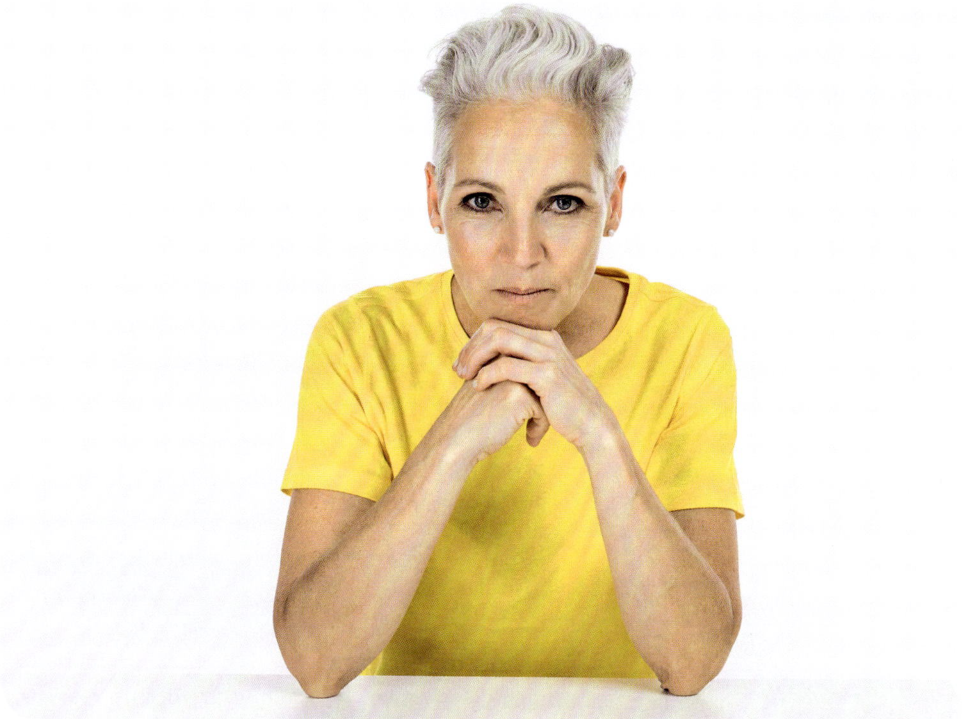

Selbstmobilisation zur besseren Kieferbewegung (Korkentechnik)

Ausgangsstellung: Schneiden Sie von einem Flaschenkorken eine 2–4 mm dicke Scheibe ab und legen Sie diese zwischen die hintersten Backenzähne auf der Seite, auf der Sie mobilisieren möchten. Mit der Zunge können Sie die Korkenscheibe dort einfach positionieren. Stützen Sie sich mit den Ellenbogen auf den Tisch.

Durchführung: Schließen Sie den Mund und legen Sie die Kinnspitze auf Ihre Hände. Legen Sie nun das Kopfgewicht auf Ihre Hände ab. Je mehr Sie entspannen, desto intensiver mobilisieren Sie. Ihr Unterkiefer wirkt dabei wie ein zweiarmiger Hebel, also wie eine Kinderwippe. Während die eine Seite (die Kinnspitze) hochgeht, geht die andere Seite (das Gelenkköpfchen) runter. Die Korkenscheibe bildet den Drehpunkt dieser Bewegung. Dies führt nachweislich zu einer Traktion im Kiefergelenk von bis über 8 mm [231, 232].

Dosierung: Halten Sie diese Traktion. Wählen Sie eine Intensität, die Sie als angenehm empfinden.

Hinweis: Diese Technik ist für Sie passiv. Sie wirkt, indem Sie den Kopf entspannt auf Ihren Händen abstützen. Versuchen Sie, nicht zu schieben oder zu drücken.

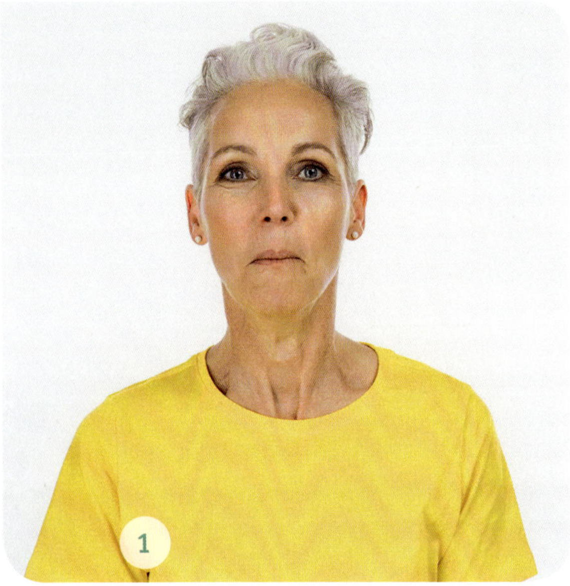

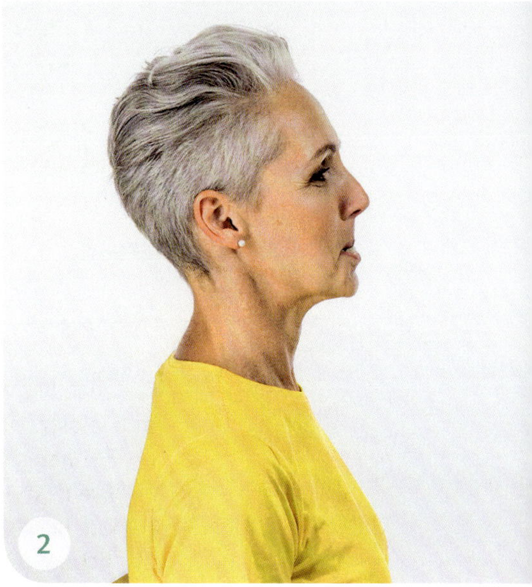

Ergänzende Übungen für bessere Kieferbewegungen

Lagerung: Öffnen Sie den Mund so weit wie möglich, ohne dass die Oberseite Ihrer Zunge sich vom Gaumen löst. Mit geschlossenen Lippen können Sie diese maximale kleine Mundöffnung längere Zeit halten. ❶ Alternativ können Sie auch den Unterkiefer nach vorn oder nach rechts bzw. links schieben und ihn dort mit geschlossenen Lippen halten. Theoretisch ist die Protraktion, also das Vorschieben des Unterkiefers, recht sinnvoll. ❷ Doch wählen Sie die Richtung, die Sie als eingeschränkt empfinden. Belassen Sie dabei stets die Zunge am Gaumen!

Wiederholtes Bewegen: Belassen Sie die Zunge oben am Gaumen, auch während Sie den Mund mehrmals kontrolliert öffnen oder den Unterkiefer nach vorn, rechts und links schieben.

Integration in Alltagsaktivitäten: Bewegen Sie Ihren Kiefer im Bereich der »kleinen Mundöffnung«, also nur so weit, wie die Zunge oben am Gaumen bleiben kann. Vermeiden Sie exzessive Bewegungen.

Ein Wort zum Schluss

Nun wissen Sie, wie Bewegungsmangel zu Gelenkkontrakturen führt und wie Sie diese mit Selbstmobilisation, Lagerung und wiederholtem Bewegen selbst behandeln können. Die vorgeschlagenen Übungen können Sie selbstverständlich variieren, um sie Ihren persönlichen Bedürfnissen und Umständen anzupassen. Beachten Sie dabei die aufgezeigten Prinzipien. Leider reichte der Platz nicht, um zu erklären, warum Sie bei den Selbstmobilisationen hier drücken und dort schieben sollen. Doch alle Techniken beruhen auf der funktionellen Anatomie und respektieren so weit wie möglich die Gelenkmechanik (Arthrokinematik) [110, 190]. Lassen Sie sich das von Ihrem Physiotherapeuten oder Ihrer Physiotherapeutin erklären, wenn Sie mehr dazu wissen möchten.

Wenn Sie ein steifes Gelenk haben und die entsprechende Selbstbehandlung in diesem Buch anschauen, mögen Sie überrascht sein, wie wenige Übungen Sie machen sollten. Doch Sie wissen nun, dass Sie die verkürzte Gelenkkapsel nur lange Zeit verlängern müssen, um beweglicher zu werden. Dazu reichen meist eine gezielte Selbstmobilisation und eine gezielte Lagerung. Unentbehrlich ist mindestens eine aktive Übung in die eingeschränkte Richtung, um dem Gehirn und den Muskeln das neu gewonnene Bewegungsausmaß beizubringen. Ansonsten werden Sie es nicht nutzen und es rasch wieder verlieren. Und wie für das Lernen allgemein gilt auch für das Bewegungslernen, dass Variationen und Wiederholungen den Erfolg fördern. Bewegen Sie daher aktiv so vielfältig und so oft wie möglich.

Doch Wissen und Erkenntnis reichen nicht aus. Sie bestimmen nicht unser Handeln, das letztlich von Emotionen regiert wird. So wünsche ich Ihnen, dass Sie durch dieses Buch Wohlbefinden und Freude am Bewegen Ihrer Gelenke finden und dass diese positiven Emotionen Sie motivieren weiterzumachen.

Jochen Schomacher

Quellenangaben

Hinweis: Kritische Leser werden zu Recht bemerken, dass manche Literaturreferenzen alt sind – die älteste sogar von 1886! In sich rasch entwickelnden Wissenschaften wie der Pharmakologie gelten Studien, die älter als 10 Jahre sind, oft als veraltet. Doch das ist nicht immer gerechtfertigt, weil einmal gefundene Fakten nicht alle 10 Jahre neu überprüft und neu publiziert werden können. Zur Bewegungseinschränkung von Gelenken ist die Forschungsaktivität in den letzten Jahrzehnten eher spärlich gewesen. In Ermangelung aktueller Studien hat der Autor daher auch ältere zitieren müssen, die nach wie vor gültige Fakten zeigen.

[1] Laube W, von Heymann W. 2012. Das sensomotorische System und die Auswirkungen der Physiologie des Alterungsprozesses. Manuelle Medizin 50:223–34

[2] de Moree JJ. 2001. Dynamik des menschlichen Bindegewebes, Funktion, Schädigung und Wiederherstellung. München, Jena: Urban & Fischer

[3] Trudel G, Uhthoff HK. 2000. Contractures Secondary to Immobility: Is the Restriction Articular or Muscular? An Experimental Longitudinal Study in the Rat Knee. Archives of Physical Medicine and Rehabilitation 81:6–13

[4] Yip B, Stewart DA, Roberts MA. 1996. The prevalence of joint contractures in residdents in NHS continuing care. Health Bulletin (Edinburgh) 54:338–43

[5] Mollinger LA, Steffen TM. 1993. Knee flexion contractures in institutionalized elderly: prevalence, severity, stability, and related variables. Physical Therapy 73:437–44

[6] Offenbächer M, Sauer S, Rieß J, Müller M, Grill E et al. 2014. Contractures with special reference in elderly: definition and risk factors – a systematic review with practical implications. Disability and rehabilitation 36:529–38

[7] Forkel, Johann Nikolaus: Ueber Johann Sebastian Bachs Leben, Kunst und Kunstwerke. Leipzig, 1802

[8] Skou S, Poulsen E, Bricca A, Dideriksen M, Lohmander LS, et al. 2022. Benefits and harms of interventions with surgery compared to interventions without surgery for musculoskeletal conditions: A systemati review with meta-analysis. Journal of Orthopaedic & Sports Physical Therapy 52:312–44

[9] Meißner T. 2022. Zu viele Operationen an der Wirbelsäule und an großen Gelenken. Schmerzmedizin 38:17

[10] Beard D, Rees JL, Rombach I, et al. The CSAW Study (Can Shoulder Arthroscopy Work?) – a placebo-controlled surgical intervention trial assessing the clinical and cost effectiveness of arthroscopic subacromial decompression for shoulder pain: study protocol for a randomised controlled trial. Trials - BioMed Central 2015; 16: 1–16.

[11] Beard D, Rees JL, Cook JA, et al. Arthroscopic subacromial decompression for subacromial shoulder pain (CSAW): a multicentre, pragmatic, parallel group, placebo-controlled, three-group, randomised surgical trial. The Lancet 2018; 391: 329–338.

[12] Karjalainen TV, Jain N, Lähdeoja TA, et al. Subacromial decompression surgery for rotator cuff disease (Review). Cochrane Database of Systematic Reviews 2019; (1, Art. No. : CD005619.): 1–114.

[13] Paavola M, Malmivaara A, Taimela S, et al. Subacromial decompression versus diagnostic arthroscopy for shoulder impingement: randomised, placebo surgery controlled clinical trial. Britisch Medical Journal 2018; 362:k2860: 1–11.

[14] Bäck M, Paavola M, Aronen P, et al. Return to work after subacromial decompression, diagnostic arthroscopy, or exercise therapy for shoulder impingement: a randomised, placebo-surgery controlled FIMPACT clinical trial with five-year follow-up. BMC Musculkeletal Disorders 2021; 22(889): 1–10.

[15] Fahy K, Galvin R, Lewis J, Creesh KM. Exercise as effective as surgery in improving quality of life, disability, and pain for large to massive rotator cuff tears: A systematic review & meta-analysis. Musculoskeletal Science and Practice 2022; 61: 1–11 (online ahead of print 102597

[16] Handoll HHG, Goodchild L, Brealey SD, et al. Developing, delivering and documenting rehabilitation in a multi-centre randomised controlled surgical trial, Experiences from the PROFHER trial. Bone & joint research 2014; 3(12): 335–340.

[17] Brealey S, Armstrong AL, Brooksbank A, et al. United Kingdom Frozen Shoulder Trial (UK FROST), multi-centre, randomised, 12 month, parallel group, superiority study to compare the clinical and cost-effectiveness of Early Structured Physiotherapy versus manipulation under anaesthesia versus arthroscopic capsular release for patients referred to secondary care with a primary frozen shoulder: study protocol for a randomised controlled trial. Trials - BioMed Central 2017; 18(614): 1–15.

[18] Brealey S, Northgraves M, Kottam L, et al. Surgical treatments compared with early structured physiotherapy in secondary care for adults with primary frozen shoulder: the UK FROST three-arm RCT. Health Technology Assessment 2020; 24(71): 1–196.

[19] Rangan A, Brealey SD, Keding A, et al. Management of adults with primary frozen shoulder in secondary care (UK FROST): a multicentre, pragmatic, three-arm, superiority randomised clinical trial. The Lancet 2020; 396: 977–989.

[20] Noorduyn JCA, van de Graaf VA, Willigenburg NW, et al. Effect of physical therapy vs arthroscopic partial meniscectomy in people with degenerative meniscal tears, Five-year follow-up of the ESCAPE randomized clinical trial. JAMA Network Open 2022; 5(7): 1–15.

[21] WHO WHO. Global recommendations on physical activity for health. WHO Library Cataloguing-in-Publication Data 2010; Ginevra: World Health Organization: 1–60.

[22] WHO WHO. Global action plan on physical activity 2018 - 2030, More active people for a healthier world. Geneva: World Health Organization 2018; Licence: CC BY-NC-SA 3.0 IGO: 1–104.

[23] Engel GL. 1977. The need for a new medical model: a challenge for biomedical science. Science 196:129–36

[24] Akeson WH, Amiel D, Abel MF, Garfin SR. 1987. Effects of immobilisation on joints. Clinical Orthopaedics and Related Research 219:28–37

[25] Mader K, Koslowsky C, Gausepohl T, Pennig D. 2007. Mechanical distraction for the treatment of posttraumatic stiffness of the elbow in children and adolescents. The Journal of Bone and Joint Surgery 89-A:26–35
[26] Tang X, Teng S, Petri M, Krettek C, Liu C, Jagodzinski M. 2018. The effect of anti-inflammatory and antifibrotic agents on fibroblasts obtained from arthrofibrotic tissue, An in vitro and in vivo study. Bone & joint research 7:213–22
[27] Maund E, Craig D, Suekarran S, R NA, Wright K et al. 2012. Management of frozen shoulder: a systematic review and cost-effectiveness analysis. Health Technology Assessment 16:1–243
[28] Rundquist PJ, Ludewig PM. 2004. Patterns of motion loss in subjects with idiopathic loss of shoulder range of motion. Clinical Biomechanics 19:810–8
[29] Forst J, Forst R. 2012. Surgical treatment of Duchenne muscle dystrophy patients in German: the present situation. Acta Myologica XXXI:21–3
[30] Trudel G, Deslauriers N, Uhthoff HK, Laneuville O. 2001. Different levels of COX-1 and COX-2 enzymes in synoviocytes and chondrocytes during joint contracture formation. The Journal of Rheumatology 28:2066–74
[31] Campbell TM, Trudel G, Laneuville O. 2015. Kniee flexion contractures in patients with osteoarthritis: clinical features and histologic characterization of the posterior capsule. PM & R: the journal of injury, function, and rehabilitation 7:466–73
[32] Fredriksen B, Mengshoel AM. 2000. The effect of static traction and ortheses in the treatment of knee contractures in preschool children with juvenile chronic arthritis: a single-subject design. Arthritis Care and Research 13:352–9
[33] Rodgers MM. 1988. Dynamic biomechanics of the normal foot and ankle during walking and running. Physical Therapy 68:1822–30
[34] Tiberio D. 1987. Evaluation of functional ankle dorsiflexion using subtalar neutral position: A clinical report. Physical Therapy 67:955–7
[35] Schomacher J. 2017. Klinische Untersuchung des Plattfußes, Narrativer Review. pt_Zeitschrift für Physiotherapeuten 69:105–11
[36] Schomacher J. 2017. Behandlung des Plattfußes, Narrativer Review. pt_Zeitschrift für Physiotherapeuten 69:101–9
[37] Rodriguez N, Volpe RG. 2010. Clinical diagnosis and assessment of the pediatric pes planovalgus deformity. Clinics in podiatric medicine and surgery 27:43–58
[38] Piper A. 2005. Korrelation zwischen lumbalen Rückenschmerzen und dem M. glutaeus maximus. Manuelle Therapie 9:65–74
[39] Bade M, Cobo-Estevez M, Neeley D, Pandya J, Gunderson T, Cook C. 2017. Effects of manual therapy and exercise targeting the hips in patients with low back pain — A randomized controlled trial. Journal of evaluation in clinical practice 00:1–7
[40] Lejkowski PM, Poulsen E. 2013. Elimination of intermittent chronic low back pain in a recreational golfer following improvement of hip range of motion impairments. Journal of Bodywork and Movement Therapies 17:448–52
[41] de Jesus FLA, Fukuda TY, Souza C, Guimarães J, Aquino L, et al. 2020. Addition of specific hip strengthening exercises to conventional rehabilitation therapy for low back pain: a systematic review and meta-analysis. Clinical Rehabilitation 34
[42] Weineck J. 2010. Optimales Training, Leistungsphysiologische Trainingslehre unter besonderer Berücksichtigung des Kinder- und Jugendtrainings. pp 1–1098. Balingen (D): Spitta Verlag GmbH & Co. KG
[43] Schomacher J. 2010. Impingement-Syndrom des oberen Sprunggelenks. Manuelle Therapie 14:91–7
[44] Peacock EE. 1966. Some biochemical and biophysical aspects of joint stiffness: role of collagen synthesis as opposed to altered molecular bonding. Annales of Surgery 164:1–12
[45] Nomura M, Sakitani N, Iwasawa H, Kohara Y, Takano S, et al. 2017. Thinning of articular cartilage after joint unloading or immobilization. An experimental investigation of the pathogenesis in mice. Osteoarthritis and Cartilage 25:727–36
[46] Vanwanseele B, Lucchinetti E, Stüssi E. 2002. The effects of immobilization on the characteristics of articular cartilage: current concepts and future directions. Osteoarthritis and Cartilage 10:408–19
[47] Glasgow C, Tooth LR, Fleming J. 2010. Mobilizing the stiff hand: combining theory and evidence to improve clinical outcomes. Journal of Hand Therapy 23:392–400
[48] Michelsson JE, Hunneyball IM. 1984. Inflammatory involvement in rabbit knee following immobilization and resulting in osteoarthritis. Scandinavian Journal of Rheumatology 13:273–81
[49] Schomacher J. 2005. Physiologie der Entstehung von Gelenkkontrakturen. Manuelle Therapie 9:82–95
[50] Akeson WH, Amiel D, Woo SL. 1980. Immobility effects on synovial joints the pathomechanics of joint contracture. Biorheology 17:95–110
[51] Finsterbush A, Friedman B. 1973. Early Changes in Immobilized Rabbits Knee Joints: A Light and Electron Microscopic Study. Clinical Orthopaedics and Related Research 92:305–19
[52] Cunnings GS, Tillman LJ. 1992. Remodeling of Dense Connective Tissue in Normal Adult Tissues. In Dynamics of Human Biologic Tissues, ed. DP Currier, RM Nelson:45–73. Philadelphia: F. A. Davis Company. Number of 45–73 pp.
[53] Schollmeier G, Sarkar K, Uhthoff HK, Fukuhara K. 1996. Structural and functional changes in the canine shoulder after cessation of immobilization. Clinical Orthopaedics and Related Research 323:310–5
[54] Clark BC, Fernhall B, Ploutz-Snyder LL. 2006. Adaptations in human neuromuscular function following prolonged unweighting: I. Skeletal muscle contractile properties and applied ischemia efficacy. Journal of Applied Physiology 101:256–63
[55] WHO. 2020. WHO guidelines on physical activity and sedentary behaviour. Geneva: World Health Organization Licence: CC BY-NC-SA 3.0 IGO:1–104
[56] Moll A. 1886. Experimentelle Untersuchungen über den anatomischen Zustand der Gelenke bei andauernder Immobilisation derselben. Virchows Archiv 105:466–85
[57] Finsterbush A, Friedman B. 1975. Reversibility of joint changes produced by immobilization in rabbits. Clinical Orthopaedics and Related Research 111:290–8
[58] Bricca A, Skou ST, Baumbach L. 2022. Körperliche Aktivität und Sport – gut oder schlecht bei Osteoarthritis? Sportphysi 10:233–8
[59] Flowers KR, Pheasant SD. 1988. The use of torque angle curves in the assessment of digital joint stiffness. Journal of Hand Therapy 1:69–74

[60] Bruder AM, Shields N, Dodd KJ, Hau R, Taylor NF. 2016. A progressive exercise and structured advice program does not improve activity more than structured advice alone following a distal radial fracture: a multi-centre, randomised trial. Journal of Physiotherapy 62:145–52
[61] Kay S, Haensel N, Stiller K. 2000. The effect of passive mobilisation following fractures involving the distal radius: a randomised study. Australian Journal of Physiotherapy 46:93–101
[62] Edmonston SJ, Singer KP. 1997. Thoracic spine: anatomical and biomechanical considerations for manual therapy. Manual Therapy 2:132–43
[63] Laube W, Müller K. 2002. Muskeltonus als biophysikalische und neurophysiologische Zustandsgröße – Passiver Muskeltonus. Manuelle Therapie. Manuelle Therapie 6:21–30
[64] McLean L. 2005. The effect of postural correction on muscle activation amplitudes recorded from the cervicobrachial region. Journal of Elektromyography and Kinesiology 15:527–35
[65] Newell RS, Blouin J-S, Street J, Cripton PA, Siegmund GP. 2018. The neutral posture of the cervical spine is not unique in human subjects. Journal of Biomechanics 80:53–62
[66] Ng D, McNee C, Kieser J, Farella M. 2014. Neck and shoulder muscle activity during standardized work-related postural tasks. Applied Ergonomics 45:556–63
[67] Caneiro JP, O'Sullivan P, Burnett A, Barach A, O'Neil D, Tveit O. 2010. The influence of different sitting postures on head/neck posture and muscle activity. Manual Therapy 15:54–60
[68] Cholewicki J, Panjabi MM, Khachatryan A. 1997. Stabilizing function of trunk flexor-extensor muscles around a neutral spine posture. Spine 19:2207–12
[69] Kebaetse M, McClure P, Pratt NA. 1999. Thoracic position effect on shoulder range of motion, strength, and three-dimensional scapular kinematics. Archives of Physical Medicine and Rehabilitation 80:945–50
[70] Bullock MP, Foster NE, Wright CC. 2005. Shoulder impingement: the effect of sitting posture on shoulder pain and range of motion. Manual Therapy 10:28–37
[71] Ball JM, Cagle P, Johnson BE, Lucasey C, Lukert BP. 2009. Spinal extension exercises prevent natural progression of kyphosis. Osteoporosis International 20:481–9
[72] Kamali F, Shirazi SA, Ebrahimi S, Mirshamsi M, Bhanbari A. 2016. Comparison of manual therapy and exercise therapy for postural hyperkyphosis: A randomized clinical trial. Physiotherapy Theory and Practice 32:92–7
[73] Schomacher J. 1997. Mobilisation der Brustwirbelsäule, Vergleichende Studie zur Wirkung der translatorischen und rotatorischen Mobilisation der BWS im OMT Kaltenborn-Evjenth-Konzept®. Manuelle Therapie 1:3–9
[74] Kessler TJ, Brunner F, Künzer S, Crippa M, Kissling R. 2005. Auswirkungen einer manuellen Mobilisation nach Maitland auf die Brustwirbelsäule. Rehabilitation 44:361–6
[75] Amiel D, Woo SL, Harwood FL, Akeson WH. 1982. The effect of immobilization on collagen turnover in connective tissue: a biochemical-biomechanical correlation. Acta orthopaedica Scandinavica 53:325–32
[76] Bunting CH, Eades CC. 1926. The effect of mechanical tension upon the polarity of growing fibroblasts. The Journal of experimental medicine XLVI:147–50
[77] van den Berg F. 1999. Angewandte Physiologie, Das Bindegewebe des Bewegungsapparates verstehen und beeinflussen. Stuttgart, New York: Thieme
[78] Adams MA. 2004. Biomechanics of back pain. Acupuncture in Medicine 22:178–88
[79] Moriyama H, Tobimatsu Y, Ozawa J, Kito N, Tanaka R. 2013. Amount of torque and duration of stretching affects correction of knee contracture in a rat model of spinal cord injury. Clinical orthopaedics and related research:3626–36
[80] Trudel G, Seki M, Uhthoff HK. 2000. Synovial Adhesions Are More Important Than Pannus Proliferation in the Pathogenesis of Knee Joint Contracture After Immobilization: An Experimental Investigation in the Rat. The Journal of Rheumatology 27:351–7
[81] Akeson WH, Woo SLY, Amiel D, Coutts RD, Daniel D. 1973. The connective tissue response to immobility: biochemical changes in periarticular connective tissue of the immobilized rabbit knee. Clinical Orthopaedics and Related research 93:356–62
[82] Soren A, Fetto JF. 1996. Contracture of the shoulder joint. Archives of orthopaedic and trauma surgery 115:270–2
[83] Rangan A, Brealey SD, Keding A, Corbacho B, Northgraves M, et al. 2020. Management of adults with primary frozen shoulder in secondary care (UK FROST): a multicentre, pragmatic, three-arm, superiority randomised clinical trial. The Lancet 396:977–89
[84] Brealey S, Armstrong AL, Brooksbank A, Can AJ, Charalambous CP, et al. 2017. United Kingdom Frozen Shoulder Trial (UK FROST), multi-centre, randomised, 12 month, parallel group, superiority study to compare the clinical and cost-effectiveness of Early Structured Physiotherapy versus manipulation under anaesthesia versus arthroscopic capsular release for patients referred to secondary care with a primary frozen shoulder: study protocol for a randomised controlled trial. Trials – BioMed Central 18:1–15
[85] Brealey S, Northgraves M, Kottam L, Keding A, Corbacho B, et al. 2020. Surgical treatments compared with early structured physiotherapy in secondary care for adults with primary frozen shoulder: the UK FROST three-arm RCT. Health Technology Assessment 24:1–196
[86] Thorsteinsson J, Hedström M, Robertsson O, Lundin N, W-Dahl A. 2019. Manipulation under anesthesia after primary knee arthroplasty in Sweden: incidence, patient characteristics and risk of revision. Acta Orthopaedica 90:484–8
[87] Riazuddin M, Shakir S, Naveed A. 2009. Manipulation under anaesthesia for stiffness following knee arthroplasty. Annals of The Royal College of Surgeons of England 91:220–3
[88] Yao D, Bruns F, Ettinger S, Daniilidis K, Plaass C, et al. 2020. Manipulation under anesthesia as a therapy option for postoperative knee stiffness: A retrospective matched pair analysis. Archives of orthopaedic and trauma surgery 140:875–791
[89] Issa K, Kapadia BH, Kester M, Khanuja HS, Delanois RE, Mont MA. 2014. Clinical, objective, and functional outcomes of manipulation under anesthesia to treat knee stiffness following total knee arthroplasty. The Journal of Arthroplasty 29:P548–52
[90] Dzaja I, Vasarhelyi EM, Lunting BA, Naudic DD, Howard JL, et al. 2015. Knee manipulation under anaesthetic following total knee arthroplasty. The bone & joint journal 97-B:1640–4

[91] Kilian O, Kriegsmann J, Berghäuser K, Stahl J-P, Horas U, R H. 2001. Die »frozen shoulder«, Arthroskopische, histologische und elektronenmikroskopische Untersuchungen. Der Chirurg 72:1303–8
[92] Akeson WH, Amiel D, Kwan M, Abitol J-J, Garfin SR. 1992. Stress Dependence of Synovial Joints. In Bone Vol.5, Fracture Repair and Regeneration., ed. BK Hall:33–61. Boca Raton, Florida: CRC Press. Number of 33–61 pp.
[93] Straker L, Mathiassen SE. 2009. Increased physical work loads in modern work – a necessity for better health and performance? Ergonomics 52:1215–25
[94] Bruder AM, Shields N, Dodd KJ, Taylor NF. 2017. Prescribed exercise programs may not be effective in reducing impairments and improving activity during upper limb fracture rehabilitation: a systematic review. Journal of Physiology 63:205–2020
[95] Chinchalkar SJ, Pipicelli JG, Richards R. 2010. Controlled active mobilization after dorsal capsulodesis to correct capitolunate dissociation. Journal of Hand Therapy 23:404–11
[96] Dávila SA, Jonston-Jones K. 2006. Managing the stiff elbow: operative, nonoperative, and postoperative techniques. Journal of Hand Therapy 19:268–81
[97] Furia JP, Willis FB, Shanmugam R, Curran SA. 2013. Systematic review of contracture reduction in the lower extremity with dynamic splinting. Advances in therapy 30:763–70
[98] Flowers KR. 2002. A proposed decision hierarchy for splinting the stiff joint, with an emphasis on force application parameter. Journal of Hand Therapy 15:158–62
[99] Light KE, Nuzik S, Personius W, Barstrom A. 1984. Low load prolonged stretch vs. high-load brief stretch in treating knee contractures. Physical Therapy 64:330–3
[100] Usuba M, Akai M, Shirasaki Y, Miyakawa S. 2007. Experimental joint contracture correction with low torque – long duration repeated stretching. Clinical orthopaedics and related research:70–8
[101] McClure PW, Blackburn LG, Dusold C. 1994. The use of splints in the treatment of joint stiffness: biologic rational and an algorithm for making clinical decisiions. Physical Therapy 74:1101–7
[102] Brand PW. 1995. Mechanical factors in joint stiffness and tissue growth. Journal of Hand Therapy 8:91–6
[103] Prabhu R, Swaminathan N, Harvey LA. 2013. Passive movements for the treatment and prevention of contractures (Review). Cochrane Database of Systematic Reviews:1–31
[104] Harvey LA, Katalinic OM, Herbert RD, Moseley AM, Lannin NA, Schurr K. 2017. Stretch for the treatment and prevention of contractures. CochraneDatabase of Systematic Reviews Art.No.: CD007455.:1–181
[105] Harvey LA, Katalinic OM, Herbert RD, Moseley AM, Lannin NA, Schurr K. 2017. Stretch for the treatment and prevention of contracture: an abridged republication of a Cochrane Systematic Review. Journal of Physiotherapy 63:67–75
[106] Heijnen L, de Kleijn P. 1999. Physiotherapy for the treatment of articular contractures in haemophilia. Haemophilia 5:16–9
[107] Walker M. 2018. Das Große Buch vom Schlaf. München: Wilhelm Goldmann Verlag
[108] Roux W. 1895. Entwicklungsmechanik der Organismen, Erster Band, Abhandlung I – X1, Functionelle Anpassung. pp 854. Leipzig: Verlag von Wilhelm Engelmann
[109] Pschyrembel W. 1994. Klinisches Wörterbuch. Berlin, New York: Walter de Gruyter
[110] Kaltenborn FM. 2014. Manual mobilization of the joints, joint examination and basic treatment, Volume I, The extremities. Oslo: Norli
[111] Mennell JB. 1949. The science and art of joint manipulation, Vol. I, the extremities. London: J. & A. Churchill Ltd.
[112] Uhl T, Jacobs CA. 2011. Torque measures of common therapies for the treatment of flexion contractures. The Journal of Arthroplasty 26:328–34
[113] Bonutti PM, Marulanda GA, McGrath MS, Mont MA, Zywiel MG. 2010. Static progressive stretch improves range of motion in arthrofibrosis following total knee arthroplasty. Knee surgery, sports traumatology, arthroscopy 18:194–9
[114] Schoenfeld BJ. 2010. The mechanisms of muscle hypertrophy and their application to resistance training. Journal of Strength and Conditioning Research 24:2857–72
[115] Flowers KR. 2010. Reflections on mobilizing the stiff hand. Journal of Hand Therapy 23:402–3
[116] Yang G, McGlinn EP, Chung KC. 2014. Management of the stiff finger: evidence and outcomes. Clinics in plastic surgery 40:501–12
[117] Hepburn GR. 1987. Case studies: contracture and stiff joint management with dynasplint. The Journal of Orthopaedic and Sports Physiocal Therapy 8:498–504
[118] Harvey LA, Brosseau L, Herbert RD. 2014. Continuous passive motion following total knee arthroplasty in people with arthritis. Cochrane Database of Systematic Reviews Art. No.: CD004260.:1–121
[119] Chaudhry H, Bhandari M. 2015. Cochrane in CORR1: continuous passive motion following total knee arthroplasty in people with arthritis (review). Clinical Orthopaedics and Related Research 473:3348–54
[120] Steffen TM, Mollinger LA. 1995. Low-load, prolonged stretch in the treatment of knee flexion contractures in nursing home residents. Physical Therapy 75:886–95
[121] Finger E, Willis FB. 2008. Dynamic splinting for knee flexion contracture following total knee arthroplasty: a case report. Cases Journal:1–4
[122] Nijs J, Kosek E, Oosterwijck JV, Meeus M. 2012. Dysfunctional endogenous analgesia during exercise in patients with chronic pain: to exercise or not to exercise? Pain Physician 15:ES205-ES13
[123] Nijs J, Van Houdenhove B, Oostendorp RAB. 2010. Recognition of central sensitization in patients with musculoskeletal pain: Application of pain neurophysiology in manual therapy practice. Manual Therapy 15:135–41
[124] Schmid A, Brunner F, Wright A, Bachmann LM. 2008. Paradigm shift in manual therapy? Evidence for a central nervous system component in the response to passive cervical joint mobilisation. Manual Therapy 13:387–96
[125] Schmid A. 2013. Wie beeinflusst Manuelle Therapie den Schmerz? Manuelle Therapie 17:162–7
[126] Nijs J, Van Houdenhove B. 2009. From acute musculoskeletal pain to chronic widespread pain and fibromyalgia: Application of pain neurophysiology in manual therapy practice. Manual Therapy 14:3–12

[201] Smith JT, Bluman EM. 2012. Update on stage IV adult acquired flatfoot disorder, When the deltoid ligament becomes dysfunctional. Foot and ankle clinics 17:351–60

[202] Schomacher J. 2017. Plattfuß: konservative Behandlung statt Operation, Ein Fallbeispiel. pt_Zeitschrift für Physiotherapeuten 69:47–52

[203] Kulig K, Burnfield JM, Reischl S, Requejo SM, Blanco CE, Thordarson DB. 2005. Effect of foot orthoses on tibialis posterior activation in persons with pes planus. Medicine and science in sports and exercise 37:24–9

[204] Kulig K, Lederhaus ES, Reischl S, Arya S, Bashford G. 2009. Effect of eccentric exercise program for early tibialis posterior tendinopathy. Foot & ankle international 30:877–85

[205] Lazennec JY, Besnehard J, Cabanal J. 1994. L'articulation péronéo-tibiale supérieure, une anatomie et une physiologie mal connues: Quelques réflexion physiologiques et thérapeutiques. Annales de Kinésithérapie 21:1–5

[206] Schomacher J. 2003. Gelesen und kommentiert: Prüfung des passiven Bewegungsausmaßes und des Kapselmusters im Hüftgelenk. Manuelle Therapie 7:132–3

[207] Schomacher J. 2015. Üben und Aktivitäten verändern, Untersuchung und Behandlung des femoroacetabulären Impingements (FAI). pt_Zeitschrift für Physiotherapeuten 67:36–9

[208] Schomacher J. 2002. Traktion des Hüftgelenks – Eine Pilotstudie. Manuelle Therapie 6:167–76

[209] Vleeming A, Schuenke MD, Masi AT, Carreiro JE, Danneels L, Willard FH. 2012. The sacroiliac joint: an overview of its anatomy, function and potential clinical implications. Journal of Anatomy 221:537–67

[210] Bogduk N. 2000. Klinische Anatomie von Lendenwirbelsäule und Sakrum. Berlin, Heidelberg: Springer-Verlag

[211] Vleeming A, Albert HB, Östgaard HC, Sturesson B, Stuge B. 2008. European guidelines for the diagnosis and treatment of pelvic girdle pain. European Spine Journal 17:794–819

[212] Harlacher A, Möller D, Von Piekartz H. 2017. Behandlungsmöglichkeiten der Kokzygodynie aus Sicht der Manuellen Therapie. Manuelle Therapie 21:229–37

[213] Maigne JY, Chatellier G. 2001. Comparison of three manual coccydynia treatments: a pilot study. Spine 26:E479-E83

[214] Fogel GR, Cunningham PYr. 2004. Coccygodynia: evaluation and management. The Journal of the American Academy of Orthopaedic Surgeons 12:49–54

[215] Dieterich A, Yavuz UŞ, Nordez A, Falla D. 2020. Neck muscle stiffness measured with shear wave elastography in women with chronic non-specific neck pain. Journal of Orthopaedic & Sports Physical Therapy 50:179–88

[216] Gautschi R. 2019. Manual trigger point therapy, Recognizing, understanding, and treating myofascial pain and dysfunction. Stuttgart: Thieme Publishers

[217] Kaltenborn FM. 2018. Manual Mobilization of the Joints, Volume II, The Spine. Oslo: Norli

[218] Hartwvigsen J, Hancock MJ, Kongsted A, Louw Q, Ferreira ML, et al. 2018. Low back pain 1, What low back pain is and why we need to pay attention. The Lancet:1–12

[219] Foster NE, Anema JR, Cherkin DC, Chou R, Cohen SP, et al. 2018. Low back pain 2, Prevention and treatment of low back pain: evidence, challenges, and promising directions. The Lancet 391:2368–83

[220] Buchbinder R, Underwood M, Hartvigsen J, Maher CG. 2020. The Lancet Series call to action to reduce low value^care for low back pain: an update. Pain 161:S57-S64

[221] Buchbinder R, van Tulder M, Öberg B, Costa LM, Woolf A, et al. 2018. Low back pain: a call for action. The Lancet 391:2384–8

[222] Brinjikji W, Luetmer PH, Comstock B, Bresnahan LE, Chen LE, et al. 2015. Systematic literature review of imaging features of spinal degeneration in asymptomatic populations. AJNR Amerikan Journal of Neuroradiology 36:811–6

[223] Zusman M. 2013. Belief reinforcement: one reason why costs for low back pain have not decreased. Journal of mMultidisciplinary Healthcare 6:197–204

[224] Rushton A, Rivet D, Carlesso L, Flynn T, Hing W, Kerry R. 2014. International framework for examination of the cervical region for potential of Cervical Arterial Dysfunction prior to Orthopaedic Manual Therapy intervention. Manual Therapy 19

[225] Rushton A, Carlesso LC, Flynn T, Hing WA, Kerry R, et al. 2020. International framework for examination of the cervical region for potential of vascular pathologies of the neck prior to Orthopaedic Manual Therapy (OMT) intervention: International IFOMPT cervical framework. IFOMPT www.ifompt.org:1–41

[226] Castanharo R, Duarte M, McGill S. 2014. Corrective sitting strategies: An examination of muscle activity and spine loading. Journal of Elektromyography and Kinesiology 24:114–9

[227] Buchman-Pearle JM, Gruevski KM, Gallagher KM, Barrett JM, Callaghan JP. 2022. Defining the lumbar and trunk-thigh neutral zone from the passive stiffness curve: application to hybrid sit-stand postures and chair design. Ergonomics:1–13

[228] Jull G, Sterling M, Falla D, Treleaven J, O'Leary S. 2008. Whiplash, Headache, and Neck Pain: Research-Based Directions for Physical Therapies: Edinburgh: Churchill Livingstone (Elsevier)

[229] Rocabado M. 1985. Arthrokinematics of the temporomandibular joint. In Clinical management of the head, neck and TMJ pain and dysfunction, ed. H Gelb:525–46. Philadelphia: WB Saunders Co. Number of 525–46 pp.

[230] Bumann A, Lotzmann U. 2000. Funktionsdiagnostik und Therapieprinzipien. Stuttgart, New York: Thieme

[231] Schomacher J. 2011. Die Korken-Technik – Hands-off: Selbsttraktion des Kiefergelenks. Physiopraxis 9:38–40

[232] Schomacher J. 2011. Selbsttraktion des Kiefergelenks führt zur Separation zwischen Kondylus und Fovea articularis im CT. Manuelle Therapie 15:105–8

[233] Schomacher J. Denkmodell für die muskuloskelettale Physiotherapie, Korrelation zwischen Schmerz und Bewegungsstörung. pt_Zeitschrift für Physiotherapeuten 2022; 74(2): 34–39

[234] Maierhofer UA. Zeitabhängige Verformungen von Holzbauteilen unter mechanischer und klimatischer Beanspruchung. Schweizerische Bauzeitung 1976; 94(25): 348–351

[235] Schomacher J. Mythos Kapselverkürzung, Pathologische Prozesse bei subakromialem Schmerzsyndrom. Physiopraxis 2020; 18(3): 24–27

Stichwortverzeichnis

A
Aufwärmen 48

B
Becken 127
Behandlungsablauf 49
Bewegungseinschränkung 18, 20
– funktionelle 17
– schmerzhafte 17
– strukturelle 17
– Ursachen 20, 25, 46
Bewegungsmangel 18
Bewegungsstopp 33, 34, 46, 57
biopsychosoziales Denkmodell 12
Brustwirbelsäule 24, 25, 130
Buckel 24, 25

D
Daumen 83
Dehnen 37

E
Ellenbogen 84
Endgefühl 46

F
FAI 44
Finger 83
frozen shoulder 18

G
Geduld 48
Gehen, langsames 19
Gelenkkapsel 21, 22, 26
– Dehnung 40
Gelenkknorpel 22
Gelenkkontraktur 17, 30
– Behandlung 29
Gelenksteife 17
Gleiten 45

H
Hallux rigidus 58
Hallux valgus 58
Halswirbelsäule 130
Handgelenk 83

I
Iliopsoas 46
iliosakrales Gelenk 127
Inaktivität 18, 22

K
Kapselverkürzung 22
Kiefergelenk 158
Knorpeldegeneration 22
Kollagenfasern 21, 26
Krafttraining 39
kraniozervikale Flexion-Übung 156
Kreuzbein-Darmbein-Gelenk 127
Kreuzbein-Steißbein-Gelenk 127

L
Lagerung 33, 34, 36, 38, 47
– Indikation 52
Lendenwirbelsäule 130

M
Manipulation 37
Mittelhandgelenke 83
Mobilisation 31, 36
Mobilisationskeil 130
Muskeldehnung 42
Muskeln 28, 39

O
Operationen 16
orthopädische Schienen 31, 35

P
Plattfuß 19
Prävention 29
Probebehandlung 46
Pronation 84

R
Reizstufenregel 32
Rippen 128
Rizarthrose 83
Roux-Prinzip 32

S
sacrococcygeales Gelenk 127
sakroiliakales Gelenk 127
Sattelgelenk 83
Schmerz 47
Schulter 85
Schultergürtel 85
Schultersteife 18, 27
Selbstmobilisation 32, 34, 36, 46
– Indikation 52
Selbsttest: Selbstmobilisation oder Lagerung? 52
Supination 84

T
TERT 30
Traktion 45

U
Unterarm 84

W
Wirbelsäule 24, 127, 128, 131

Bibliografische Information der Deutschen Nationalbibliothek
Die Deutsche Nationalbibliothek verzeichnet diese Publikation in der Deutschen Nationalbibliografie; detaillierte bibliografische Daten sind im Internet über dnb.d-nb.de abrufbar.

Programmplanung: Celestina Filbrandt
Projektmanagement: Anja Bippus
Redaktion: Ursula Brunn-Steiner, Vaihingen/Enz
Bildredaktion: Christoph Frick, Marie Crämer

Umschlaggestaltung: © Thieme
Layout: CYCLUS · Visuelle Kommunikation, Stuttgart

Bildnachweis:
Covermotiv und Bild S. 3: © Thieme/Simone Schneider
Autorenfoto: © Thieme/Simone Schneider
Fotos im Innenteil: © Thieme/Simone Schneider; S. 77 Image Com Ronald Doll
Zeichnungen: Christine Lackner, Ittlingen

Die abgebildeten Personen haben in keiner Weise etwas mit der Krankheit zu tun.

1. Auflage 2024

TRIAS Verlag in Georg Thieme Verlag KG
Rüdigerstraße 14, 70469 Stuttgart, Germany
www.trias-verlag.de

Printed in Germany

Satz: Fotosatz Buck, Kumhausen
Repro: Ludwig:media, Zell am See
Druck: Westermann Druck Zwickau GmbH, Zwickau

Gedruckt auf chlorfrei gebleichtem Papier

ISBN 978-3-432-11807-9 1 2 3 4 5 6

Auch erhältlich als E-Book:
eISBN (ePub) 978-3-432-11808-6

Thieme

Rundum
fit & entspannt

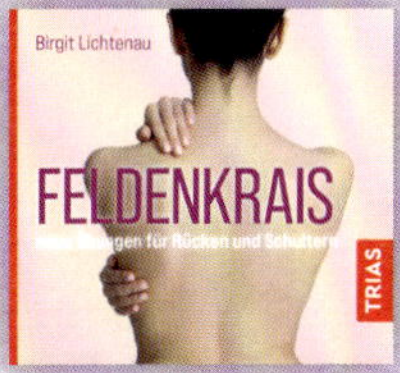

Birgit Lichtenau
Feldenkrais – neue Übungen für Rücken und Schultern

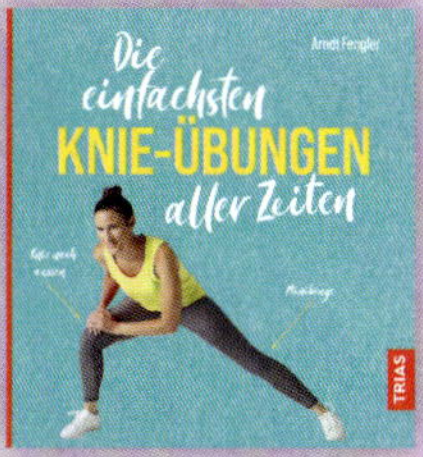

Arndt Fengler
Einfachste Knie-Übungen aller Zeiten

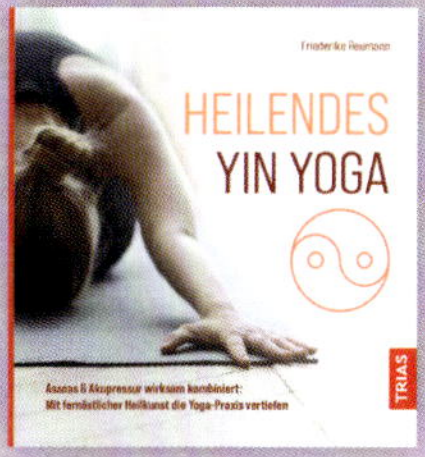

Friederike Reumann
Heilendes Yin Yoga

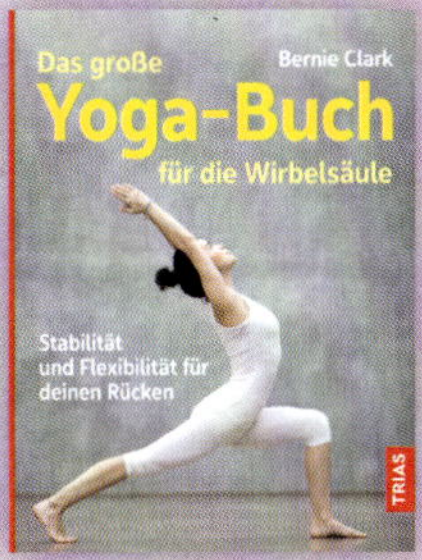

Bernie Clark
Das große Yoga-Buch für die Wirbelsäule

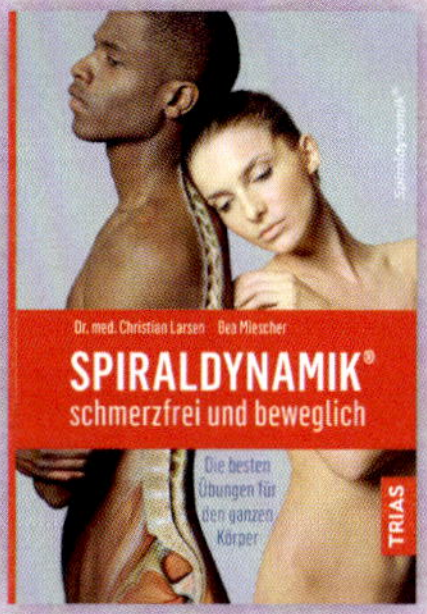

Christian Larsen, Bea Miescher
Spiraldynamik – schmerzfrei und beweglich

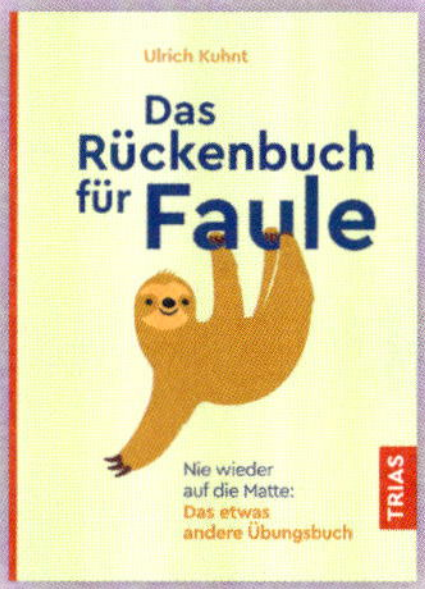

Ulrich Kuhnt
Das Rückenbuch für Faule

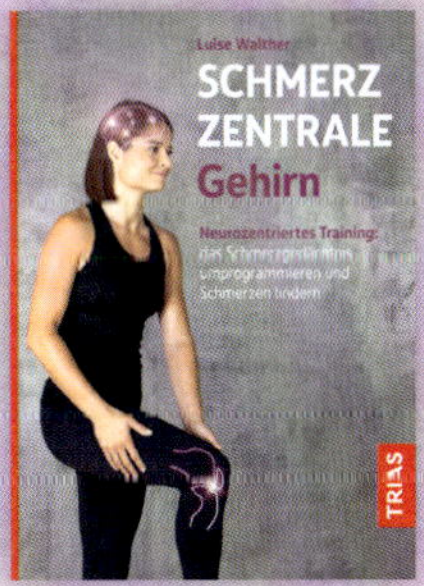

Luise Walther
Schmerzzentrale Gehirn

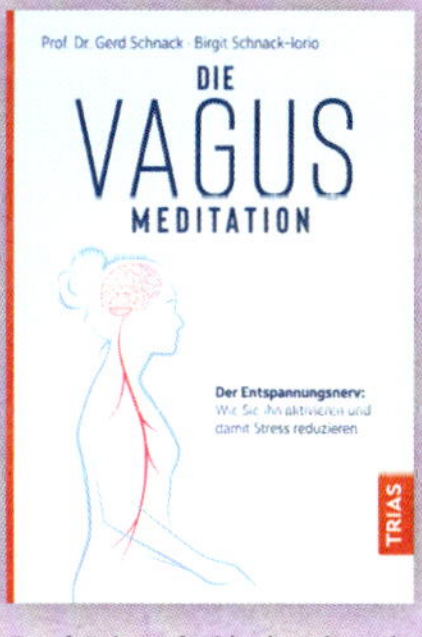

Gerd Schnack, Birgit Schnack-Iorio
Vagus-Meditation

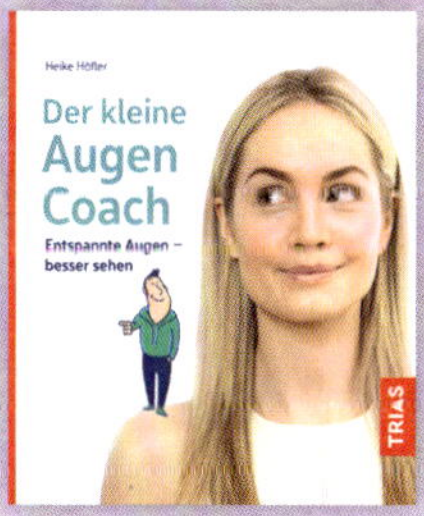

Heike Höfler
Der kleine Augen-Coach

TRIAS

Auch erhältlich als E-Book!

Mehr Bücher finden Sie hier:
www.trias-verlag.de